临床护理学操作技术

主　编　牟玉华　陈　丽　牟翠玲
　　　　刘妮妮
副主编　李发娟　王　菲　李开慧
　　　　李炳慧　焦丽华
编　委　(按姓氏笔画排序)
　　　　王　菲　刘妮妮　牟玉华
　　　　牟翠玲　李开慧　李发娟
　　　　李炳慧　陈　丽　焦丽华

科学出版社
北　京

·版权所有 侵权必究·

举报电话:010-64030229;010-64034315;13501151303(打假办)

内 容 简 介

本书共上、下两篇,十九章,包含外科、内科等领域的临床常见病,对各科疾病的病因和发病机制、临床表现、治疗要点、常用护理诊断/问题及措施、健康指导等方面做了系统的阐述。本书具有实用、简明、内容详尽且新颖等特点,对临床疾病的诊断和治疗及护理具有指导意义,适合我国各级临床医生尤其低年资医生、研究生、实习医生阅读参考。

图书在版编目(CIP)数据

临床护理学操作技术/牟玉华等主编.—北京:科学出版社,2018.9
ISBN 978-7-03-058918-7

Ⅰ.①临⋯ Ⅱ.①牟⋯ Ⅲ.①护理学 Ⅳ.①R47

中国版本图书馆 CIP 数据核字(2018)第 218605 号

责任编辑:朱 华 张天佐/责任校对:郭瑞芝
责任印制:张欣秀/封面设计:陈 敬

版权所有,违者必究。未经本社许可,数字图书馆不得使用

科 学 出 版 社 出版
北京东黄城根北街 16 号
邮政编码:100717
http://www.sciencep.com

北京厚诚则铭印刷科技有限公司 印刷
科学出版社发行 各地新华书店经销

*

2018 年 9 月第 一 版　开本:787×1092 1/16
2018 年 9 月第一次印刷　印张:14
字数:350 000
定价:118.00 元
(如有印装质量问题,我社负责调换)

前　　言

随着医学的快速发展和新技术、新诊疗手段的不断引入,对护士也提出了更高的要求。临床医务护士除了重视基本知识、基础理论和基本技能外,还必须不断学习,更新知识,以适应时代医学发展的节奏和满足现代护理学发展的需求。医务护士不但要为病人提供专科技术操作,而且要能够运用所学的专业知识,观察病情变化,及时发现病人生理和病理变化,有针对性地采取相应的护理措施,以降低病人并发症的发生率,达到早期发现、早期诊断、早期治疗的目的。

本书共上、下两篇,十九章,包含外科、内科等领域的临床常见病,对各科疾病的病因和发病机制、临床表现、治疗要点、常用护理诊断/问题及措施、健康指导等方面做了系统的阐述。本书具有实用、简明、内容详尽且新颖等特点,对临床疾病的诊断和治疗及护理具有指导意义,适合我国各级临床医生尤其低年资医生、研究生、实习医生阅读参考。

由于我们的水平所限,书中恐有疏漏不当之处,敬请广大读者批评和指正。

编　者

2018 年 3 月

目 录

上篇 外科常见病护理技术

第一章 外科感染的护理……………(1)
 第一节 浅部软组织化脓性感染………(1)
 第二节 手部急性化脓性感染………(4)
 第三节 全身性感染………………(6)
 第四节 特异性感染………………(7)
第二章 颈部疾病的护理……………(13)
 第一节 甲状腺功能亢进…………(13)
 第二节 甲状腺肿瘤………………(16)
第三章 乳房疾病的护理……………(19)
 第一节 急性乳腺炎………………(19)
 第二节 乳腺囊性增生病…………(20)
 第三节 乳房良性肿瘤……………(21)
 第四节 乳房癌……………………(22)
第四章 肺癌的护理…………………(27)
第五章 食管癌的护理………………(32)
第六章 腹部损伤的护理……………(39)
第七章 急性化脓性腹膜炎的护理…(43)
第八章 胃、十二指肠疾病的护理……(48)
 第一节 胃、十二指肠溃疡…………(48)
 第二节 胃癌………………………(57)
第九章 肠梗阻的护理………………(61)
第十章 急性阑尾炎的护理…………(65)
第十一章 结肠、直肠与肛管疾病的护理………………………(69)
 第一节 结肠癌……………………(69)
 第二节 痔…………………………(73)
 第三节 肛裂………………………(76)
 第四节 肛瘘………………………(77)
第十二章 肝疾病的护理……………(80)
 第一节 肝脓肿……………………(80)
 第二节 原发性肝癌………………(84)
第十三章 门静脉高压症的护理……(89)
第十四章 泌尿系统损伤的护理……(94)
 第一节 肾损伤……………………(94)
 第二节 膀胱损伤…………………(97)
 第三节 尿道损伤…………………(99)

下篇 内科常见病护理技术

第十五章 呼吸系统疾病的护理……(102)
 第一节 肺炎………………………(102)
 第二节 慢性阻塞性肺疾病………(105)
 第三节 支气管哮喘………………(107)
 第四节 支气管扩张症……………(111)
第十六章 循环系统疾病的护理……(113)
 第一节 心力衰竭…………………(113)
 第二节 冠心病……………………(119)
 第三节 原发性高血压……………(121)
 第四节 心脏瓣膜病………………(129)
 第五节 感染性心内膜炎…………(135)
 第六节 心肌病……………………(140)
 第七节 主动脉和周围血管疾病…(142)
 第八节 心搏骤停与心脏性猝死…(149)
 第九节 先天性心血管病…………(152)
 第十节 病毒性心肌炎……………(156)
 第十一节 心包炎…………………(157)
第十七章 消化系统疾病的护理……(162)
 第一节 胃炎………………………(162)
 第二节 消化性溃疡………………(164)

第三节	肝硬化…………………（166）	第十九章	神经内科疾病的护理……（195）
第四节	急性胰腺炎……………（169）	第一节	出血性脑血管病…………（195）
第十八章	**血液系统疾病的护理**……（172）	第二节	缺血性脑血管病…………（199）
第一节	贫血……………………（172）	第三节	癫痫………………………（204）
第二节	出血性疾病……………（179）	第四节	多发性硬化………………（206）
第三节	白血病…………………（186）	第五节	帕金森病…………………（209）
第四节	淋巴瘤…………………（192）	第六节	阿尔茨海默病……………（214）

上篇　外科常见病护理技术

第一章　外科感染的护理

第一节　浅部软组织化脓性感染

一、疖

疖是单个毛囊及其所属皮脂腺的急性化脓性感染，常扩展到皮下组织。多发生于毛囊和皮脂腺丰富的部位，如头、面部、颈、背部、腋部、腹股沟部及会阴和小腿，致病菌多为金黄色葡萄球菌和表皮葡萄球菌。多个疖同时或反复发生在身体不同部位，称为疖病，常见于营养不良的小儿或糖尿病病人。

【病因与发病机制】

疖的发生与皮肤不洁、局部擦伤或摩擦、环境温度较高或机体抗感染能力降低有关。

【临床表现】

疖初起为红、肿、热、痛的小结节，以后渐增大呈圆锥形隆起，数日后结节中央组织坏死而变软，出现黄白色小脓栓，之后脓栓脱落排出脓液，炎症逐渐消退而痊愈。

疖一般无全身症状，发生在面部"危险三角区"的疖（上唇疖、鼻疖）如被挤压或处理不当时，感染容易沿内眦静脉和眼静脉进入颅内的海绵状静脉窦，引起化脓性海绵状静脉窦炎，出现眼部及其周围组织的进行性红肿和硬结，伴有疼痛和压痛，病人有头痛、寒战、高热甚至昏迷，死亡率很高，应引起重视。

【治疗要点】

1. **促进炎症消退**　初期可用热敷或物理疗法（超短波或红外线）等。
2. **及早排脓**　可使用鱼石脂软膏或玉露散。已出现脓头者，在其顶部涂石炭酸或用针头、刀尖切开皮肤，加速脓栓脱落、脓液流出和局部病灶愈合。脓肿有波动感时，应及时切开引流。
3. **抗菌治疗**　若出现发热、头痛，应用有效抗菌药治疗。

【常见护理诊断/问题】

1. **有感染扩散的危险**　与局部和全身抵抗力低下有关。
2. **潜在并发症**　颅内化脓性海绵状静脉窦炎。
3. **知识缺乏**　缺乏预防感染的知识。

【护理措施】

(1) 保持病变局部皮肤的清洁，对红、肿结节进行热敷或理疗。

(2) 红肿局部敷以鱼石脂软膏。

(3) 对已溃破或手术切开引流的疖肿，及时换药，保持引流通畅。

(4)加强营养。对发生面部危险三角区疖病人,嘱服流质饮食,少说话。

(5)遵医嘱给药:①控制感染,轻症者给予口服磺胺或抗生素,重者应静脉滴注抗生素。②对进食不足或不能进食者,应静脉输液,维持水、电解质和酸碱平衡。③口服或肌内注射止痛剂。

(6)对全身情况严重者,加强护理。

(7)健康教育:对"危险三角区"的疖肿禁止挤压,以免发生颅内感染。平时注意皮肤的清洁,避免损伤。

二、痈

痈是多个相邻毛囊及其所属皮脂腺或汗腺的急性化脓性感染,或由多个疖融合而成。多见于成年人,常发生在颈部、背部等厚韧皮肤处。颈部痈俗称"对口疮",背部痈俗称"搭背",致病菌为金黄色葡萄球菌。糖尿病病人白细胞功能不良、活动迟缓,故易患痈。

【临床表现】

痈呈一片稍隆起的紫红色浸润区,质韧,界限不清,中央部表面有多个脓栓,破溃后呈蜂窝状。以后中央部逐渐坏死、溶解、塌陷,像"火山门",内含脓液及大量坏死组织。痈易向四周和深部发展,周围呈浸润性水肿,局部淋巴结可有肿大和疼痛。此外,病人多有明显的全身症状。

发生在唇部的痈称唇痈炎,可导致颅内感染,应高度重视。

【治疗要点】

1. 全身治疗 适当休息,加强营养,选用有效抗生素,应根据病情同时给予胰岛素和控制饮食等治疗。

2. 局部处理 初期与疖治疗相同。如红肿范围大,中央部坏死组织多或全身症状重应行手术治疗。但唇痈不宜采用。

【常见护理诊断/问题】

1. 体温过高 与病菌感染有关。

2. 疼痛 与炎症刺激有关。

3. 潜在并发症 脓毒症。

4. 知识缺乏 缺乏预防感染的知识。

【护理措施】

(1)初期局部热敷或理疗。保持皮肤清洁,痈已破溃者应每日换药,及时清除坏死组织。

(2)病人应休息,加强营养。

(3)遵医嘱给予磺胺类抗菌药,止痛,维持病人水、电解质平衡。对手术病人做好术前准备和术后护理。

(4)健康教育:做好皮肤的清洁和保健,预防皮肤损伤和感染。

三、急性蜂窝织炎

急性蜂窝织炎指皮下、筋膜下、肌间隙或深部疏松结缔组织的急性弥漫性化脓性感染。主要致病菌为溶血性链球菌。一般由局部化脓性病灶扩散所致,也可因软组织损伤、注射时消毒不严等引起。其特点是扩散迅速，不易局限，与周围组织无明显界限。因发生部位不同，可出现不同的临床表现，并伴有严重全身感染中毒症状。

【临床表现】

病变表浅者，局部明显红肿、剧痛，病变区与正常皮肤无明显界线，病变中央常因缺血而发生坏死；深部感染者，皮肤红肿多不明显，但有表面组织水肿和深部压痛，多伴有寒战、发热、头痛、全身无力等全身症状。

口底、颌下和颈部的急性蜂窝织炎症发生喉头水肿和压迫气管，引起呼吸困难窒息。由厌氧菌引起的蜂窝织炎局部可检出捻发音，又称"捻发音性蜂窝织炎"，组织和筋膜坏死，脓液恶臭，有中毒症状。

【治疗要点】

加强全身支持治疗和抗生素治疗，早期患处应制动、热敷、理疗，疼痛可给予止痛剂。广泛扩散的严重病变，需多处切开引流，尤其是口腔底部、颌下急性蜂窝织炎经短期积极的抗炎治疗无效时，应及早切开减压引流，以防发生窒息，必要时气管切开。术中有发生喉头痉挛的可能，应提高警惕并做好急救准备。化脓性纵隔炎应尽早施行纵隔引流手术。

【常见护理诊断/问题】

1. 体温过高　与病菌感染有关。

2. 疼痛　与炎症刺激有关。

3. 潜在并发症　窒息。

【护理措施】

(1) 卧床休息。若为四肢的病变，应抬高患肢，以减轻疼痛。

(2) 病变局部给予热敷或理疗。

(3) 指导病人加强营养。给予高热量、高蛋白、多维生素、易消化的食物。

(4) 高热者应物理降温或遵医嘱给予退热药物，并注意监测体温变化，防止虚脱。

(5) 病重者应密切观察病情，记录出入量。并遵医嘱补液，以维持水、电解质平衡。应用抗感染的药物控制感染。

(6) 需手术治疗者，应认真做好术前准备和术后护理。

(7) 多与病人交谈，耐心地解释病情的变化，消除病人及其家属的不安。

四、急性淋巴管炎和急性淋巴结炎

急性淋巴管炎和急性淋巴结炎大多继发于其他急性感染病灶。致病菌从破损皮肤或黏膜侵入，或由其他感染病灶（疖、足癣等）侵入，经组织的淋巴间隙进入淋巴管内，引起淋巴管及其周围的急性炎症，称为急性淋巴管炎。如感染分散全、局部淋巴结，就可引起急性淋巴结炎。常见致病菌为金黄色葡萄球菌和溶血性链球菌。

【临床表现】

1. 局部表现

(1) 急性淋巴管炎：常见于四肢，以下肢多见，常因足癣而致。可分浅、深两种。皮下浅层急性淋巴管炎，在病灶表面出现一条或多条"红线"，触之硬而有压痛。深层急性淋巴管炎无表面红线，但患肢肿胀，有条形触痛区。

(2) 急性淋巴结炎：初期局部淋巴结肿大，有疼痛和触痛，与周围软组织分界清楚，表面皮肤正常。轻者常能自愈，感染加重时多个淋巴结可融合形成肿块，疼痛加重，表面皮肤发红、发热。脓肿形成时有波动感,少数可破溃流脓。

2. 全身反应 因致病菌毒力和原发感染程度而不同,可有全身不适等症状。

【治疗要点】

积极治疗原发感染病灶;及时应用有效抗菌药物,以促进炎症消退。急性淋巴管炎可局部外敷黄金散、玉露散或用呋喃西林溶液湿敷;急性淋巴管炎形成脓肿后,应穿刺抽脓或切开减压引流。

【常见护理诊断/问题】

1. 体温过高 与感染有关。

2. 潜在并发症 脓毒症、血栓性静脉炎。

3. 知识缺乏 缺乏预防感染的知识。

【护理措施】

积极处理原发病灶。局部可理疗、外敷膏药。休息,肢体抬高。脓肿形成应切开引流。全身应用抗菌药物。

第二节 手部急性化脓性感染

手部急性化脓性感染比较常见,多因手部的轻微损伤引起。易被忽视的微小损伤如擦伤、刺伤、切伤等,有时也可引起手的严重感染。手是从事多种活动的重要器官,手部感染会影响手的功能,严重者可以致残。因此,应进行卫生宣传,注意安全操作,做好劳动保护,尽量避免和减少手部受伤,如果受伤,即使轻微损伤,也要及时处理。

一、甲 沟 炎

指甲的近侧(甲根)与皮肤紧密相连,皮肤沿指甲两侧向远端延伸,形成甲沟。甲沟炎是甲沟或其周围组织的感染。多因微小刺伤、挫伤、倒刺或剪指甲过深等损伤而引起,致病菌多为金黄色葡萄球菌。

【临床表现】

发病初期指甲一侧的皮下组织红肿,并有轻微疼痛,有的可自行消退,有的感染可蔓延到甲根部的皮下和对侧甲沟,形成半环形脓肿。如不切开引流,脓肿向下蔓延可形成甲下脓肿,在指甲下可见到黄白色脓液,使该部指甲与甲床分离,处理不当可成为慢性甲沟炎或指骨骨髓炎。但甲沟炎多无全身症状。

【治疗要点】

早期热敷、理疗、外敷鱼石脂软膏或做纵向切开引流。甲床下积脓者应拔甲,注意勿损伤甲床,以免日后新生指甲发生畸形。

二、脓性指头炎

脓性指头炎是手指末节掌面的皮下组织化脓性感染,多由刺伤引起,致病菌多为金黄色葡萄球菌。

【临床表现】

初期指尖有针刺样疼痛,以后组织肿胀,压力增高,疼痛剧烈。当指动脉受压,疼痛转为搏动性跳痛,患肢下垂时加重,剧痛使病人烦躁不安、彻夜难眠,多伴有发热等全身症状。如不及时治疗,末节指骨可因缺血而发生坏死,形成慢性骨髓炎,伤口经久不愈。

【治疗要点】

初期用热盐水浸泡,也可用药物外敷,酌情使用抗生素;出现跳痛时应及时切开减压、引流,不能等待波动出现后才手术,以免发生末节指骨缺血坏死。

三、急性化脓性腱鞘炎和化脓性滑囊炎

手的掌面屈指肌腱鞘因深部刺伤或附近组织炎症蔓延而引起的感染称化脓性腱鞘炎。手指伸指肌腱鞘的感染少见。致病菌多为金黄色葡萄球菌。

【临床表现】

病情发展迅速,12~24小时内出现明显的全身症状。24小时后,疼痛及局部炎症反应即较明显。典型的腱鞘炎体征:①患指除末节外,呈明显的均匀性肿胀,皮肤极度紧张;②患指所有的关节轻度弯曲,常处于腱鞘松弛位置,以减轻疼痛;③任何微小的被动伸指运动均能引起剧烈疼痛;④整个腱鞘均有压痛,因腱鞘坚韧,故不出现波动。

由于拇指与小指腱鞘分别与桡、尺侧滑囊相通,因此,此两处化脓性腱鞘炎可迅速发展为桡、尺侧化脓性滑囊炎,再向上蔓延可引起前臂肌间隙脓肿。

尺侧滑囊炎表现:①小鱼际和小指腱鞘区肿胀、压痛;②小指和无名指呈半屈曲状,被动伸直时剧痛。

桡侧滑囊炎的表现:①大鱼际和拇指腱鞘区肿胀、压痛;②拇指肿胀、微屈、不能外展和伸直。

【治疗要点】

化脓性腱鞘炎一经确诊,即应在大量抗生素治疗的同时切开引流,以免发生肌腱缺血、坏死。在手指侧面做长切口,切开腱鞘排脓,引流物放在腱鞘外,每日换药,1周后锻炼手指活动。桡、尺侧滑囊炎切口分别作在大、小鱼际的掌心缘,切口近端至少距腕1.5cm,以免切断正中神经的分支。

四、手掌深部间隙感染

手掌深部间隙分为尺侧的掌中间隙和桡侧的鱼际间隙,掌中间隙与鱼际间隙的感染称为手掌深部间隙感染。掌中间隙感染多是中指和无名指的腱鞘炎蔓延而引起;鱼际间隙感染则因示指腱鞘感染后引起。也可因直接刺伤而发生感染。致病菌多为金黄色葡萄球菌。

【临床表现】

掌中间隙感染的表现:①掌心正常凹陷消失、隆起、皮肤紧张、发白、压痛明显;②中指、无名指、小指处于半屈位,被动伸指时剧痛;③手背部水肿明显;④伴有高热等全身症状。鱼际间隙感染的表现:①掌心凹陷存在;②大鱼际和拇指指蹼明显肿胀和压痛;③拇指外展略屈,示指半屈,拇指不能对掌;④伴有全身症状。

【治疗要点】

抬高患肢,休息、制动、止痛,早期可做理疗,全身应用抗生素。如短期内无好转,应及早切开引流。

五、手部急性化脓性感染的护理

【常见护理诊断/问题】
1. **疼痛** 与炎症刺激、局部组织肿胀、压迫神经纤维有关。
2. **体温过高** 与细菌感染有关。
3. **潜在并发症** 指骨坏死、肌腱坏死、手功能障碍。
4. **知识缺乏** 缺乏预防感染的知识。

【护理措施】
1. **疼痛护理**

(1)制动并抬高患肢,有利于改善局部血液循环,促进静脉和淋巴回流,减轻炎性充血、水肿,缓解疼痛。

(2)创面换药时,操作轻柔、仔细,尽量让病人放松。必要时换药前适当应用止痛剂;对敷料贴于创面者,可用无菌生理盐水浸泡患指敷料后换药,以减轻疼痛。

(3)指导病人自我缓解疼痛,以分散其注意力为主,如听音乐、看书等。

(4)提供安静、舒适的休息环境。按医嘱及时、准确使用镇定止痛剂,保证病人的休息和睡眠。护士应主动与病人沟通,了解其心理反应,并向其讲解有关本病的相关知识、治疗措施及预后等,使其积极配合治疗。

2. **控制感染的护理**

(1)了解病人药物敏感史,遵医嘱及时、准确应用抗生素,并根据细菌培养、药敏试验结果及创面变化,及时调整用药。

(2)脓肿切开者,应观察伤口引流情况,引流物的性状、颜色及量等,及时更换敷料。

3. **病情观察**

(1)观察手部局部症状,尤其对在炎症进展期疼痛反而减轻者,应警惕腱鞘组织坏死或感染扩散的发生。对经久不愈的创面,应定期做脓液细菌培养及 X 线片检查,以警惕骨髓炎的发生。

(2)严密监测体温、脉搏、血压的变化,及时发现和处理全身性感染。

4. **功能锻炼** 炎症开始消退时,指导病人活动患处附近的关节,尽早恢复手部功能。可同时进行理疗,以免手部固定过久而影响关节功能。

第三节 全身性感染

全身性感染指致病菌侵入人体血液循环,并在体内生长繁殖或产生毒素而引起的严重的全身性感染或中毒症状,通常指脓毒症和菌血症。

脓毒症指伴有全身性炎症反应,如体温、循环、呼吸等明显改变的外科感染的统称;在此基础上,血培养检出致病菌者,称为菌血症。

【病因与发病机制】

全身性感染通常为继发性。引起全身性感染的主要原因是致病菌的量大、毒力强和(或)人体抵抗力下降。常继发于严重创伤后的感染和各种化脓性感染,体内长期置管和不适当地应用抗菌药物和激素等。常见致病菌包括:①革兰染色阴性杆菌,常见的有大肠杆菌、铜绿假单胞菌、变形杆菌等;②革兰染色阳性球菌,以金黄色葡萄球菌最常见,其次为表皮葡萄球菌和肠球菌;③无芽胞厌氧菌;④真菌,外科真菌感染多属于条件致病菌。常基于持续应用抗菌药物,特别是广谱抗菌药物的情况下,真菌过度生长;亦可因疾病严重、应用免疫抑制药、激素等,使机体免疫功能进一步削弱所致。

【临床表现】

共有的表现:①起病急、病情重、发展快;②出现全身中毒症状,如骤起寒战后高热、头痛、头晕、恶心、呕吐、腹泻、食欲缺乏,甚至出现感染性休克;③心率加快、脉搏细速、呼吸急促或困难;④肝脾可肿大,严重者出现黄疸和皮下出血、瘀斑等。

【诊断要点】

有脓毒症的典型表现,同时白细胞计数增多,出现核左移、毒性颗粒、晚幼和中幼粒细胞;血液细菌培养阳性。抽血最好在寒战、高热时进行,以提高阳性率。必要时可行骨髓穿刺细菌培养。如多次培养阴性而临床表现酷似脓毒症时应考虑到真菌或厌氧菌感染。

【治疗要点】

治疗要点主要是提高病人全身抵抗力和消灭病原菌。具体包括:

(1)及时处理原发病灶,去除伤口内坏死或明显挫伤的组织,切开引流。

(2)早期、足量应用抗生素,对真菌性败血症除应用抗生素外,全身应用抗真菌药物。

(3)提高全身抵抗力,包括反复多次输新鲜血,纠正水、电解质平衡失调,补充维生素,进食高热量、易消化的食物。

(4)对症处理,降温,抗休克治疗。

【常见护理诊断/问题】

1. **体温调节无效**　与严重感染有关。表现为发热或体温上升。

2. **体液不足**　与发热、呕吐有关。表现为口渴、皮肤弹性差、眼眶下陷、尿量减少。

3. **营养失调:低于机体需要量**　与营养摄入不足、消耗性代谢增加有关。表现为消瘦、体重减轻。

4. **焦虑**　与疾病危重有关。表现为精神紧张、不能入睡、易醒等。

5. **潜在并发症**　感染中毒性休克。

【护理措施】

1. **严密观察病情**　监测生命体征,观察病人面色、神志及全身症状的变化,警惕感染中毒性休克的发生。在病人寒战、高热时采血做细菌或真菌培养。已接受抗菌药物治疗者血液培养不一定阳性,应多次检查,在预计寒战、发热前抽血可提高培养阳性率。

2. **一般护理**　严格无菌操作,避免继发其他感染;提供营养支持;充分休息,物理降温;遵医嘱给予抗菌药、镇静催眠药和静脉补液等治疗。

第四节　特异性感染

一、破　伤　风

破伤风是破伤风杆菌侵入人体伤口并生长繁殖、产生毒素而引起的一种特异性感染。常继发于各种创伤后,亦可发生于不洁条件下分娩的产妇和新生儿。

【病因与发病机制】

破伤风杆菌为革兰染色阳性厌氧芽胞杆菌,广泛存在于泥土和人畜粪便中。破伤风的发生除与细菌毒力强、数量多或人体缺乏免疫力等因素有关外,伤口缺氧是一个非常重要的因素。当伤口因狭深、缺血、坏死组织多、血块堵塞或堵塞过紧、引流不畅等因素而形成一个适合该菌生长繁殖的缺氧环境。尤其同时混有其他需氧菌感染而消耗伤口内残留的氧气时,更利于破伤风的发生。

【临床表现】

1. 潜伏期　潜伏期平均 6~10 天,最短 24 小时,最长可达数月。偶可发病于摘除存留体内多年的异物后,如弹片。新生儿破伤风一般在断脐带后 7 天左右发病,故称"七日风",潜伏期越短,预后越差。

2. 前驱期　前驱期无特征性表现,病人感觉乏力、头晕、头痛、咀嚼肌紧张、烦躁不安、打哈欠等。以张口不便为特点,一般持续 12~24 小时。

3. 发作期　发作期典型症状主要是肌肉持续性收缩和阵发性痉挛:①肌肉持续收缩或僵硬,从咀嚼肌开始逐渐扩展至面肌、颈项肌、背腹肌、四肢肌群、膈肌和肋间肌。病人相继出现咀嚼不便,张口困难,随后牙关紧闭,面肌痉挛,可出现蹙眉、口角下缩、咧嘴等所谓"苦笑面容";颈项肌痉挛时可出现颈项强直、头后仰;背腹肌同时收缩时因背肌力量较强,故腰部前凸,头足后屈,形如背弓,称为"角弓反张";四肢肌收缩时因屈肌比伸肌有力,故肢体出现屈膝、弯肘、半握拳姿势。②全身性肌肉痉挛,在持续性收缩的基础上任何轻微的刺激,如声、光、触动、震动等均能诱发全身肌群的痉挛,发作时病人面色发绀、大汗淋漓、口吐白沫、流涎、磨牙、头频频后仰,躯干呈"角弓反张",发作可持续数秒或数分钟不等。间歇期长短不一,病情严重时,发作频繁,持续时间长,间歇时间短。强烈的肌痉挛可引起骨折、尿潴留、窒息,还可并发肺部感染、酸中毒、循环衰竭等严重并发症,导致死亡。③病人神志始终清楚,感觉也无异常。

病程一般持续 3~4 周,自第 2 周后,随着病程的延长,症状逐渐减轻。但肌紧张与反射亢进的现象仍可继续一段时间;恢复期间还可出现一些精神症状,如幻觉,言语、行为错乱等,但多数能自行恢复。

【治疗要点】

1. 清除毒素来源　发作期在良好麻醉、控制痉挛的基础上,进行彻底的清创术。清除坏死组织和异物后,敞开伤口,充分引流,局部可用 3% 过氧化氢溶液冲洗。对于伤口已愈合者,必须仔细检查痂下有无窦道或无效腔。

2. 中和游离毒素

(1) 破伤风抗毒素:可中和游离的毒素,但若破伤风毒素已与神经组织结合,则难以起效,故应尽早使用。常规用量是 10 000~60 000U 加入 5% 葡萄糖溶液 500~1000ml 经静脉缓慢滴入。剂量不宜过大,以免引起血清反应。用药前应做皮内过敏试验。

(2) 破伤风人体免疫球蛋白:早期应用有效,一般只用 1 次,剂量为 3000~6000U。

3. 控制和解除痉挛　这是治疗的重要环节,根据病情可交替使用镇静及解痉药物,以减少病人的痉挛和痛苦。常用药物有 10% 水合氯醛溶液 20~40ml 保留灌肠;0.1~0.2g 苯巴比妥钠肌内注射;10~20mg 地西泮肌内注射或静脉滴注,一般每日 1 次。痉挛发作频繁不易控制者,可用 2.5% 硫喷妥钠 0.25~0.5g 缓慢静脉注射,但需警惕发生喉头痉挛和呼吸抑制。另外,新生儿破伤风要使用镇静解痉药物,应酌情使用洛贝林、尼可刹米等。

4. 防治并发症　补充水和电解质以纠正因消耗、出汗及不能进食等导致的水和电解质代谢失调。选用合适的抗菌药预防其他继发感染。对于症状严重者尽早行气管切开术,以便改善通气,有效清除呼吸道分泌物,必要时行人工辅助呼吸。

【常见护理诊断/问题】

1. 体液不足　与水分摄入不足、大汗淋漓、体液丧失增多有关。表现为口渴、尿量减少、脉搏加快等。

2. 营养失调:低于机体需要量　与营养摄入不足、能量消耗增加有关。表现为消瘦、体重减轻。

3. 躯体移动障碍　与细菌毒素有关。表现为全身骨骼肌肌张力增高、痉挛,角弓反张,阵发性抽搐,自主活动严重受限。

4. 恐惧　与病重、同亲友隔离有关。表现为精神紧张、情绪不安。

5. 有窒息的危险　与喉肌痉挛、声门紧闭及呼吸肌痉挛有关。

6. 有感染的危险　与呼吸道不畅、支气管分泌物淤积有关。

7. 潜在并发症　循环衰竭。

【护理措施】

1. 一般护理

(1)环境要求:将病人置于隔离病室,室内遮光,保持安静。温度15～20℃,湿度约60%。病室内的急救药品和物品准备齐全,以便及时处理一些严重的并发症,如呼吸困难、窒息等。

(2)减少外界刺激:医护人员要走路轻、语声低、操作稳、使用器具无噪声;护理治疗安排集中而有序,尽量在痉挛发作控制的一段时间内完成;减少探视,避免干扰病人。

(3)保持静脉输液通路通畅:在每次抽搐发作后检查静脉通路,防止因抽搐致静脉通路堵塞、脱落而影响治疗。

(4)严格消毒隔离:严格执行无菌技术,护理人员应穿隔离衣,严格消毒,更换下的伤口敷料应予焚烧,防止交叉感染。

2. 呼吸道管理　及时清理呼吸道,进食时注意避免呛咳、误吸。对抽搐频繁、药物不易控制的严重病人,应尽早行气管切开,以便改善通气,必要时进行人工辅助呼吸。

3. 加强营养　协助病人进食高热量、高蛋白、高维生素的饮食,进食应少量多次。病情严重者,通过肠内、肠外营养来维持正常需要。

4. 保护病人,防止受伤

(1)防止病人坠床,使用带护栏的病床,必要时设专人护理。

(2)采用必要保护措施:必要时使用约束带固定病人,关节部位放置软垫,应用合适牙垫等防止病人自我伤害。

5. 严密观察病情　设专人定时监测生命体征;观察痉挛发作征兆;记录抽搐的发作时间、次数、症状等,并及时报告和处理。

6. 人工冬眠护理　应用人工冬眠过程中,做好各项监测,随时调整冬眠药物的用量,使病人处于浅睡眠状态。

7. 对症处理　对尿潴留病人应留置导尿管;高热病人给予物理和药物降温。

【健康指导】

(1)加强宣传教育,让人们认识到破伤风的危害性,凡有破损的伤口,均应去医院进行清创处理,常规注射破伤风抗毒素。

(2)加强劳动保护,防止外伤。特别是要重视那些容易引起破伤风的窄而深的伤口,如带有泥土的木刺、生锈的铁钉刺伤;化脓性中耳炎;伤口虽浅,但沾染人畜粪便或泥土。

（3）指导农村妇女选择具有清洁完善医疗设备的当地正规医疗机构生育、引产、刮宫，以免不洁的接产诱发新生儿破伤风或孕妇产后破伤风。

（4）破伤风的治疗虽然较为困难，但积极预防多可免于发病。最有效的预防措施就是注射破伤风类毒素，使之获得自动免疫。对过去未接受过自动免疫或已接受自动免疫但超过6年以上的受伤者，还可应用被动免疫，注射破伤风抗毒素或人体破伤风免疫球蛋白来预防破伤风。

二、气性坏疽

气性坏疽是由梭状芽胞杆菌所引起的一种以肌肉坏死和肌炎为特征的急性特异性感染。是一种迅速发展的严重急性感染，预后差。

【病因与发病机制】

引起气性坏疽的病原菌梭状芽胞杆菌是革兰染色阳性厌氧杆菌。根据病变范围的不同，梭状芽胞杆菌感染可分为芽胞菌性肌坏死和芽胞菌性蜂窝织炎两类。而通常所说的气性坏疽是指芽胞菌性肌坏死，常是2种以上致病菌的混合感染。梭状芽胞杆菌广泛存在于泥土和人畜粪便中，所以进入伤口的机会很多，但进入伤口不一定都致病，还要取决于人体抵抗力和伤口的情况，即一个利于梭状芽胞杆菌生长繁殖的无氧环境。因此，对伤后出现大量失血、休克等全身抵抗力下降，特别是同时伤处有大片组织坏死、挤压伤、弹片存留、开放性骨折伴有血管损伤及长时间使用止血带的情况下，则容易发生本病。

气性坏疽和破伤风一样也是一种毒血症，菌体本身并不进入血液循环，致病的是其产生的外毒素及大量坏死组织的吸收，可引起肾组织坏死、少尿、溶血、血压下降、脉搏增快及循环衰竭等。菌体在伤口中繁殖产生多种酶可造成组织中的糖类和蛋白质的分解，糖类分解可产生大量气体，使组织膨胀；蛋白质的分解可产生硫化氢，使伤口产生恶臭。气性坏疽起病迅猛，死亡率很高。

【临床表现】

1. 潜伏期 气性坏疽的潜伏期达5~6天。

2. 局部症状

局部症状：①初始病人自觉患处沉重不适，随之出现"胀裂样"剧痛，不能用一般止痛剂缓解，常为最早出现的症状；②患处肿胀、压痛明显；③伤口周围皮肤水肿、紧张，颜色苍白、发亮，很快转为紫红色，进而变为紫黑色；④皮肤温度降低，出现大小不等的水疱；⑤伤口内肌肉组织因坏死而呈暗红色或土灰色，失去弹性，刀割时不收缩，也不出血，犹如煮熟了的肉；⑥轻压患部，常能触及捻发音，还可见有气泡从伤口逸出，说明组织间有气体存在；⑦常见有稀薄带有恶臭味的浆液样血性分泌物从伤口流出。

3. 全身症状 早期病人表现为焦虑或表情淡漠，继之烦躁不安、脉搏增快，并有高热、头痛、头晕、恶心、呕吐、出冷汗、呼吸急促及进行性贫血、黄疸、尿少等中毒症状出现。晚期常出现严重中毒症状，发生血压下降和中毒性休克等而危及生命。

【诊断要点】

早期诊断、及时治疗是保存伤肢和挽救生命的关键。凡曾有损伤或手术史并在短期内迅速出现伤口"胀裂样"剧痛，而又无一般红、热等炎性反应，局部肿胀迅速加剧并有严重的全身中毒症状者，即应考虑有气性坏疽的可能。①伤口周围有捻发音；②伤口内分泌物涂片可查出革兰染色阳性杆菌，而白细胞计数却很少；③X线检查可见伤口肌群间有气体。出现这三个诊断气性坏疽的重要依据时即可确定诊断。

厌氧细菌培养和病理活检虽可确定诊断,但培养需一定时间,故不能等待,以免延误治疗。由于毒素破坏大量红细胞,所以当发现血红蛋白量迅速下降或出现明显的进行性贫血,亦有助于诊断。

【治疗要点】

由于气性坏疽病情发展迅猛,如未能及时治疗,病人常丧失肢体,甚至死亡。所以一旦诊断确立,应立即积极治疗。

1. 紧急手术处理 在抢救感染性休克等严重并发症的同时,紧急进行手术处理。将受累区域做广泛、多处切口,包括伤口及其周围水肿或皮下气肿处,切除无活力的肌肉组织。感染严重的病人,特别是合并有开放性骨折或患肢动脉搏动消失及有大血管损伤者,或经上述手术处理,仍不能控制病变发展,毒血症症状明显者,为挽救病人生命,应考虑截肢。截肢平面的组织应全部为健康组织,残端不做缝合,用氧化剂湿敷包扎。

2. 高压氧疗法 高压氧可提高组织氧含量,抑制梭状芽胞杆菌的生长繁殖和使其停止产生各种毒素。一般用3个大气压的纯氧,在3日内进行7次,每次2小时,间隔6~8小时。

3. 合理应用抗生素 梭状芽胞杆菌对青霉素敏感,大剂量使用青霉素还可控制其他化脓菌的感染。对青霉素过敏者,可改用红霉素。

4. 全身支持疗法 纠正水、电解质、酸碱平衡失调,改善全身状况。鼓励并协助病人进高蛋白、高热量、高维生素饮食。对不能进食者可给予鼻饲或全胃肠外营养,以补充机体需求,提高机体抵抗力。

【常见护理诊断/问题】

1. 疼痛 与感染有关。表现为病变局部明显肿胀、皮肤紧张、苍白、发亮,如压痛。

2. 营养改变:低于机体需要量 与营养摄入不足,细菌毒素吸收和组织分解有关。表现为恶心,呕吐,进食减少,体重下降。

3. 体液不足 与呕吐、发热、伤口分泌物流出有关。表现为口渴、心跳加快、尿量减少等。

4. 有体温改变的危险 与细菌毒素和组织分解产物吸收有关。表现为高热。

5. 组织完整性受损 与感染有关。表现为伤口内肌肉呈暗红色或土灰色。刀割时没有收缩。

6. 皮肤完整性受损 与感染有关。表现为伤口周围皮肤水肿,有水疱。

7. 躯体移动障碍 与感染有关。表现为肌肉坏死,自主运动严重障碍。

8. 恐惧 与病重隔离治疗和可能截肢治疗有关。表现为烦躁不安、失眠等。

9. 潜在并发症 中毒性休克。

【护理措施】

1. 隔离 ①病人住隔离病房,室内要备好各种抢救物品及药品;②严格执行接触性隔离制度,医护人员进入病室要穿隔离衣、戴帽子、口罩、手套等,身体有伤口者不能进入室内工作;病人用过的物品、器具等应收集后做高压蒸气灭菌处理,伤口敷料应焚毁,排泄物经严格消毒后再倒掉,以防止气性坏疽的传播;③尽可能使用一次性物品及器具,室内的物品未经处理不得带出隔离病房。

2. 监测病情变化

监测病情变化：①对严重创伤病人，特别是伤口肿胀、"胀裂样"剧痛明显者，应严密监测伤口情况，并详细记录疼痛特点与发作相关的情况；②对出现高热、昏迷等的病人应密切观察生命体征，严密监测病人的体温、血压、脉搏、呼吸的变化，警惕感染性休克的发生。

3. 伤口的处理及护理

伤口的处理及护理：①气性坏疽起病急、发展快，一经确诊，护士应立即协助医师在抢救休克或其他严重并发症的同时，对伤口紧急进行局部处理；②伤口应用过氧化氢溶液冲洗，并用含氧化剂的湿敷料填塞，为保持氧化剂不易蒸发，可用一层凡士林纱布在外面覆盖，每日更换敷料；③不论切开与切除，患肢禁用止血带，伤口不予缝合。

4. 高压氧疗法的护理 护士应观察每次高压氧疗法后伤处的变化，并做记录。

5. 疼痛的护理

疼痛的护理：①对扩大创面或截肢者，应经常协助其改变体位，以减轻因肌肉牵拉、外部压力和肢体疲劳引起的疼痛；②截肢的病人可出现幻肢痛，即主观感觉已截掉的肢体仍然存在，且有剧痛，应耐心解释，解除其忧虑、恐惧和幻觉；③对疼痛不能缓解的病人可给予止痛剂，剧烈疼痛时还可应用麻醉镇痛剂。应用止痛剂间歇期，也可通过转移病人注意力的方法，如谈心、娱乐及精神放松等方式，以缓解疼痛；④在伤口愈合的过程中，应对伤肢理疗、按摩和功能锻炼，以恢复患肢功能。

6. 心理护理 对气性坏疽的病人应以关心、同情、热情的态度，帮助病人进行生活护理。对于需要截肢的病人，应向病人说明手术的必要性和重要性，使病人理解而接受手术，配合治疗。

【健康指导】

(1) 加强劳动保护意识，避免受伤。

(2) 重视受伤后的预防，彻底清创是预防创伤后发生气性坏疽的最可靠方法。

(3) 如需要截肢，应向病人及家属解释手术的必要性、可能出现的并发症及术后的不良影响，使病人及家属能够在思想上有充分准备，了解、面对并接受截肢的现实。

(4) 对截肢术后病人，加强心理指导。鼓励病人叙述心理和生理上的主观感受，安慰并鼓励病人正视现实。帮助病人适应截肢后的改变，指导病人掌握自我护理技巧。可介绍一些成功适应截肢后生活的病例，使其逐渐适应身体的变化、勇敢面对未来生活。

(5) 介绍有关义肢的知识，指导病人应用义肢。对心理反应不正常，有自杀倾向的病人应加强监护，耐心开导。

(6) 协助伤残者制订出院后功能锻炼计划，恢复其自理能力，提高生活质量。

第二章 颈部疾病的护理

第一节 甲状腺功能亢进

甲状腺功能亢进(hyperthyroidism),简称甲亢,是由各种原因引起循环中甲状腺素异常增多而出现以全身代谢亢进为主要特征的内分泌疾病。

【病因与发病机制】

目前多数认为原发性甲亢是一种自身免疫性疾病,其淋巴细胞产生的两类 G 类免疫球蛋白,即"长效甲状腺激素"和"甲状腺刺激免疫球蛋白"能抑制垂体前叶分泌促甲状腺激素(TSH),并与甲状腺滤泡壁细胞膜上的 TSH 受体结合,导致甲状腺分泌大量甲状腺素。继发性甲亢和高功能腺瘤的发病原因也未完全明确,病人血中长效甲状腺刺激激素等的浓度不高,可能与结节本身自主性分泌紊乱有关。

【临床表现】

甲亢临床表现轻重不一,典型表现有甲状腺激素分泌过多综合征、甲状腺肿大及眼征三大主要症状。

1. 甲状腺激素分泌过多综合征　由于甲状腺激素分泌增多和交感神经兴奋,病人可出现高代谢综合征和各系统功能受累,表现为性情急躁、易激怒、失眠、双手颤动、疲乏无力、怕热多汗、皮肤潮湿;食欲亢进却体重减轻、肠蠕动亢进和腹泻;内分泌紊乱(月经失调和阳痿);心悸、脉快有力(脉率常在 100 次/分以上,休息与睡眠时仍快)、脉压增大(主要由于收缩压升高)。其中脉率增快及脉压增大尤为重要,常作为判断病情程度和治疗效果的重要指标。少数病人伴有胫前黏液性水肿。

2. 甲状腺肿大　原发性甲亢呈弥漫性、对称性肿大,无压痛,多无局部压迫症状。甲状腺扪诊可触及震颤,听诊闻及血管杂音。

3. 眼征　典型者双侧眼球突出、眼裂增宽。严重者上下眼睑难以闭合;瞬目减少;眼向下看时上眼睑不随眼球下闭;上视时无额纹出现;两眼内聚困难等。

【治疗要点】

目前普遍采用的 3 种疗法:抗甲状腺药物治疗、放射性碘治疗和手术治疗。甲状腺大部切除术是目前对中度以上甲亢最常用而有效的外科治疗方法,能使 90%~95% 的病人获得痊愈。主要缺点是有一定的并发症和 4%~5% 的病人术后复发,也有少数病人术后发生甲状腺功能减退。

手术适应证:①继发性甲亢或高功能腺瘤;②中度以上的原发性甲亢;③腺体较大,伴有压迫症状,或胸骨后甲状腺肿等类型的甲亢;④抗甲状腺药物或 ^{131}I 治疗后复发者或坚持长期用药困难者。此外,甲亢对妊娠可造成不良影响(流产、早产等),而妊娠又可能加重甲亢,故妊娠早、中期的甲亢病人凡具有上述指征者仍应考虑手术治疗。

手术禁忌证:①青少年病人;②症状较轻者;③老年病人或有严重器质性疾病不能耐受手术治疗者。

【常见护理诊断/问题】

1. 焦虑　与交感神经功能亢进、环境改变、担心手术及预后有关。

2. 清理呼吸道无效　与咽喉部及气管受刺激、分泌物增多及切口疼痛有关。

3. 潜在并发症　呼吸困难和窒息、喉返神经损伤、喉上神经损伤、手足抽搐、甲状腺危象等。

4. 营养失调:低于机体需要量　与甲亢所致代谢需求显著增高有关。

【护理措施】

1. 术前护理　充分而完善的术前准备和护理是保证手术顺利进行和预防术后并发症的关键。

(1)休息与心理护理:了解病人心理状态,有针对性地与病人沟通,消除顾虑和恐惧心理,避免情绪激动;尽量限制访客,避免过多外来刺激;保持病房安静,指导病人减少活动,适当卧床,以免体力消耗。精神过度紧张或失眠者,适当应用镇静剂或安眠药物。告之病人晨测基础代谢率的注意事项。

(2)用药护理:通过药物使病人基础代谢率降低,是甲亢病人手术准备的重要环节,常用的方法有:

1)单用碘剂:①常用的碘剂,复方碘化钾溶液口服,每日3次,第1日每次3滴,第2日每次4滴,依此逐日每次增加1滴至每次16滴,然后维持此剂量。服药2~3周后甲亢症状得到基本控制后,便可进行手术。②服用方法,由于碘剂可刺激口腔和胃黏膜,引起恶心、呕吐、食欲减退等不良反应,因此,可指导病人在用餐时将碘剂滴在馒头或饼干上同服,或于饭后用冷开水稀释后服用。③碘剂的作用,抑制蛋白水解酶,减少甲状腺球蛋白的分解,从而抑制甲状腺素的释放,有助于避免术后甲状腺危象的发生。但由于碘剂不能抑制甲状腺素合成,一旦停服,储存于甲状腺滤泡内的甲状腺球蛋白大量分解,将使原有甲亢症状重新出现,甚至加重。故碘剂不能单独治疗甲亢,仅用于手术前准备,凡不拟行手术治疗的甲亢病人均不宜服用碘剂。

2)抗甲状腺药物:先用硫脲类药物,待甲亢症状基本控制后停药,再单独服用碘剂1~2周后再行手术。由于硫脲类药物能使甲状腺肿大充血,手术时易发生出血,增加手术困难和危险;而碘剂能减少甲状腺的血流量,减少腺体充血,使腺体缩小变硬,因此服用硫脲类药物后必须加用碘剂。在此期间应严密观察用药的效果与不良反应。

3)普萘洛尔:对于不能耐受碘剂或硫脲类药物,或对此两类药物不能耐受或无反应的病人。单用普萘洛尔或与碘剂合用做术前准备,每6小时服药1次,每次20~60mg,一般服用4~7日后,使脉率降至正常水平时,即可实施手术。由于普萘洛尔半衰期不到8小时,故最末次必须在术前1~2小时服用,术后继续口服4~7日。此外,术前禁用阿托品,以免引起心动过速。

术前准备成功的标准:病人情绪稳定,睡眠好转,体重增加,脉率稳定在每分钟90次以下,脉压恢复正常,基础代谢率+20%以下,腺体缩小变硬。

(3)饮食护理:给予高热量、高蛋白质和富含维生素的食物加强营养支持,保证术前营养;给予足够的液体摄入以补充出汗等丢失的水分,但有心脏疾病病人应避免大量摄入水,以防水肿和心力衰竭。禁用对中枢神经有兴奋作用的浓茶、咖啡等刺激性饮料,戒烟、酒,勿进食富含粗纤维的食物以免增加肠蠕动导致腹泻。每周测体重一次。

(4)眼睛护理:对于原发性甲亢突眼病人要注意保护眼睛,常滴眼药水。外出戴墨镜或眼罩以免强光、风沙及灰尘刺激;睡前用抗生素眼膏敷眼,戴黑眼罩或以油纱布遮盖,以免角膜过度暴露后干燥受损,发生溃疡。

(5)术前准备:术前教会病人头低肩高体位,可用软枕每日练习数次,使机体适应手术时颈过伸的体位,以适应手术时体位改变;指导病人深呼吸,学会有效咳嗽的方法,有助于术后保持呼吸道通畅;术前12小时禁食,4小时禁水。病人接往手术室后备麻醉床,床旁备引流装置、无菌手套、拆线包及气管切开包等。

2. 术后护理

(1)体位和活动:术后取平卧位,待血压平稳或全麻清醒后取半坐卧位,以利呼吸和引流。指导病人在床上变换体位、起身、咳嗽时可用手固定颈部以减少震动。术后第2天床上坐起,或弯曲颈部时,将手放于颈后支撑头部重量,并保持头颈部于舒适位置;术后2~4天或以后,进行颈部肌肉功能锻炼,防止切口挛缩。

(2)引流管护理:术野常规放置橡皮片或胶管引流并接负压吸引器24~48小时,局部冰袋冷敷24小时。注意观察引流液的量和颜色,保持引流通畅,及时更换浸湿的敷料,估计并记录出血量。

(3)病情观察:①监测生命体征,尤其是脉率、体温变化,警惕甲状腺危象发生;②观察切口敷料渗血情况,及时更换浸湿的敷料;③有无音调降低或声音嘶哑;④进流质饮食后,有无呛咳和误咽;⑤有无面部、唇部或手足部针刺样麻木感或强直感;⑥保持呼吸道通畅,注意避免引流管阻塞导致颈部积血、形成血肿压迫气管而引起呼吸不畅。

(4)饮食与营养:术后清醒病人,即可给予少量温水或凉水。若无呛咳、误咽等不适,可逐步给予便于吞咽的微温流质饮食,注意过热可使手术部位血管扩张,加重创口渗血。以后逐步过渡到半流质饮食和软食。甲状腺手术对胃肠道功能影响很小,只是在吞咽时感觉疼痛不适,应鼓励病人少量多餐,加强营养,促进切口愈合。

(5)术后并发症的观察与护理

1)呼吸困难和窒息:是最危急的并发症,多发生于术后48小时内。常见原因:①切口内出血压迫气管;②喉头水肿;③气管塌陷;④痰液堵塞气道;⑤双侧喉返神经损伤。表现为进行性呼吸困难、烦躁、发绀,甚至窒息;可有颈部肿胀,切口渗出鲜血等。对于血肿压迫所致呼吸困难和窒息,须立即进行床边抢救,剪开缝线,敞开伤口,迅速除去血肿,结扎出血的血管。若呼吸仍无改善则行气管切开、给氧,待病情好转,再送手术室做进一步检查、止血和其他处理。喉头水肿者立即应用大剂量激素如地塞米松30mg静脉滴注。呼吸困难无好转时,行环甲膜穿刺或气管切开。痰液堵塞者及时排痰。

2)喉返神经损伤:大多数是手术处理甲状腺下极时损伤,喉返神经被切断、缝扎、钳夹或牵拉过度,少数是由于血肿压迫或瘢痕组织的牵拉引起。钳夹、牵拉或血肿压迫所致操作多为暂时性,经理疗等及时处理后,一般在3~6个月内可逐渐恢复。一侧喉返神经损伤可由健侧声带向患侧过度内收而代偿,但不能恢复原音色;切断、缝扎会引起永久性损伤。双侧喉返神经损伤可导致失声或严重的呼吸困难,甚至窒息,需立即做气管切开。

3)喉上神经损伤:多在处理甲状腺上极时损伤喉上神经内支(感觉)或外支(运动)所致。若损伤外支,可使环甲肌瘫痪,引起声带松弛、声调降低;损伤内支,则使喉部黏膜感觉丧失,病人进食特别是饮水时,丧失喉部的反射性咳嗽,易发生误咽或呛咳,应协助病人取坐位进半流质饮食,一般于术后经理疗后数日可恢复正常。

4)手足抽搐:手术时甲状旁腺被误切除、挫伤或其血液供应受累,致甲状旁腺功能低下、血钙浓度下降、神经肌肉应激性显著提高,引起手足抽搐。多于术后 1~3 日出现。多数病人症状轻且短暂,仅有面部、唇部或手足部的针刺感、麻木感或强直感,经 2~3 周后,未受损伤的甲状旁腺增生、代偿,症状可消失。严重者可出现面肌和手足伴有疼痛的持续性痉挛,每日发作多次,每次持续 10~20 分钟或更长,甚至可发生喉和膈肌痉挛,引起窒息死亡。预防的关键在于切除甲状腺时注意保留腺体背面的甲状旁腺。护理措施:①适当限制肉类、乳品和蛋类等食品,因其含磷较高,影响钙的吸收。多吃绿叶蔬菜、豆制品和海味等高钙低磷食物。②症状轻者口服葡萄糖酸钙或乳酸钙 2~4g,每日 3 次。③症状较重或长期不能恢复者,可加服维生素 D_3,每日 50 000~100 000U,以促进钙在肠道内的吸收。④抽搐发作时,立即遵医嘱静脉注射 10%葡萄糖酸钙或氯化钙 10~20ml。⑤每周测血钙和尿钙一次。

5) 甲状腺危象:是甲亢术后的严重并发症,其发生原因可能与术前准备不足、甲亢症状未能很好控制及手术应激有关。表现为术后 12~36 小时内出现高热(>39℃)、脉快而弱(>120 次/分)、大汗、烦躁不安、谵妄,甚至昏迷,常伴有呕吐、腹泻。若不及时处理,可迅速发展至虚脱、休克、昏迷甚至死亡。甲亢病人基础代谢率降至正常范围后再手术,是预防甲状腺危象的关键。护理措施:术后早期加强巡视和病情观察,一旦发生危象,立即通知医师予以处理:①碘剂:口服复方碘化钾溶液 3~5ml,紧急时将 10%碘化钠 5~10ml 加入 10%葡萄糖溶液 500ml 中静脉滴注,以降低循环血液中甲状腺的水平。②氢化可的松:每日 200~400mg,分次静脉滴注,以拮抗应激反应。③肾上腺能阻滞剂:利血平 1~2mg,肌内注射;或普萘洛尔 5mg,加入葡萄糖溶液 100ml 中静脉滴注,以降低周围组织对甲状腺素的反应。④镇静剂:常用巴比妥钠 100mg 或冬眠合剂Ⅱ号半量肌内注射,每 6~8 小时 1 次。⑤降温:用退热、冬眠药物或物理降温等综合措施,保持病人体温在 37℃左右。⑥静脉输入大量葡萄糖溶液。⑦给氧:减轻组织缺氧。⑧心力衰竭者,加用洋地黄制剂。⑨保持病室安静,避免刺激。

(6) 特殊药物的应用:甲亢病人术后继续服用复方碘化钾溶液,每日 3 次,以每次 16 滴开始,逐日每次减少 1 滴,至每次 3 滴或 5 滴停止。年轻病人术后常口服甲状腺素,每日 30~60mg,连服 6~12 个月,以抑制促甲状腺激素的分泌和预防复发。

【健康指导】

1. 康复与自我护理指导 指导病人正确面对疾病,自我控制情绪,保持心情愉快、心境平和。合理安排休息与饮食,维持机体代谢需求。鼓励病人尽可能生活自理,促进康复。

2. 术前体位训练及用药指导 术前指导病人练习手术时的头、颈过伸体位。方法:枕垫肩下,头和颈后仰,抬高床头 5°~10°,练习时间由短至长,直到能坚持 2 小时。饭后 2 小时内避免练习,防止发生呕吐。说明甲亢术前、后服药的重要性并督促执行。教会病人正确服用碘剂的方法,如将碘剂滴在饼干、面包等食物上,一并服下,既能保证剂量准确,又能减轻胃肠道不良反应。

3. 复诊指导 嘱出院病人定期门诊复查,术后 3 个月、6 个月、12 个月复诊,以后每年 1 次,以了解甲状腺的功能,若出现心悸、手足震颤、抽搐等情况及时就诊。

第二节 甲状腺肿瘤

一、甲状腺腺瘤

甲状腺腺瘤(thyroidadenoma)是最常见的甲状腺良性肿瘤。本病多见于 40 岁以下的妇女。按病理形态可分为滤泡状和乳头状囊性腺瘤两种。前者多见,周围有完整的包膜;后者少见,且不易与乳头状腺癌区分。

【临床表现】

多数病人无任何不适症状,常在无意中或体检时发现颈部出现圆形或椭圆形结节,多为单发,表面光滑,稍硬;无压痛,边界清楚,随吞咽上下移动。腺瘤生长缓慢。若乳头状囊性腺瘤因囊壁血管破裂而发生囊内出血时,肿瘤可在短期内迅速增大,局部出现胀痛。

【治疗要点】

甲状腺腺瘤有诱发甲亢(约20%)和恶变(约10%)的可能,原则上应早期行包括腺瘤的患侧甲状腺大部或部分(腺瘤小)切除。切除标本必须立即行病理学检查,以判定肿块病变性质。

【常见护理诊断/问题】

参见甲亢病人的护理。

二、甲状腺癌

甲状腺癌(thyroidcarcinoma)是最常见的甲状腺恶性肿瘤,约占全身恶性肿瘤的1%。女性发病率高于男性。除髓样癌来源于滤泡旁降钙素分泌细胞外,其他甲状腺癌起源于滤泡上皮细胞。

【病因】

1. **内分泌激素** 可能与TSH及雌激素有关。
2. **放射线因素** 儿童期有头颈部外放疗史者。
3. **其他因素** 遗传因素及基因突变。

【临床表现】

乳头状癌和滤泡状癌初期多无明显症状。腺体内有表面不平、质硬而固定的肿块是甲状腺癌的共同表现。随着病程进展,肿块逐渐增大、质硬、表面高低不平、吞咽时肿块移动度减小。未分化癌上述症状发展迅速,并侵犯周围组织。晚期癌肿常因压迫喉返神经、气管或食管而出现声音嘶哑、呼吸困难或吞咽困难等;若压迫颈交感神经节,可产生Honer综合征(患侧上眼睑下垂、眼球内陷、瞳孔缩小、同侧头面部潮红无汗);若颈丛浅支受侵,可有耳、枕、肩等部位的疼痛。可有颈淋巴结转移及远处脏器转移。颈部淋巴结转移在未分化癌发生较早,有的病人甲状腺肿块不明显,先发现转移灶,就医时应想到甲状腺癌的可能;远处转移多见于扁骨(颅骨、锥骨、胸骨、盆骨等)和肺。因髓样癌组织可产生激素样活性物质(5-羟色胺和降钙素等),病人可出现腹泻、心悸、颜面潮红和血钙降低等症状,并伴有其他内分泌腺体的增生。

【治疗要点】

手术切除是各型甲状腺癌(除未分化癌)的基本治疗方法。根据病人情况再辅以内分泌及放射外照射等疗法。

1. **手术治疗** 手术治疗包括甲状腺本身的切除及颈淋巴结的清扫。甲状腺手术切除范围目前仍有分歧,范围最小的为腺叶加峡部切除,最大至甲状腺全部切除。疗效与肿瘤的病理类型有关,并根据病情及病理类型决定是否加行颈部淋巴结清扫术或放射性碘治疗。

2. **内分泌治疗** 甲状腺癌做次全切除或全切除者终身服用甲状腺片,抑制TSH。剂量以保持TSH低水平但不引起甲亢为原则。

3. 放射性核素治疗 术后^{131}I治疗适用于45岁以上乳头状腺癌、滤泡状腺癌、多发性病灶、局部浸润性肿瘤及存在远处转移者。

4. 放射外照射治疗 主要用于未分化型甲状腺癌。

【常见护理诊断/问题】

1. 恐惧 与颈部肿块性质不明、担心手术及预后有关。

2. 清理呼吸道无效 与咽喉部及气管受刺激、分泌物增多及切口疼痛有关。

3. 潜在并发症 呼吸困难和窒息、喉返神经损伤、喉上神经损伤或手足抽搐等。

【护理措施】

1. 术前护理

(1)心理护理：加强沟通，告知病人甲状腺癌的有关知识，说明手术的必要性、手术的方法、术后恢复过程及预后情况，消除其顾虑和恐惧。

(2)术前准备：配合医师完成术前检查及准备。指导病人练习术时体位，必要时，剃除其耳后毛发，以便行颈淋巴结清扫术。术前晚遵医嘱予以镇静安眠类药物，使其身心处于接受手术的最佳状态。

2. 术后护理

(1)体位：回病室后，取平卧位；麻醉清醒、血压平稳后，改半坐卧位，利于呼吸和引流。若有颈部引流管，予以正确连接负压引流装置，切口局部冰袋冷敷24小时。

(2)饮食：病情平稳或麻醉清醒后，给少量饮水。若无不适，鼓励进食或经吸管吸入便于吞咽的温凉流质饮食，克服吞咽不适的困难，逐步过渡为半流质饮食及软食，禁忌过热饮食。

(3)病情观察：严密监测生命体征，注意有无并发症发生。了解病人的呼吸、发音和吞咽情况，保持呼吸道通畅，预防肺部并发症，判断有无呼吸困难、声音嘶哑、音调降低、误咽、呛咳、手足抽搐等。妥善固定颈部引流管，保持引流通畅，观察并记录引流液的量、颜色及性状；及时发现创面渗血情况，估计渗血量，予以更换敷料。

(4)备气管切开包：甲状腺手术，尤其行颈部淋巴结清扫术者，床旁必须备气管切开包。肿块较大、长期压迫气管的病人，术后可能出现气管软化塌陷而引起窒息，或因术后出血引流不畅而淤积颈部，局部迅速肿胀，病人呼吸困难，均需立即配合医生行气管切开及床旁抢救或拆除切口缝线，清除血肿。

【健康指导】

(1)功能锻炼：术后卧床期间鼓励病人床上活动，促进血液循环和切口愈合。头颈部在制动一段时间后，可开始逐步练习活动，促进颈部功能恢复。颈淋巴结清扫术者，斜方肌不同程度受损，故切口愈合后应开始肩关节和颈部的功能锻炼，随时注意保持患肢高于健侧，以防肩下垂。颈部功能锻炼方法：第一步颈部首先置于正中位；第二步颈向前弯，使下颌贴于胸前；第三步颈部向左右两方转望；第四步颈部向左右下侧，使耳贴近肩部。以上动作重复10次，可预防瘢痕收缩，减轻颈部肌肉劳累，增加舒适感。功能锻炼应至少持续至出院后3个月。

(2)心理调适：不同病理类型的甲状腺癌预后有明显差异，指导病人调整心态，积极配合后续治疗。

(3)后续治疗：指导甲状腺全切除者遵医嘱坚持服用甲状腺素制剂，抑制促甲状腺激素的分泌，预防肿瘤复发。术后遵医嘱按时行放疗等。

(4)定期复诊：教会病人自行检查颈部。出院后定期复诊，检查颈部、肺部及甲状腺功能等。若发现结节、肿块及时就诊。

第三章 乳房疾病的护理

第一节 急性乳腺炎

急性乳腺炎是乳房的急性化脓性感染。多发生在产后哺乳期妇女,以初产妇最为常见,好发生在产后 3~4 周。致病菌主要为金黄色葡萄球菌,少数为链球菌。

【病因与发病机制】

除因病人产后抵抗力降低以外,还与下列因素有关。

1. 乳汁淤积 引起乳汁淤积的主要原因:①乳头发育不良(过小或凹陷)妨碍哺乳;②乳汁过多或婴儿吸乳少时不能完全排空;③乳管不通(脱落上皮或衣服纤维堵塞),影响乳汁排出。

2. 细菌入侵 主要为金黄色葡萄球菌,少数为链球菌,来自婴儿口腔炎、母亲乳头或周围皮肤,当乳头破损,细菌则沿淋巴管入侵。

【临床表现】

1. 局部表现 初期患侧乳房肿胀疼痛,压痛性肿块,局部皮肤可有红、肿、发热,病情发展时症状可加重,并有脓肿形成,一般在局部症状红肿热痛 3 天以后出现。浅部脓肿可有波动感和疼痛,局部皮肤表面有脱屑,腋窝淋巴结肿大、疼痛。

2. 全身表现 寒战、高热、心率加快,食欲不振,全身不适,白细胞上升。

【治疗要点】

控制感染、排空乳汁。脓肿形成前以抗菌药治疗为主,脓肿形成后,需及时切开引流。

1. 非手术处理

(1) 一般处理:①患乳停止哺乳,尽量定时排空乳房内乳汁,消除乳汁淤积。②局部外敷,用 25% $MgSO_4$ 溶液湿敷,或采用中药蒲公英外敷,或用物理疗法促进炎症的吸收。

(2) 全身抗菌药治疗:原则为早期、足量应用抗生素。针对革兰阳性球菌有效的药物,如青霉素、头孢菌素等。或根据脓液的细菌培养和药敏试验结果选用。由于抗菌药可被分泌至乳汁,故应避免使用对婴儿有不良影响的抗菌药,如四环素、氨基糖苷类、磺胺类和甲硝唑。

(3) 终止乳汁分泌:感染严重、脓肿切开引流后或出现乳瘘时(切口常出现乳汁)需回乳。常用方法:①口服溴隐亭 1.25mg,每日 2 次,服用 7~14 天;或己烯雌酚 1~2mg,每日 3 次,2~3 天。②肌内注射苯甲酸雌二醇,每次 2mg,每日 1 次,至乳汁分泌停止。③中药炒麦芽,每日 60mg,分 2 次煎服或芒硝外敷。

2. 手术处理 脓肿形成后切开引流。于波动最明显处先穿刺抽吸取得脓液后,于该处切开放置皮片引流。脓肿切开引流时应注意:①切口一般呈放射状,避免损伤乳管引起乳瘘;乳晕部脓肿可沿乳晕边缘做弧形切口;乳房深部较大或乳房后脓肿,可沿乳房下缘做弧形切口。②分离多房脓肿的房间隔膜以利引流。③为保证引流通畅,引流条应放在脓腔最低部位,必要时另加切口做对口引流。

【常见护理诊断/问题】

1. 疼痛 与乳汁淤积和乳房急性炎症、使乳房压力显著增加有关。表现为患乳胀痛或波动性疼痛。

2. 体温过高 与乳腺急性化脓性感染有关。

3. 知识缺乏 不了解乳房保健和正确哺乳的知识。表现为不注意哺乳卫生、乳汁排空不畅等。

4. 潜在并发症 乳瘘等。

【护理措施】

1. 局部处理

(1)患乳暂停哺乳:定时用吸乳器吸空乳汁,防止乳汁淤积。

(2)促进局部血液循环:用宽松的胸罩托起两侧乳房,以减轻疼痛、促进血液循环。

(3)炎症发生后应注意:①用乳罩托起肿大的乳房以减轻疼痛。②消除乳汁淤积可用吸乳器,或用手、梳子背沿乳管方向加压按摩,使乳管通畅。③局部热敷:每次20~30分钟,每天3~4次,促进血液循环,利于炎症消散。

2. 休息与营养 注意休息、适当运动、劳逸结合。给予高蛋白、高维生素、低脂肪食物,保证足量水分摄入。

3. 遵医嘱 应用抗菌药物。

4. 对症处理 高热者予以物理降温,必要时遵医嘱应用解热镇痛药物;脓肿切开引流后,保持引流通畅,定时更换切口敷料。

5. 病情观察 定时测体温、脉搏、呼吸,监测白细胞计数及分类变化,必要时做血培养及药物敏感试验。

【健康指导】

(1)保持乳头和乳晕清洁:妊娠期用肥皂及温水清洗乳头,妊娠后期每天清洗一次;每次哺乳前后亦需清洁乳头,保持局部干燥和洁净。

(2)纠正乳头内陷:乳头内陷者应于妊娠期每天挤捏、提拉乳头。

(3)养成良好的哺乳习惯:定时哺乳,每次哺乳时让婴儿吸净乳汁,如有淤积及时用吸乳器或手法按摩排出乳汁;培养婴儿不含乳头睡眠的习惯;注意婴儿口腔卫生,及时治疗婴儿口腔炎症。

第二节 乳腺囊性增生病

乳腺囊性增生病也称慢性囊性乳腺病,是妇女常见的乳腺疾病,好发于30~50岁的女性,为女性的乳腺组织的良性增生。

【病因与发病机制】

发病原因与卵巢功能失调有关。雌激素水平相对过高,黄体素分泌减少,两者比例失调导致本病的发生。组织学的变化主要是乳管囊性扩张,可形成大小不等的囊肿,其内上皮增生呈乳头状,有的破裂出血形成血性、棕色或黄绿色液体,表现为乳头溢液。乳管周围也有不同程度的纤维增生。

【临床表现】

周期性乳房胀痛和肿块。本病病程较长,发展缓慢。

1. 乳房疼痛 主要的表现是乳房胀痛和肿块。特点是部分病人症状具有周期性,疼痛与月经周期有关,月经来潮前疼痛加重,月经来潮后减轻或消失,有时整个月经周期都有疼痛。

2. 乳房肿块 触诊发现一侧或双侧乳房有弥漫性增厚,可局限于乳房的一部分,也可分散于整个乳房,肿块呈颗粒状、结节状或片状,大小不一,质韧而不硬,增厚区与周围乳房组织分界不明显。

3. 乳头溢液 少数病人有乳头溢液,呈黄绿色或血性。

【治疗要点】

主要是观察、随访和对症治疗。

1. 非手术治疗 主要是观察和药物治疗,以减轻疼痛为主。观察期间可用中医中药调理,或口服乳康片、乳康宁等,也可服中药逍遥散 3~9g,每日 3 次,结合服用维生素 E 50mg,每日 3 次,能起到缓解疼痛的作用。抗雌激素治疗仅在症状严重时采用,可口服他莫昔芬。由于本病有恶变可能,应嘱病人每隔 2~3 个月到医院复查,有对侧乳房癌或有乳房癌家族史者应密切随访。

2. 手术治疗 若肿块周围乳腺组织局灶性增生较为明显、形成孤立肿块或 B 超、钼靶 X 线摄片发现局部有沙粒样钙化灶者,应尽早手术切除肿块并做病理学检查。

【常见护理诊断/问题】

疼痛:与内分泌失调致乳腺实质过度增生有关。

【护理措施】

1. 减轻疼痛

(1)心理护理:解释疼痛发生的原因,消除病人的思想顾虑,保持心情舒畅。

(2)用宽松乳罩托起乳房。

(3)按医嘱服用中药调理或其他对症治疗药物。

2. 定期复查 可乳房自我检查,以便及时发现恶性病变。

第三节 乳房良性肿瘤

临床常见的乳房良性肿瘤为乳房纤维腺瘤和乳管内乳头状瘤。

一、乳房纤维腺瘤

乳房纤维腺瘤是女性常见的乳房良性肿瘤,多见于 30 岁以下,以 18~25 岁发病最多。

【病因与发病机制】

一般认为与雌激素水平过高有关。多见于性功能旺盛时期的年轻女性。

【临床表现】

主要表现为乳房肿块。特点为:①除肿块外,病人常无自觉症状,一般增大较慢,但妊娠及哺乳期间因受雌激素刺激可迅速增大。②肿块好发于外上象限,多为单发(75%),少数多发。③肿块质地坚韧有弹性,有包膜,边界清楚、光滑,活动度大,易推动。④无压痛,也无腋窝淋巴结肿大。⑤与月经无关。

【治疗要点】

虽然是良性肿瘤,但有恶变可能,故应早期手术切除,并行病理检查,以明确有无恶变。

【常见护理诊断/问题】

知识缺乏:缺乏乳房纤维腺瘤诊治的相关知识。

【护理措施】

(1)告之病人乳房纤维腺瘤的病因及治疗方法。

(2)行肿瘤切除术后,嘱病人保持切口敷料清洁干燥。

(3)暂不手术者应密切观察肿块的变化,明显增大者应及时到医院诊治。

二、乳管内乳头状瘤

乳管内乳头状瘤(又称囊性乳头状瘤)多发生于20~60岁的女性,以40~50岁居多,75%发生在大乳管近乳头的膨大部位(壶腹部),瘤体很小,且有很多壁薄的血管,容易出血。乳管内乳头状瘤属良性,但有恶变的可能,恶变率为6%~8%。

【临床表现】

乳头血性溢液为主要临床特点,溢液为鲜血、血清样或浆液。肿块不明显,有时乳晕区可扪及较小肿块,轻压此肿块,常可见乳头溢出血性液。

【治疗要点】

病例有恶变可能,应尽快手术切除,肿块切除或单纯乳房切除。术中快速冰冻病理检查。

【常见护理诊断/问题】

焦虑:与乳头溢液、缺乏乳管内乳头状瘤诊治的相关知识有关。

【护理措施】

(1)告之病人乳头溢液的病因、手术治疗的必要性,解除病人的思想顾虑。

(2)术后保持切口敷料的清洁干燥,按时回医院换药。

(3)定期回医院复查。

第四节 乳 房 癌

乳房癌是女性最常见的恶性肿瘤之一,仅次于子宫颈癌,在我国占全身恶性肿瘤的7%~10%,发病率达23/10万,且呈越来越多的趋势,有超过子宫颈癌的倾向。以40~60岁居多,但有年轻化趋势。男性乳房癌的发病率极低。

【病因与发病机制】

病因尚不清楚,通常认为的易患因素:

1. 性激素变化

性激素变化:①雌酮和雌二醇与乳房癌的发病直接相关。20岁以前本病少见,20岁以后迅速上升,以更年期(45~49岁)及60~64岁居多,更年期卵巢功能逐渐减退,以致垂体前叶功能增强,促使肾上腺皮质产生雌激素;②60~64岁,肾上腺皮质产生较多雄激素。激素变化使乳房腺体上皮细胞过度增生。

2. 内分泌因素 月经初潮早于12岁、绝经晚于50岁、未婚、未哺乳及35岁以上未生育者发病率高。

3. 遗传因素 乳房癌在某些特殊家庭内按显性遗传法则传递。一级亲属中有乳房癌病史者,发病危险性是普通人群的2~3倍。

4. 地区因素 欧美多,亚洲国家少。北美、北欧地区乳房癌的发病率为亚、非、拉美地区的4倍,而低发地区居民移居至高发地区后,第二、三代移民的乳房癌发病率逐渐上升,提示环境因素及生活方式与乳房癌的发病有一定关系。

5. 饮食习惯 营养过剩、肥胖、脂肪饮食可加强和延长雌激素对乳腺上皮细胞的刺激,从而增加发病机会。高脂饮食者发病多,肥胖者发病率高。

6. 癌前期病变 乳房良性疾病与乳房癌的关系尚有争论。多数认为,乳腺小叶的上皮高度增生或不典型增生,可能与乳房癌发病有关。如乳腺增生恶变。

7. 社会心理因素 许多研究表明乳房癌的发病与社会心理应激事件相关。国内女性乳房癌流行病学调查亦显示,女性乳房癌病人发病前15年应激负性生活事件频度和生活事件单位(life-event-unit,LEU)分值均较非肿瘤病人高,提示负性生活事件与乳房癌的发病有关系。

8. 其他因素 如放射线、致癌药物等。

【临床表现】

1. 早期表现 患侧乳房无痛性、单发小肿块,常无自觉症状,而于洗澡、更衣或查体时发现。肿块多位于外上象限,质硬、不光滑,与周围组织分界不清,不易推动。

2. 晚期表现 乳房癌发展至晚期可出现以下表现：

(1)肿块固定:癌肿侵入胸膜和胸肌时,固定于胸壁而不易推动。

(2)皮肤改变:周围组织或皮肤被肿块累及时,可使乳房外形改变,癌肿块侵入Cooper韧带后可使韧带收缩而失去弹性,导致皮肤凹陷(酒窝征);癌细胞阻塞于皮下、皮内淋巴管可引起局部淋巴水肿,由于皮肤在毛囊处与皮下组织连接紧密,毛囊处出现凹陷(橘皮征);晚期癌细胞浸润皮肤,皮肤表面出现多个坚硬小结,形成卫星结节;乳房癌晚期,癌细胞侵入背部、对侧胸壁,可限制呼吸,称铠甲胸;有时皮肤破溃形成溃疡呈菜花状。

(3)乳头改变:癌肿侵入乳管使之收缩将乳头牵向患侧,如外上象限癌肿使乳头抬高。乳头深部癌肿侵入乳管使乳头凹陷、乳头不对称。

(4)区域淋巴结肿大:常为患侧腋窝淋巴结肿大,淋巴结先为散在、数目少、质硬、无痛、可活动,以后数目增多、粘连成团,甚至与皮肤粘连。大量癌细胞堵塞腋窝淋巴管可致上肢淋巴水肿。胸骨旁淋巴结肿大,位置深,手术时才发现。晚期锁骨上淋巴结增大、变硬。少数对侧腋窝淋巴结转移。

(5)全身症状:晚期发生血液转移,出现相应症状。病人可有晚期恶性肿瘤表现。如肺转移时出现胸痛、咳嗽、气急;骨转移时出现腰背痛、病理性骨折(椎体、骨盆、股骨);肝转移时出现肝大、黄疸。

3. 特殊乳房癌表现

(1)炎性乳癌:少见,一般发生于年轻女性,尤其在妊娠及哺乳期,发展迅速,转移早,预后极差。表现为:乳房增大,皮肤红肿热痛,似急性炎症,触诊整个乳房肿大发硬,无明显局限性肿块。

(2)乳头湿疹样癌:少见,恶性程度低,发展慢。发生在乳头区大乳管内,后发展到乳头。表现为:乳头刺痒、灼痛,湿疹样变;乳头乳晕脱屑、糜烂、瘙痒;病变继续发展则乳头内陷、破损。淋巴转移出现晚。

【治疗要点】

以手术为主,辅以化学药物、放射、内分泌、生物等综合治疗。

1. 手术治疗 这是最根本的治疗方法。适应证为TNM分期的0、Ⅰ、Ⅱ期及部分Ⅲ期病人。已有远处转移、全身情况差、主要脏器有严重疾病不能耐受手术者属于手术禁忌。

(1)改良乳房癌根治术:切除整个乳房,一种是保留胸大肌,切除胸小肌和乳房,同时做腋窝淋巴结清扫;二是保留胸大肌、胸小肌。该术式适用于Ⅰ、Ⅱ期乳房癌病人。由于该术式保留了胸肌,术后外观效果好,目前已成为常用的手术方式。

(2)乳房癌根治术:切除乳房和癌肿周围至少5cm皮肤、乳房周围脂肪、胸大小肌和筋膜、腋窝、锁骨下脂肪组织及淋巴结。适用于局部晚期乳房癌,中、高位腋窝淋巴结转移或肿瘤浸润胸大、小肌的病人。

(3) **单纯乳房切除术**：切除整个乳房，包括腋尾部及胸大肌筋膜。适用于原位癌、微小癌及年迈体弱不宜做根治术或晚期乳房癌尚能局部切除者。

(4) **乳房癌扩大根治术**：根治术加 2~4 肋软骨及肋间肌加胸廓内动、静脉及周围淋巴结。该术式目前较少应用。

总体上，改良乳房癌根治术是当前比较适用的主要手术方式，有胸骨旁淋巴结转移时行扩大根治术；晚期乳房癌选择乳房癌姑息性切除。

2. 化学治疗 这是必要的全身性辅助治疗方式，可降低术后复发率和生存率。一般主张早期应用，治疗期为 6 个月。不同的化疗药物作用部位不同，常用 CMF 方案（环磷酸胺、甲氨蝶呤、5-氟尿嘧啶）、CAF 方案（环磷酰胺、阿霉素、5-氟尿嘧啶）、AC-MF 方案（阿霉素、环磷酰胺、甲氨蝶呤、5-氟尿嘧啶）、MFO 方案（丝裂霉素、5-氟尿嘧啶、长春新碱）等。主要化疗反应有呕吐、静脉炎、肝功能异常、骨髓抑制等。

3. 放射治疗 可在术前、术后采用。术前杀灭癌肿周围癌细胞，术后减少扩散及复发，可提高 5 年生存率。一般在术后 2~3 周，在锁骨上、胸骨旁及腋窝等区域进行放射。此外，骨转移灶及局部复发灶照射，可缓解症状。

放疗指征：

(1) 病理证实有腋中或腋上组淋巴结转移者。

(2) 阳性淋巴结占淋巴总数 1/2 以上或有 4 个以上淋巴结阳性者。

(3) 病理证实胸骨旁淋巴结阳性者。

(4) 原位癌灶位于乳腺中央或内侧并做根治术后，尤其是腋淋巴结阳性者。

4. 内分泌疗法

(1) **他莫昔芬**：是常用的药物，可降低乳房癌术后复发及转移，同时可减少对侧乳房癌的发病率；适用于雌激素受体、黄体酮受体阳性的绝经妇女。他莫昔芬的用量为每日 20mg，至少服用 3 年，一般为 5 年。该药的主要不良反应有潮热、恶心、呕吐、静脉血栓形成、眼部不良反应、阴道干燥或分泌物多。他莫昔芬的第二代药物是托瑞米芬（法乐通）。

(2) **芳香化酶抑制剂（如来曲唑等）**：能抑制肾上腺分泌的雄激素转变为雌激素过程中的芳香化环节，从而降低雌二醇，达到治疗乳房癌的目的。适用于受体阳性的绝经后妇女。

(3) **卵巢去势治疗**：包括药物、手术或放射去势，目前临床少用。

5. 生物治疗 近年来临床上推广应用的曲妥珠单抗注射液，系通过转基因技术，对 C-erB-2 过度表达的乳房癌病人有一定效果。

【常见护理诊断/问题】

1. 自我形象紊乱 与手术前担心乳房缺失、术后乳房切除影响自我形象与婚姻质量有关。

2. 有组织完整性受损的危险 与留置引流管、患侧上肢淋巴引流不畅、头静脉被结扎、腋静脉栓塞或感染有关。

3. 知识缺乏 缺乏有关术后患肢功能锻炼的知识。

【护理措施】

1. 正确对待手术引起的自我形象改变

(1) 做好病人的心理护理：护理人员应有针对性地进行心理护理，多了解和关心病人，向病人和家属耐心解释手术的必要性和重要性，鼓励病人表述手术创伤对自己今后角色的影响，介绍病人与曾接受过类似手术且已经痊愈的病人联系，通过成功者的现身说法帮助病人度过心理调适期,使之相信一侧乳房切除将不影响正常的家庭生活、工作和社交;告知病人今后行乳房重建的可能,鼓励其树立战胜疾病的信心、以良好的心态面对疾病和治疗。

(2)取得其丈夫的理解和支持:对已婚病人,应同时对其丈夫进行心理辅导,鼓励夫妻双方坦诚相待,让丈夫认识手术的必要性和重要性及手术对病人的影响,取得丈夫的理解、支持和关心,并能接受妻子手术后身体形象的改变。

2. 术前护理 术前严格备皮,对手术范围大、需要植皮的病人,除常规备皮外,同时做好供皮区(如腹部或同侧大腿)的皮肤准备。乳房皮肤溃疡者,术前每天换药至创面好转,乳头凹陷者应清洁局部。术前需告诉病人摘下戒指、手镯,勿涂带颜色的指甲油、口红。

3. 术后护理

(1)体位:术后麻醉清醒、血压平稳后取半卧位,患肢内收位。

(2)病情观察:密切观察生命体征,观察切口敷料渗血、渗液情况,并予以记录。乳房癌扩大根治术病人注意呼吸,及时发现气胸(胸闷、呼吸困难),鼓励病人深呼吸防止肺部并发症。

(3)加强伤口护理:①注意伤口敷料情况,用胸带加压包扎,使皮瓣与胸壁贴合紧密,注意松紧度(注意患侧手臂血液循环情况),松紧度以能容纳一手指、能维持正常血运、不影响病人呼吸为宜。②观察皮瓣颜色及创面愈合情况,正常皮瓣的温度较健侧略低,颜色红润,并与胸壁紧贴,若皮瓣颜色暗红,则提示血液循环欠佳,有可能坏死,应报告医生及时处理。③观察患侧上肢远端血液循环情况,若手指发麻、皮肤发绀、皮温下降、脉搏扪不清,提示腋窝部血管受压,应及时调整绷带的松紧度。④绷带加压包扎一般维持7~10日,包扎期间告知病人不能自行松解绷带,瘙痒时不能将手指伸入敷料下搔抓。若绷带松脱,应及时重新加压包扎。

(4)维持有效引流:注意负压引流管,连接固定,保持通畅及有效负压。注意引流的量、颜色,注意有无出血。

1)保持有效的负压吸引:负压吸引的压力大小要适宜。若负压过高可致引流管瘪陷,致引流不畅;过低则不能达到有效引流的目的,易致皮下积液、积血。若引流管外形无改变,但未闻及负压抽吸声,应观察连接管是否紧密,压力调节是否适当。

2)妥善固定引流管,防止受压和扭曲:引流过程中若有局部积液、皮瓣不能紧贴胸壁且有波动感,应报告医师,及时处理。

3)观察引流液的颜色和量:术后1~2日,每日引流血性液50~200ml,以后颜色及量逐渐变淡、减少。

4)拔管:术后4~5日,每日引流液转为淡黄色、量少于10~15ml、创面与皮肤紧贴,手指按压伤口周围皮肤无空虚感,即可考虑拔管。若拔管后仍有皮下积液,可在严格消毒后抽液并局部加压包扎。

5)预防患侧上肢肿胀:患侧上肢肿胀系患侧腋窝淋巴结切除、头静脉被结扎、腋静脉栓塞、局部积液或感染等因素导致上肢淋巴回流障碍所致。

护理应注意不可在患肢量血压、注射及抽血;患肢负重不宜过大,不使用强力洗涤剂,不宜戴首饰或手表;抬高、按摩、适当活动患肢,或使用弹力绷带,以利于回流;出现水肿时,可适当限制钠的摄入,应用利尿剂,有助于淋巴循环,减轻淋巴水肿。保护患肢,避免意外伤害。

(5)防止皮肤干燥、脱屑:建议采用护肤霜,因淋巴管阻塞使局部皮肤感觉迟钝、角化增生,皮肤干燥粗糙。

(6)指导病人做患肢功能锻炼:由于手术切除了胸部肌肉、筋膜和皮肤,使患侧肩关节活动明显受限。随时间推移,肩关节挛缩可导致冰冻肩。术后加强肩关节活动可增强肌肉力量、松解和预防粘连,最大限度地恢复肩关节的活动范围。为减少和避免术后残疾,鼓励和协助病人早期开始患侧上肢的功能锻炼。

1) 术后 24 小时内:活动手指及腕部,可做伸指、握拳、屈腕等锻炼。

2) 术后 1~3 日:进行上肢肌肉的等长收缩,利用肌肉泵作用促进血液、淋巴回流;可利用健侧上肢或他人协助患侧上肢进行屈肘、伸臂等锻炼,逐渐过渡到肩关节的小范围前屈、后伸运动(前屈小于 30°,后伸小于 15°)。

3) 术后 4~7 日:病人可坐起,鼓励病人用患侧手洗脸、刷牙、进食等,并做以患侧手触摸对侧肩部及同侧耳朵的锻炼。

4) 术后 1~2 周:术后 1 周皮瓣基本愈合,开始做肩关节活动,以肩部为中心,前后摆臂。术后 10 日左右皮瓣与胸壁黏附已较牢固,循序渐进地做抬高患侧上肢(将患侧的肘关节伸屈、手掌置于对侧肩部,直至患侧肘关节与肩平)、手指爬墙(每天标记高度,逐渐递增幅度,直至患侧手指能高举过头)、梳头(以患侧手越过头顶梳对侧头发、扪对侧耳朵)等的锻炼。指导病人做患肢功能锻炼时应注意锻炼的内容和活动量应根据病人的实际情况而定,一般每日 3~4 次,每次 20~30 分钟为宜;应循序渐进,功能锻炼的内容应逐渐增加;术后 7~10 日内不外展肩关节,不要以患侧肢体支撑身体,以防止皮瓣移动而影响创面愈合。

【健康指导】

1. 活动 术后近期避免用患侧上肢搬动、提取重物,继续行功能锻炼。

2. 避孕 术后 5 年内应避免妊娠,以免促使乳房癌复发。

3. 放疗或化疗 放疗期间应注意保护皮肤,如出现放射性皮炎时及时就诊。化疗期间定期做肝、肾功能检查,每次化疗前 1 天或当天查血白细胞计数,化疗后 5~7 日复查血白细胞计数,若白细胞$<3\times10^9$/L,需及时就诊。放疗、化疗期间因抵抗力低,应少到公共场所,以减少感染机会;加强营养,多食高蛋白、高维生素、高热量、低脂肪的食物,增强机体的抵抗力。

4. 义乳或假体 提供病人改善自我形象的方法。

(1) 介绍假体的作用和应用。

(2) 出院时暂佩戴无重量的义乳(有重量的义乳在愈合后佩戴),乳房硕大者,为保持体态匀称,待伤口一期愈合后即可佩戴有重量的义乳。

(3) 避免衣着过度紧身。

(4) 根治术后 3 个月可行乳房再造术,假体植入禁止用于肿瘤转移或乳腺炎者。

5. 乳房自我检查 20 岁以上的女性应每月自我检查一次,宜在月经干净后 5~7 日进行;绝经后妇女宜在每月固定时间到医院体检;40 岁以上的妇女、乳房癌术后的病人每年行钼靶 X 线摄片检查,以便早期发现乳房癌或乳房癌复发征象。乳房癌病人的姐妹和女儿属发生乳房癌的高危人群,更要高度警惕。乳房自查方法包括:

(1) 视诊:站在镜前以各种姿势(两臂放松垂于身体两侧、向前弯腰或双手上举置于头后),观察双侧乳房的大小和外形是否对称;有无局限性隆起、凹陷或皮肤橘皮样改变;有无乳头回缩或抬高。

(2) 触诊:仰卧位,肩下垫薄枕,被查侧的手臂枕于头下,使乳房完全平铺于胸壁。双侧手指并拢平放于乳房,从乳房外上象限开始检查,依次为外上、外下、内下、内上象限,然后检查乳头、乳晕,最后检查腋窝注意有无肿块,乳头有无溢液。若发现肿块和乳头溢液,应及时到医院做进一步检查。

第四章 肺癌的护理

肺癌大多数起源于支气管黏膜上皮,亦称支气管癌。近50年来许多国家都报道肺癌的发病率明显增高,在男性癌瘤病人中,肺癌已居首位。肺癌的病因至今尚不完全明确,大量资料表明,长期大量吸纸烟是肺癌的一个重要致病因素。多年吸纸烟每日40支以上者,肺鳞癌和未分化癌的发病率比不吸烟者高4~10倍,城市居民肺癌的发病率比农村高,这可能与大气污染和烟尘中含有致癌物质有关。目前,肺癌是我国发病率增长最快的恶性肿瘤之一,在欧美某些国家和我国大城市中,发病率已跃居男性各种肿瘤的首位。肺癌病人以男性居多,男女之比为(3~5):1,目前女性肺癌的发病率增长要快于男性。发病年龄多在40岁以上。

【病因与发病机制】

肺癌的确切病因至今尚未完全清楚。认为下列因素与肺癌的发生有密切关系。

1. 吸烟 各国的大量调查资料都说明肺癌的病因与吸纸烟关系极为密切。肺癌发病率的增长与纸烟销售量增多呈平行关系。纸烟中含有苯并芘等多种致癌物质。实验动物吸入纸烟烟雾或涂抹焦油可诱发呼吸道和皮肤肿瘤。有吸烟习惯者肺癌发病率比不吸烟者高10倍,吸烟量大者发病率更高,比不吸烟者高20倍。临床确诊的肺癌病例中,每日吸纸烟20支以上,历时30年以上者,约占80%以上。长期吸烟可引致支气管黏膜上皮细胞增生,鳞状上皮化生,诱发鳞状上皮癌或未分化小细胞癌。无吸烟嗜好者,虽然也可患肺癌,但腺癌较为常见。

2. 大气污染 工业发达国家肺癌的发病率高,城市比农村高,厂矿区比居住区高,主要原因是工业和交通发达地区,石油、煤和内燃机等燃烧后和沥青公路尘埃产生的含有苯并芘致癌烃等有害物质污染大气有关。调查材料说明大气中苯并芘浓度高的地区,肺癌的发病率也增高。大气污染与吸纸烟对肺癌的发病率可能互相促进,起协同作用。

3. 职业因素 20世纪30年代文献上就有欧洲Schneeberg矿区肺癌发病率高的报道。经过多年的研究,认为长期接触铀、镭等放射性物质及其衍化物、致癌性碳氢化合物、砷、铬、镍、铜、锡、铁、煤焦油、沥青、石油、石棉、芥子气等物质,均可诱发肺癌,主要是鳞癌和未分化小细胞癌。

4. 肺部慢性疾病 如肺结核、矽肺、尘肺等可与肺癌并存。这些病例癌肿的发病率高于正常人。此外肺支气管慢性炎症及肺纤维瘢痕病变,在愈合过程中可能引起鳞状上皮化生或增生,在此基础上,部分病例可发展成为癌肿。

5. 人体内在因素 如家族遗传,以及免疫功能降低,代谢活动、内分泌功能失调等也可能对肺癌的发病起一定的促进作用。

【临床表现】

肺癌的症状与癌肿的部位、大小、是否压迫和侵犯邻近器官及有无转移等情况有关。

1. 肺癌的早期表现 早期肺癌特别是周围型肺癌往往无任何症状,大多在胸部X线检查时发现。癌肿在较大的支气管内长大后,常出现刺激性咳嗽,极易误诊为伤风感冒。当癌肿继续长大影响引流,继发肺部感染时,可以有脓性痰液,痰量也较前增多。另一常见症状是血痰,通常为痰中带血点、血丝或继续地少量咯血;大量咯血则很少见。有的肺癌病人,由于肿瘤造成较大的支气管不同程度的阻塞,可以在临床上出现胸闷、哮鸣、气促、发热和胸痛等症状。

2. 肺癌的晚期表现 肺癌晚期压迫侵犯邻近器官组织或发生远处转移时,可以产生下列症状:

(1)压迫或侵犯喉返神经,引起声带麻痹、声音嘶哑。

(2)压迫上腔静脉,引起面部、颈部、上肢和上胸部静脉怒张,组织水肿,上肢静脉压升高。

(3)上叶顶部肺癌,可侵入和压迫位于胸廓上口的器官组织。如第1肋骨、锁骨下动静脉、臂丛神经、颈交感神经等,产生剧烈胸痛,上肢静脉怒张、水肿、臂痛和上肢运动障碍,同侧上眼睑下垂、瞳孔缩小、眼球内陷、面部无汗等颈交感神经综合征。

(4)侵犯胸膜,可引起胸膜腔积液,往往为血性。大量积液可以引起气促。此外,癌肿侵犯胸膜及胸壁,可以引起持续剧烈的胸痛。

(5)癌肿侵入纵隔,压迫食管,可引起吞咽困难。

(6)压迫或侵犯膈神经,引起同侧膈肌麻痹。

少数病人由于癌肿产生内分泌物质,出现肺部以外非转移性症状,如骨关节综合征、库欣综合征、重症肌无力及男性乳腺增大等。这些症状在切除肺癌后可能消失。

【诊断要点】

(1)早期症状不明显,随着病程进展,可出现咳嗽、血痰、胸痛、发热、气促等症状。

(2)晚期病人出现神疲乏力,进行性消瘦和肿瘤压迫周围组织而产生的相应症状,如喉返神经受压出现声音嘶哑等。

(3)胸部透视及摄片,可见多变的圆形阴影及肺炎、肺不张、胸腔积液等。胸部X线片、CT及MRI检查,可了解肿瘤的大小与肺叶、肺段、支气管的关系。必要时可进行支气管碘油造影。

(4)反复查痰中癌细胞,可获阳性结果,有确诊价值。

(5)支气管镜检查,可直接观察病变情况,同时可取活组织病理检查及取支气管分泌物涂片查癌细胞。

(6)肺穿刺定位准确者,穿刺物涂片检查一般可获得阳性结果,有确诊价值。

(7)浅表淋巴结穿刺或活检,当肺部病变尚待证实的肺癌或伴有上纵隔增宽时,可做颈部、锁骨上可扪及的淋巴结、皮下可疑肿块及其他部位可疑癌性淋巴结穿刺抽吸细胞检查或摘取活检,以取得病理组织学的确诊。

【治疗要点】

治疗方法主要有3种:手术疗法、放射疗法和化学疗法。肺癌的治疗应以手术治疗或争取手术治疗为主导,依据不同期别、病理组织类型,酌加放射治疗、化学治疗和免疫治疗的综合治疗。而小细胞肺癌的治疗指征,方案有待临床实践不断修正完善。

1. 手术疗法 适于肺癌病灶较小,局限在支气管肺内,即现远处转移者一般需切除病变所在的肺叶或整个一侧肺及其局部区域的淋巴结。

(1)手术适应证:①无远处转移者,包括实质脏器,如肝、脑、肾上腺、骨骼、胸腔外淋巴结等;②癌组织未向胸内邻近脏器或组织侵犯扩散者,如主动脉、上腔静脉、食管和癌性胸腔积液等；③无喉返神经、膈神经麻痹；④无严重心肺功能低下或近期内心绞痛发作者；⑤无重症肝、肾疾患及严重糖尿病者。

(2) 手术禁忌证：①年迈体衰，心、肺功能欠佳者；②小细胞肺癌除Ⅰ期外，宜先行化疗或放疗后再确定能否手术治疗；③X 线所见除原发灶外，纵隔亦有几处可疑转移者。

(3) 肺癌术式的选择

1) 局部切除术：指楔形癌块切除和肺段切除，即对于体积很小的原发癌，年老体弱肺功能差或癌分化好，恶性度较低者等，均可考虑做肺局部切除术。

2) 肺叶切除术：对于孤立性周围型肺癌局限于一个肺叶内，无明显淋巴结肿大，可行肺叶切除术。若癌瘤累及两叶或中间支气管，可行上、中叶或下、中叶两叶肺切除。

3) 袖状肺叶切除和楔形袖状肺叶切除术：这种术式多应用于右肺上、中叶肺癌，如癌瘤位于叶支气管，且累及叶支气管开口者，可行袖状肺叶切除；如未累及叶支气管开口，可行楔形袖状肺叶切除。

4) 全肺切除术（一般尽量不做右全肺切除）：凡病变广泛，用上述方法不能切除病灶时，可慎重考虑行全肺切除术。

5) 隆突切除和重建术：癌瘤超过主支气管累及隆突或气管侧壁但未超过 2cm 时：①可做隆突切除重建术或袖式全肺切除术；②若还保留一叶肺时，则力争保留，术式可根据当时情况而定。

2. 放射疗法 这是消灭局部肺癌病灶的一种手段，主要用于手术后残留病灶的处理或配合化疗，晚期病例放疗可减轻局部症状。放疗对小细胞癌最佳，鳞状细胞癌次之，腺癌最差。放疗的适应证根据治疗的目的分为根治治疗、姑息治疗、术前放疗、术后放疗及腔内放疗等。

3. 化学疗法 对于分化程度低的肺癌，特别是小细胞癌，疗效较好。对晚期肺癌可减轻症状及延缓病情进展。目前，对肺癌多采用手术与放疗或化疗结合的综合疗法。

【常见护理诊断/问题】

1. 气体交换受损 与肺不张、切除肺组织、胸腔积液有关。

2. 清理呼吸道无效 与术后疼痛、痰液黏稠不易咳出有关。

3. 心排血量减少 与心功能不全或出血有关。

4. 焦虑 与久咳不愈、咯血及担心预后有关。

5. 疼痛 与手术、癌症晚期有关。

6. 潜在并发症 肺不张、急性肺水肿、心律失常。

7. 知识缺乏 缺乏肺癌治疗、护理、康复知识。

【护理措施】

1. 术前护理

(1) 戒烟：病人术前应戒烟，咳痰量多者记录痰量。

(2) 用药护理：伴有慢性支气管炎、肺内感染、肺气肿的病人，结合痰液及咽部分泌物细菌培养，应用抗生素、支气管扩张剂、祛痰剂等药物。

(3) 稳定情绪：随时观察病人的情绪变化，多与病人交流，给予发问的机会和心理上的支持，以减轻焦虑情绪和对手术的担心。

(4) 腹式呼吸与有效咳嗽训练

1) 腹式呼吸是以膈肌运动为主的呼吸。病人采用鼻吸气，吸气时将腹部向外膨起，屏气1~2秒,以使肺泡张开,呼气时让气体从口中慢慢呼出。开始训练时,护理人员可同病人一起练习。护士将双手放在腹部肋弓之下,病人吸气时将双手顶起,呼气时双手轻轻施加压力,使膈肌尽量上升。以后让病人自己练习,并逐渐除去手的辅助作用。术前每天均应坚持训练数次。

2)咳嗽训练时,病人尽可能坐直,进行深而慢的腹式呼吸,咳嗽时口型呈半开状态,吸氧后,屏气3~5秒后用力从肺部深处咳嗽,不要从口腔后面或咽喉部咳嗽,用两次短而有力的咳嗽将痰咳出。对术后胸痛、呼吸肌疲劳的病人,可先轻轻地进行肺深处咳嗽,将痰引至大气管时,再用力咳出。咳嗽后要休息片刻以恢复体力。

2. 术后护理

(1)安排合适体位:麻醉清醒、血压平稳后改为半卧位,肺叶切除病人可取侧卧位,一侧全肺切除病人,避免完全侧卧,以防止纵隔移位压迫健侧肺,可采取1/4侧卧位。

(2)观察生命体征:术后密切检测血压、心率、呼吸等变化,注意有无血容量不足和心功能不全的发生。

(3)呼吸道护理

1)术后带气管插管返回病房的病人,应严密观察导管的位置,防止滑出或移向一侧支气管,造成通气量不足。观察呼吸深度、频率、动脉血氧饱和度的变化。

2)对于术前心肺功能差、术后动脉血氧饱和度过低者,术后早期可短时间使用呼吸机辅助呼吸。通气时,应及时清除呼吸道分泌物。吸痰操作宜轻柔敏捷,每次吸痰不超过15秒,吸痰前吸氧浓度调至70%以上。

3)鼓励并协助病人深呼吸及咳嗽,每1~2小时叩背排痰1次。术后早期由护士协助完成,方法如下:①护士站在病人健侧,双手抱在伤口部位以支托固定胸部伤口。固定胸部时,手掌张开,手指并拢。指导病人先慢慢轻咳,再用力将痰咳出。②护士站在病人患侧,一手放在术侧肩膀上并向下压,另一手置于伤口下支托胸部协助。当病人咳嗽时,护士的头在病人身后,可保护自己避免被咳出的分泌物溅到。

4)雾化吸入疗法:痰液黏稠时可采用超声雾化吸入,在吸入液体中加入抗生素、激素效果更佳。

(4)胸腔闭式引流护理:定时观察胸腔闭式引流是否通畅,术后早期特别注意观察引流量。当病人翻身时,注意保护引流管避免牵拉、受压或外脱。

(5)术后上肢功能康复训练:适时早期活动可促进呼吸运动、防止肺不张和患侧肩关节僵硬及手臂挛缩。

(6)术后并发症预防及护理

1)肺不张与肺部感染:多发生于手术后48小时内,预防的主要措施是术后早期协助病人深呼吸、咳痰及床上运动,避免限制呼吸的胸廓固定和绑扎。发生肺不张或感染后,协助病人排痰,雾化吸入,或用支气管镜吸痰。

2)急性肺水肿:肺切除术后特别是伴有心、肾功能不全的病人,避免补液过快、过多,以减少急性肺水肿的发生。一旦出现急性肺水肿,应立即减慢输液速度,迅速采取利尿、强心等治疗措施。

3)心律失常:高龄、冠心病病人胸部手术后心律失常发生率较高,对这样的病人术后要及时去除并发心律失常的诱因,严重的心律失常应用抗心律失常的药物治疗。

3. 放射治疗肺部并发症的护理 照射量越大或照射体积越大,越容易产生放射性肺损伤。肺损伤早期为放射性肺炎阶段,后期为肺纤维化阶段。放射性肺损伤一旦发现,应减小剂量或停止照射,同时应用抗生素预防或控制肺内感染。对于有慢性阻塞性肺疾病、肺结核、肺尘病及肺功能障碍的肺癌病人,选择放射疗法应慎重。

4. 肺癌末期病人护理 肺癌末期病人可出现肺不张、大量胸腔积液、骨转移等,表现为胸闷、气短或持续性疼痛,此时,除给予相应的治疗及护理措施外,注意从细微方面改善病人的呼吸状况:①使病人获得一个身心安静、空气流通的环境;②减少衣服和被子的压迫;③限制病人过多谈话;④吸氧;⑤止痛。

【健康指导】

(1)术后需要化疗或放疗时,应使病人理解治疗意义,并按时接受治疗。

(2)出院返家后数星期内,活动量逐渐增加,以不出现心悸、气短、乏力等症状为标准。

(3)病人必须知道预防呼吸道感染的重要性。术后一段时间内避免出入公共场所或与上呼吸道感染者接触,避免与烟雾、化学刺激物接触,万一发生呼吸道感染,应尽早返院就医。了解吸烟的危害,鼓励戒烟。

(4)若出现伤口疼痛、剧烈咳嗽及咯血等症状时,应返院治疗。

第五章 食管癌的护理

食管癌是发生在食管上皮组织的恶性肿瘤,是引起食管阻塞最常见的原因之一。占所有恶性肿瘤的2%。全世界每年约有20万人死于食管癌,我国是食管癌高发区,因食管癌死亡者仅次于胃癌居第二位,发病年龄多在40岁以上,男性多于女性,但近年来40岁以下发病者有增长趋势。食管癌的发生与亚硝胺慢性刺激、炎症与创伤、遗传因素,以及饮水、粮食和蔬菜中的微量元素含量有关。但确切原因不甚明了,有待研究探讨。

【病因与发病机制】

食管癌的病因,目前尚不完全清楚,下列情况被认为是重要的致癌因素。

1. 亚硝胺类化合物和真菌毒素 现已知有近30种亚硝胺类化合物能诱发动物肿瘤。国内也已成功地应用甲苄亚硝胺、肌胺酸乙酯亚硝胺、甲戊、亚硝胺和二乙基亚胡胺等诱发大鼠的食管癌。我国调查发现,在高发区的粮食和饮水中,硝酸盐、亚硝酸盐和二级胺含量显著增高,且和食管癌和食管上皮重度增生的患病率呈正相关,这些物质在胃内易合成致癌物质亚硝胺。

2. 食管损伤、食管疾病以及食物的刺激作用 食管损伤及某些食管疾病可以促发食管癌。在腐蚀性食管灼伤和狭窄、食管贲门失弛缓症、食管憩室或反流性食管炎病人中,食管癌的发病率较一般人群为高。可能是由于食管内食物滞留而致的慢性炎症、溃疡等慢性刺激,引起食管上皮增生,最后导致癌变。流行病学调查发现,食管癌高发地区的居民有进食很烫的饮食、饮烈酒、吃大量胡椒、咀嚼槟榔或烟丝的习惯,这些食管黏膜的慢性理化刺激,均可引起局部上皮细胞增生。动物实验证明,弥漫性或局灶性上皮增生可能是食管癌的癌前期病变。

3. 某些微量元素缺乏 钼、铁、锌、氟、硒等在食物中含量偏低。摄入动物蛋白、新鲜蔬菜、水果不足和维生素A、维生素B_2、维生素C缺乏,是食管癌高发区居民饮食的共同特点。

4. 遗传因素 食管癌的发病常表现为家庭性聚集现象。在我国山西、山东、河南等省的调查发现,有阳性家族史者占1/4~1/2。在高发区内有阳性家族史的比例更高,其中父系最高,母系次之,旁系最低。

【临床表现】

1. 食管癌早期表现 目前发现,食管癌早期可以没有明显症状或仅表现为:

(1)轻微的或偶尔的食物下哽咽噎感,常有唾液增多,吞咽不适症状,主要是由于病变部位的炎性水肿导致病人在吞咽食物时食管痉挛,产生哽噎感,无须处理可自行消失,但这种症状往往会反复发作,且发作频率逐渐增加,程度日渐加重。

(2)进食时约1/2的食管癌病人在早期可出现胸骨后疼痛、胸后牵拉感、闷胀不适或剑突下及上腹部烧灼样疼痛,当进食刺激性较强的食物时症状加剧,此症状发作较短暂,往往可反复出现。

(3)与进食无关的食管内异物感,可感到食管内有类似米粒或蔬菜贴附于食壁,咽下去又吐不出来,此症状为进食时出现,进食后消失,与进食无关。即使不做吞咽动作也有异物感觉,异物感的部位与食管病变部位一致。这种症状往往与食管壁上的癌肿刺激深层神经有关。

(4)咽部干燥及颈部紧缩感,大约1/3的食管癌早期病人可有咽部干燥、咽食不利,有时伴有咽部轻微疼痛,可能与咽部炎症及食管病变引起的腺体分泌减少及食物收缩有关。

(5)进食时在食管行经的某一部位有食物停滞感。

(6)胸骨后闷胀不适感。

上述不适的感觉可以单独存在,也可以数种并存;可持续存在,也可间断发生。总之,这些表现既不明显又不严重,且大多时隐时现,不易引起病人甚至某些非专业医生的警惕,以致延误诊断和治疗,丧失完全康复的机会。若能在有以上感觉时就去就诊,便能抓住生存的机会。

2. 食管癌中晚期表现

(1)进行性吞咽困难:吞咽食物时有哽咽感。常有唾液增多、吞咽不适症状,一般能进普食,不影响健康,有时吞咽食物时有停滞感。症状发生常与病人情绪波动有关。

(2)病灶反射性疼痛:约半数病人咽下食物时胸骨后有轻微疼痛或闷胀不适,多在吞咽粗糙硬食、热食或具有刺激性食物时疼痛明显,进流质、温食疼痛较轻,咽下食物时疼痛,食后疼痛减轻或消失,疼痛呈进行性发展,后期疼痛呈持续性,食物咽下会立即吐出来。

(3)中期可有营养不良、消瘦症状,至晚期,营养不良加重,消瘦、脱水。出现肿瘤转移所引起的体征,如锁骨上淋巴结肿大,压迫上腔静脉,引起上腔静脉压迫综合征;肝转移引起黄疸、腹水等。

(4)食管癌的神经压迫症状:食管癌肿压迫喉返神经可出现声音嘶哑症状;侵犯膈神经亦引起呃逆或膈神经麻痹;压迫气管或支气管可出现气急和干咳;侵蚀主动脉则可产生致命性出血。

(5)病人体重减轻、贫血,最后呈现恶病质状态。

(6)食管癌晚期转移症状:由于晚期食管癌会出现扩散和转移,晚期食管癌的症状也包括转移和扩散后的症状。食管癌晚期经全身广泛转移出现相应症状及体征,出现黄疸、腹水、肝功能异常、呼吸困难、咳嗽、头痛、昏迷等,严重时可造成死亡。

【诊断要点】

1. 临床表现

(1)进行性吞咽困难是本病最典型的症状,表现为进食不顺或困难,一般为经常性,但时轻时重。至病灶侵及食管全周时,则常为进行性吞咽困难,甚至滴水不入。

(2)咽下疼痛,进食后出现吞咽困难的同时,可有胸骨后灼痛、钝痛,特别在摄入过热或酸性食物后为明显,片刻后自行缓解。

(3)食管反流多出现在晚期。

(4)消瘦、脱水、恶病质、声音嘶哑及食管癌穿孔引起的并发症均为晚期症状。

2. 实验室检查

(1)X线食管钡餐检查:食管黏膜紊乱、断裂,局部管腔狭窄或充盈缺损,食管管壁僵直,蠕动消失,或见软组织阴影。

(2)食管脱落细胞学检查:咽下困难的病人应列为常规检查,对早期诊断有重要意义,阳性率可达90%以上。

(3)食管镜及活组织病理检查:食管镜检查总是放在X线钡餐检查和食管脱落细胞学

检查之后仍不能定性或定位的时候方才进行。

(4)颈部淋巴结活检阳性。

凡年龄在 40 岁以上,出现进食后胸骨后停滞感或咽下困难者,应及时做相关检查。如果实验室检查三项中任何一项阳性即可明确诊断。

【治疗要点】

正常食管上皮细胞的增生周期在人体消化道中是最长的。食管基底细胞由重度增生到癌变的过程需要 1~2 年的时间;早期食管癌(细胞学检查发现癌细胞,而 X 线食管黏膜造影正常或仅有轻度病变)变成晚期浸润癌,通常需要 2~3 年,甚至更长时间;个别病例甚至可"带癌生存"达 6 年以上。因此,食管癌的早期治疗效果良好。即使是晚期,若治疗得当,也可向好的方面转化。一般对较早期病变宜采用手术治疗;对较晚期病变,且病变位于食管中、上段而高龄或有手术禁忌证者,则以放射治疗为佳。

1. 手术治疗 外科手术是治疗食管癌的首选方法。下段癌手术切除率在 90%,中段癌在 50%,上段癌手术切除率平均在 56.3%~92.9%。

手术的禁忌证:

(1)临床 X 线等检查证实食管病变广泛并累及邻近器官,如气管、肺、纵隔、主动脉等。

(2)有严重心肺或肝肾功能不全或恶病质不能耐受手术者。

除上述情况外,一经确诊,身体条件允许即应采取手术治疗。另外,根据病情可分姑息手术和根治手术两种。姑息手术主要对晚期不能根治或放疗后的病人,为解决进食困难而采用食管胃转流术、胃造瘘术、食管腔内置管术等。根治性手术根据病变部位和病人具体情况而定。原则上应切除食管大部分,食管切除范围至少应距肿瘤 5cm 以上。

2. 放射治疗 食管癌放射治疗包括根治性和姑息性两大类。颈段和上胸段食管癌手术的创伤大,并发症发生率高,而放疗损伤小,疗效优于手术,应以放疗为首选。凡病人全身状况尚可,能进半流质或顺利进流质饮食、胸段食管癌而无锁骨上淋巴结转移及远处转移、无气管侵犯、无食管穿孔和出血征象、病灶长度<7~8cm 而无内科禁忌证者,均可做根治性放疗。其他病人则可进行缓解食管梗阻、改善进食困难、减轻疼痛、提高病人生存质量和延长病人生存期的姑息性放疗。

3. 化学治疗 最常用的药物有博来霉素(BLM)、丝裂霉素 C(MMC)、阿霉素(ADM)、5-氟尿嘧啶(5-FU)、甲氨蝶呤(MTX)、洛莫司汀(CCNU)、丙脒腙(MGAG)、长春地辛(VDS)等。

4. 中药治疗 目前多采用主方加辨证施治,扶正与活血去瘀相结合的方法。我国华北地区应用冬凌草和冬凌草素,实验证明对人体食管鳞癌细胞 CaEs-17 株有明显细胞毒作用,对多种动物移植性肿瘤有一定作用。临床应用也证明有一定疗效。

5. 综合治疗 综合治疗的目的在于将手术和放射治疗的优点结合起来,以达到提高手术切除率,减少局部和手术中的种植和播散,从而提高生存率。

【常见护理诊断/问题】

1. 营养失调 与进食减少和癌肿消耗有关。

2. 清理呼吸道无效 与手术麻醉有关。

3. 焦虑 对疾病的预后、术后能否正常进食表示担忧。

4. 有感染的危险 与食物反流、手术污染有关。

5. 口腔黏膜受损 与食物反流、术后一段时间内不能进食有关。

6. 潜在并发症 水、电解质紊乱,肺内感染,吻合口瘘。

【护理措施】

术前护理

1. 一般护理 术前评估病人的营养状况,指导病人进高热量、高蛋白和维生素丰富的流食或半流食,纠正低蛋白血症。对不能进流食而营养状况差的病人,采取静脉高营养疗法,补充水分、电解质及热量。低蛋白血症的病人,应输血或血浆蛋白给予纠正,亦可考虑空肠造瘘进食以改善全身状况。

2. 口腔护理

(1)不能进食的病人每日用淡盐水或漱口液漱口。

(2)餐后呕吐后,马上给予漱口或口腔清洁。

(3)术后不能进食期间,每天检查口腔卫生,黏膜有无破损,定时进行口腔护理。

3. 术前准备

(1)呼吸道准备:术前戒烟,对于有慢性支气管炎、肺气肿的病人,应用抗生素、支气管扩张剂并改善肺功能。术前学会有效咳嗽,并练习腹式呼吸。

(2)胃肠道准备

1)术前3天改为流质饮食,术前1天禁食,对梗阻明显者给予食管冲洗,用庆大霉素、甲硝唑加生理盐水100ml经鼻胃管冲洗,以减轻梗阻局部充血水肿,减少术中污染。

2)结肠代食管手术病人,术前3~5天日服新霉素、庆大霉素或甲硝唑,术前2天进无渣流食,术前日晚进行清洁灌肠。

3)术前留置胃管,如果通过梗阻部位困难时,不能强行置入,以免戳穿食管,可将胃管留在梗阻上方的食管内,待手术中再放入胃内。

4. 术前练习 教会病人深呼吸、有效咳嗽、排痰、床上排便等活动。

5. 心理护理 病人有进行性吞咽困难、消瘦,对手术的耐受能力差,对治疗缺乏信心,同时对手术存在着一定程度的恐惧心理。向病人说明手术治疗的意义、效果,建立充分信赖的护患关系,使病人认识到手术是彻底的治疗方法,使其乐于接受手术;晚期的病人在接受综合治疗的基础上,共同商讨解决进食的方法。

术后护理

1. 做好全身麻醉术后病人的护理

(1)备好术后监护室及各种抢救物品、药品及器材:如备好麻醉床、氧气、吸痰器、胃肠减压器、血压计、输液架、急救车等,使病人回房后能得到及时的安置与监护。

(2)体位:病人回房后,麻醉清醒前,给予去枕平卧位,头偏向一侧,以防呕吐物、分泌物误吸,堵塞呼吸道发生窒息;若有舌后坠应置口咽通气道,待病人清醒后取出,躁动不安者应设专人监护,防止损伤、坠床及身上所带管道的脱落,必要时给予地西泮10mg静脉注射。病人清醒,血压、心率稳定后,给予半卧位,抬高床头30°~45°以利呼吸及胸腔闭式引流,及时排出胸腔内的积液、积气,促使肺复张。

(3)生命体征监测:密切观察病人的神志、体温、脉搏、呼吸、血压、心率、血氧饱和度的变化、胸腔闭式引流量及引流液性质,并及时了解病人术中情况。

(4)吸氧:给予鼻导管或鼻塞持续吸氧,流量为2~4L/min,监测血氧饱和度变化,根据病情及血氧饱和度变化应持续吸氧12~18小时,以改善组织缺氧状况。

(5)妥善固定好各种引流管,如胸管、尿管、鼻导管。

2. 对胸腔闭式引流管病人的观察及护理

（1）经常观察胸管引流是否通畅，负压波动是否明显，并定时做管外挤压，若波动消失，引流量骤减，则有胸管堵塞的可能。

（2）密切观察引流液的颜色、量及性质并记录24小时总引流量。若术后引流量较多，血性黏稠、色鲜红，且连续4~6小时每小时引流超过200ml，则提示胸内有活动性出血的可能，应加快输液、输血速度，严密观察生命体征变化，为二次开胸做好准备。若引流不畅，可致胸内积液、积气，压迫肺组织引起肺不张而致心悸、胸闷、呼吸困难等症状，且胸内出血不能及时被发现而引起失血性休克，老年人还可致心率增快，引起心力衰竭、心律失常等心血管并发症。

（3）观察胸腔闭式引流出的引流液的性质，引流液呈鲜红色，量多则有胸内出血的可能，若呈咖啡色或黄绿色混浊样，脓性有臭味，则证明已发生吻合口瘘，若呈淡红色每日在1000ml左右，则有胸导管损伤的可能。

3. 对血压、心率的监测和体温的观察

（1）对血压、心率的观察：应用心电监测仪严密监测血压、心率的变化，及时记录。老年人术后常伴有血压偏高，可酌情减慢输液速度，并根据医嘱应用硝酸甘油静脉滴注，若血压偏低或有波动，应密切观察引流量，加快输液速度，必要时输血。发现心率增快、期前收缩、异位心律、房颤时应及时通知医生，及时给予处理。

（2）对体温的观察：术后每4小时测量体温1次，体温恢复正常3天后改为每日2次。若术后体温持续在38.5℃左右或更高，则有术后并发吻合口瘘的可能，应密切观察引流液的性质、颜色、气味，如发现异常，及时报告医生。注意观察切口有无红肿、疼痛、灼热，定时换药，观察切口敷料有无渗出，注意保护切口，避免局部受压过久。

4. 保持呼吸道通畅 术后在保证病人充分休息的情况下，鼓励其做有效的咳嗽及深呼吸，及时将痰液排出，防止发生肺不张，痰液黏稠不易咳出时，给予雾化吸入，每4小时1次，使呼吸道湿润，痰液稀释，易于咳出。

5. 保持胃肠减压持续通畅 病人术后需行持续胃肠减压，及时抽出胃内液体及气体，保持胃处于空虚状态，以减少胃与食管吻合口的张力，促进切口愈合，并可防止胃过度扩张压迫肺，影响呼吸功能。应密切观察胃液的量、颜色及性质，防止胃管脱落，若致脱落，可将营养管拔出10cm左右，以代替胃管，效果良好。

6. 做好口腔及皮肤护理 术后禁食期间，给予口腔护理，每日用生理盐水漱口4次，保持口腔清洁、舒适、口唇湿润，防止口唇干裂及口腔感染。病人从入手术室后一直处于被动体位，回病房血压、心率稳定后，应及时更换体位，防止局部皮肤受压过久产生压疮。

7. 饮食护理 食管癌术后需禁饮食3~4天，肠蠕动恢复后，拔除胃管，术后第5天可进无渣流质饮食。以水为主，每次50ml，每2小时1次。第6天进流质饮食，以米汁为主，每3小时1次，每次100ml。第7天以鸡蛋汤，稀饭为主，每次200ml，每4小时1次。一般于术后第12天进半流质饮食，以清淡、易消化的食物为主。食管癌病人手术后饮食应循序渐进、少量多餐，促进消化功能的恢复。

食管癌术后，病人消化道的正常生理状态改变，病人的消化功能会出现一定的改变，所以饮食习惯上要做出相应的调整：术中迷走神经切断，术后病人往往没有饱和饿的感觉，故饮食应少量多餐，不能等到饥饿才进食，视情况一天进食6~7次；病人术后胃的排空功能可能会较差，故餐后适当散步，促进消化和排空。病人正常的胃食管抗反流机制在手术中被破坏,胃内容物容易反流,易引起吻合口炎、吻合口出血,严重者可能出现误吸反流物引起肺炎甚至窒息,故餐后避免卧床,晚上睡前2小时禁食,睡觉时尽量把床头抬高15°,避免胃内容物反流。如术后恢复顺利,一般3周左右可以逐渐过渡到正常饮食。术后有可能出现吻合口狭窄,但进食固体食物时对吻合口有一定的扩张作用,故术后不要长期半流质饮食,应逐渐过渡到普食。

8. 维持水、电解质平衡 由于病人术前存在不同程度的进食障碍,术后5~7天内不能进食,所以术后早期即可出现水、电解质失调,应及时补充纠正。术后早期亦可发生低钾血症,应尽早防治。

9. 早期活动 术后早期活动,可促进肺复张和肺功能的恢复,有利于胸腔闭式引流,促进肠蠕动的恢复,减轻腹胀和防止下肢静脉血栓形成,振奋病人精神,术后应根据病人的病情逐渐增加活动量和活动时间。

10. 并发症的预防与护理

(1)肺不张、肺内感染:由于胃上提使胸腔受压、疼痛限制病人呼吸、咳嗽等因素,术后易发生肺不张、肺内感染。患有慢性肺疾病者,术前戒烟、控制肺内感染;术后加强呼吸道管理,叩背、协助病人有效咳嗽。

(2)吻合口瘘:是食管癌术后最严重的并发症。其次是吻合口周围感染、低蛋白血症、进食不当等。吻合口瘘发生后病人表现为呼吸困难、胸腔积气、积液、恶寒、高热,严重时发生休克。吻合口瘘多发生在术后5~10天。应注意:①矫正低蛋白血症;②保证胃管通畅,避免胃排空不畅增加吻合口张力;③加强病人饮食的护理与监控。吻合口瘘发生后,病人应立即禁饮食,行胸腔闭式引流,抗感染治疗及营养支持疗法。

【放疗、化疗护理】

放疗2~3周时易出现放射性食管炎,表现为进食烧灼痛。此时病人应避免进干、硬食物,以免发生食管穿孔。放疗期间因病变部位水肿使进食困难加重,应预先向病人做好解释工作。化疗病人常出现恶心、呕吐、脱发、骨髓抑制等反应,要鼓励病人坚持完成化疗,并采取降低副作用的措施。

【胃造瘘病人的护理】

对于食管癌后期出现食管完全阻塞,而又不能手术切除癌肿的病人,实施胃造瘘术是解决进食简单、有效的方法。

胃造瘘术:在腹部切口,进入腹腔后切开胃前壁,置入一根橡胶管。手术72小时后,胃与腹壁的腹膜开始粘连,即可由导管小心灌食。护理方法如下:

1. 饮食准备 病人及家属学会选择合适的食物及配制方法。通常每天需要2000~2500ml流质饮食,每3~4小时管饲1次,每次300~500ml,可灌食牛奶、蛋花、果汁、米汤、肉沫汤等。备用的饮食存放在冰箱内,灌食前取出,放在热水中加热到与体温相同的温度。

2. 用物准备及灌食的环境 治疗盘上放置灌食物品,包括灌食器、温水、导管、纱布、橡皮筋。病人取半卧位。如果病人不能适应这种摄食方式,可用屏风围挡。灌食前评估病人的肠蠕动状况,以便决定灌入多少。

3. 灌食操作

(1)将导管一端连在瘘口内的管子上,另一端连接灌食器。

(2)将食物放入灌食器,借重力作用使食物缓慢流入胃内。

(3)借助灌食器的高度或卡压管子来调节进食的流速,速度勿过快,一次勿灌食过多。

(4) 灌完后用 20~30ml 温水冲洗导管以免残留食物凝固阻塞,并能保持管内清洁,减少细菌滋生。

(5) 取下灌食器,将瘘口内的管子折曲,纱布包裹,用橡皮筋绑紧,再适当地固定在腹壁上。

4. 胃造瘘管护理 灌食初期胃造瘘管可数天更换 1 次,管子只要求清洁,不需无菌。几个星期后也可以拔去管子,在灌食前插入导管即可。

5. 胃造瘘口周围皮肤护理 每次灌食后用温水拭净皮肤,必要时在瘘口周围涂氧化锌软膏,以减少胃液对皮肤的刺激。

【健康指导】

(1) 术后病人应注意饮食成分的调配,每天摄取高营养食物,以保持机体处于良好的营养状态。

(2) 告诉病人术后进干、硬食物时可能会出现轻微哽噎症状,与吻合口扩张程度差有关。如进半流食仍有咽下困难,应来院复诊。

(3) 告知病人加强口腔卫生护理。结肠代食管的病人可能嗅到粪便气味,该症状与结肠液逆蠕动有关,一般半年后症状逐渐缓解。

(4) 术后反流症状严重者,睡眠时最好取半卧位,并服用减少胃酸分泌的药物。

第六章 腹部损伤的护理

腹部损伤指由各种原因所致的腹壁和(或)腹腔内脏器损伤,在外科急症中常见,占非战时各种损伤的0.4%~1.8%,战争场合可高达50%左右。腹腔内实质性脏器或大血管损伤时,可因大出血而死亡。空腔脏器受损破裂时,常并发严重的腹腔感染而威胁生命。因此,早期、正确地诊断和及时、有效地处理是降低腹部损伤病人死亡率的关键。

【病因与分类】

1. 根据体表有无伤口分类

(1)开放性损伤:腹壁伤口穿破腹膜为穿透伤,多伴内脏损伤。腹膜无破损者为非穿透伤,偶伴内脏损伤。其中投射物有入口和出口者为贯通伤,有入口无出口者为非贯通伤(也称盲管伤)。多由刀刺、枪弹、弹片等各种锐器或火器伤所引起,其常见受损的腹腔脏器依次为肝、小肠、胃、结肠、大血管等。

(2)闭合性损伤:体表无伤口,损伤可能仅局限于腹壁,也可同时伴有内脏损伤。常由高处坠落、碰撞、冲击、挤压、拳打脚踢等钝性暴力因素所致,常见受损腹腔脏器依次为脾、肾、小肠、肝、肠系膜等。

2. 根据损伤的腹内脏器性质分类

(1)实质性脏器损伤:临床上最常见的是脾破裂,其次为肾、肝、胰。因为这些器官的位置比较固定,组织结构脆弱,血供丰富,比其他脏器更容易损伤。

(2)空腔脏器损伤:上腹受到碰撞、挤压时,可使比较固定的胃窦、十二指肠水平部或胰腺被压在脊柱上面断裂;肠道的固定部分(上段空肠、末段回肠、粘连的肠管等)比活动部分更易受损;空腔脏器在充盈时(胃饱餐后、膀胱未排空等)比排空时更易破裂;胰、十二指肠、膈、直肠等由于解剖位置较深,损伤发生率较低。

【临床表现】

因伤情不同,腹部损伤后的临床表现有很大的差异。轻度的腹部损伤,可无明显症状和体征。而严重者则可出现休克甚至处于濒死状态。实质性脏器损伤的临床表现以内出血为主要表现,而空腔脏器损伤后是以腹膜炎为主要表现。如果两类脏器同时破裂,则出血性表现和腹膜炎可同时存在。

1. 实质性脏器损伤的临床表现

(1)症状

1)失血性表现:肝、脾、胰、肾等实质性脏器损伤或大血管损伤时,主要表现为腹腔内(或腹膜后)出血和出血性休克症状,病人表现为面色苍白、脉率加快,严重时脉搏微弱、血压不稳、尿量减少,甚至出现休克。

2)腹痛:多呈持续性,一般不严重,腹膜刺激征并不剧烈。但若肝、脾受损导致胆管、胰管断裂,胆汁或胰液漏入腹腔可出现剧烈的腹痛和明显的腹膜刺激征。肩部放射痛常提示肝(右)或脾(左)损伤,在头低位数分钟后尤为明显。

(2)体征:移动性浊音是内出血晚期体征,对早期诊断帮助不大。肾脏损伤时可出现血尿。肝、脾包膜下破裂或系膜、网膜内出血,腹部触诊可扪及腹部肿块。

2. 空腔脏器损伤的临床表现

(1)症状:胃肠道、胆道、膀胱等破裂时,消化道内容物、胆汁或尿液进入腹腔,主要表现为弥漫性腹膜炎,病人出现持续性的剧烈腹痛,伴恶心、呕吐等胃肠道症状,稍后出现体温升高、脉率增快、呼吸急促等全身性感染中毒症状,严重者可发生感染性休克。空腔脏器损伤也可有某种程度的出血,但出血量一般不大,除非邻近的大血管有合并损伤,可出现呕血、黑粪等;直肠损伤时可出现鲜红色血便。

(2)体征:有典型腹膜刺激征,其程度因进入腹腔的空腔脏器内容物不同而异。胃液、胆汁或胰液对腹膜的刺激最强,肠液次之,血液最轻。空腔脏器破裂后病人可有气腹征,腹腔内游离气体常致肝浊音界缩小或消失。可因肠麻痹而出现腹胀,肠鸣音减弱或消失。直肠损伤时,直肠指检可发现直肠内出血,有时还可扪及直肠破裂口。

【治疗要点】

1. 急救处理 首先处理对生命威胁最大的损伤。评估病人有无心跳、呼吸骤停,明显的大出血,开放性气胸或张力性气胸。如无上述情况,则立即处理腹部创伤。实质性脏器损伤常发生威胁生命的大出血,应比空腔脏器损伤处理更为紧急。

2. 非手术治疗 关键是要观察是否合并腹腔内脏器损伤。

(1)适应证:①暂时不能确定有无内脏损伤者;②诊断明确,为轻度的单纯性实质性脏器损伤、生命体征稳定者;③血流动力学稳定、收缩压 12.0kPa(90mmHg)以上、心率小于 100 次/分;④无腹膜炎体征;⑤未发现其他脏器的合并伤。

(2)治疗措施:①密切观察病情变化,尽早明确诊断;②输血、输液,防治休克;③应用广谱抗生素,预防或治疗可能存在的腹腔内感染;④禁饮食,疑有空腔脏器破裂或明显腹胀时行胃肠减压;⑤对腹部损伤较严重的病人,在非手术治疗的同时做好手术前准备。

3. 手术治疗

(1)适应证:已确诊为腹腔内脏器破裂者应及时手术治疗。在非手术治疗期间,经观察仍不能排除腹内脏器损伤或在观察期间出现以下情况时,应终止观察,及时行手术探查,必要时在积极抗休克的同时进行手术:①腹痛和腹膜刺激征进行性加重或范围扩大;②肠鸣音逐渐减弱、消失或出现明显腹胀;③全身情况有恶化趋势,出现口渴、烦躁、脉率增快,或体温及白细胞计数上升;④腹部平片膈下见游离气体;⑤红细胞计数进行性下降;⑥血压由稳定转为不稳定甚至下降;⑦经积极抗休克治疗情况不见好转或继续恶化;⑧腹腔穿刺抽得气体、不凝血、胆汁或胃肠内容物;⑨胃肠道出血不易控制。

(2)手术方式:剖腹探查手术是治疗腹内脏器损伤的关键,手术包括全面探查、止血、修补、切除或引流有关病灶及清除腹腔内残留液体。对于肝脏、胆道、胰腺、十二指肠及结肠损伤,伤口处渗血渗液多、局部污染严重或感染明显者,需放置双套管进行负压吸引等。

【常见护理诊断/问题】

1. 体液不足 与血容量急骤降低、有效循环血量减少有关。

2. 急性疼痛 与腹部损伤、腹膜受刺激有关。

3. 潜在并发症 腹腔感染、腹腔脓肿、休克。

【护理措施】

1. 急救护理 腹部损伤可合并多发性损伤,在急救时应分清轻重缓急。首先处理危及生命的情况。根据病人的具体情况,可行以下措施:

(1) 心跳呼吸骤停:立刻实施心肺复苏,注意保持呼吸道通畅。

(2) 合并有张力性气胸:配合医师行胸腔穿刺排气。

(3) 大出血:采取有效止血措施并经静脉采血行血型及交叉配血试验。

(4) 建立静脉通道:迅速建立2条以上有效的静脉输液通路,根据医嘱及时输液,必要时输血。

(5) 密切观察病情变化:包括病人的神志、瞳孔、体温、脉搏、呼吸、血压和血氧饱和度。

(6) 开放性腹部损伤者,妥善处理伤口,如伴腹内脏器或组织自腹壁伤口突出,可用消毒碗覆盖保护,切勿在毫无准备的情况下强行回纳,以免加重腹腔感染。

2. 非手术治疗护理/术前护理

(1) 休息与体位:观察期间为避免病情加重,病人应绝对卧床休息,若病情稳定,可取半卧位。观察期间不随意搬动病人,包括大、小便也不应离床,以免加重病情。

(2) 病情观察:①每15~30分钟测定1次脉搏、呼吸、血压;②每30分钟检查1次腹部体征,注意腹膜刺激征的程度和范围变化;③动态了解红细胞计数、白细胞计数、血红蛋白和血细胞比容的变化,以判断腹腔内有无活动性出血;④观察每小时尿量变化,监测中心静脉压,准确记录24小时的输液量、呕吐量、胃肠减压量等;⑤必要时可重复B超检查、协助医师行诊断性腹腔穿刺术或腹腔灌洗术。

(3) 禁食、禁灌肠:因腹部损伤病人可能有胃肠道穿孔或肠麻痹,故诊断未明确之前应绝对禁食、禁饮和禁灌肠,可防止肠内容物进一步漏出,造成腹腔感染和加重病情。

(4) 胃肠减压:对怀疑有空腔脏器损伤的病人,应尽早行胃肠减压,以减少胃肠内容物漏出,减轻腹痛。在胃肠减压期间做好口腔护理,观察并记录引流情况。

(5) 维持体液平衡和预防感染:遵医嘱合理使用抗生素。补充足量的平衡盐溶液、电解质等,防止水、电解质及酸碱平衡失调,维持有效的循环血量,使收缩压升至12.0kPa(90mmHg)以上。

(6) 镇静、止痛:诊断未明确时,禁用镇痛药,但可通过分散病人的注意力、改变体位等来缓解疼痛。诊断明确后,可根据病情遵医嘱给予镇静解痉药或镇痛药。空腔脏器损伤者行胃肠减压可缓解疼痛。

(7) 心理护理:关心病人,安慰病人,避免在病人面前谈论病情的严重程度,鼓励其说出内心的感受,并加以疏导。必要时告知相关的各项检查、治疗和护理目的、注意事项及手术治疗的必要性,使病人能积极配合各项检查、治疗和护理。

(8) 完善术前准备:一旦决定手术,应争取时间尽快地进行必要的术前准备,除上述护理措施外,其他主要措施:①必要时导尿;②协助做好各项检查、皮肤准备、备血、药物过敏试验;③给予术前用药。

3. 术后护理

(1) 体位:术后给予平卧位,头偏向一侧。待全麻清醒或硬膜外麻醉平卧6小时后,血压平稳者改为半卧位,以利于腹腔引流,减轻腹痛,改善呼吸循环功能,减轻腹部肌肉张力,有利于切口愈合。

(2) 观察病情变化:严密监测生命体征变化,危重病人加强呼吸、循环和肾功能的监测和维护。注意腹部体征的变化,及早发现腹腔脓肿等并发症。

(3) 禁食、胃肠减压:做好胃肠减压的护理。待肠蠕动恢复、肛门排气后停止胃肠减压。可进少量流质饮食,根据病情逐渐过渡到半流质饮食,再过渡到普食,注意高热量、高蛋白等营养素的补充。

(4) 静脉输液与用药：禁食期间静脉补液，维持水、电解质和酸碱平衡。必要时给予完全胃肠外营养，以满足机体高代谢和修复的需要，并提高机体抵抗力。术后继续使用有效的抗生素，控制腹腔内感染。

(5) 鼓励病人早期活动：手术后病人多翻身，及早下床活动，促进肠蠕动恢复，预防肠粘连。

(6) 腹腔引流护理：术后应正确连接引流装置，引流管应贴管道标识并注明其名称、引流部位，妥善固定，保持引流通畅。更换时严格遵守无菌操作原则。引流管不能高于腹腔引流出口，以免引起逆行性感染。观察并记录引流液的性质和量，若发现引流液突然减少，病人伴有腹胀、发热，应及时检查管腔有无堵塞或引流管是否滑脱。观察引流管周围皮肤有无红肿、破损，观察引流液是否外漏或渗出。

(7) 胃肠减压的护理：胃肠减压装置应妥善固定，保持胃管通畅。观察引流物的颜色、性质和量，并记录24小时引流液总量。观察胃肠减压后肠功能恢复情况，通常术后48~72小时肠蠕动逐渐恢复，肛门有排气，无腹胀，肠鸣音恢复后，可拔除胃管。每日口腔护理2次，定时清洁鼻腔。长期使用胃管的病人，应每周更换胃管1次（胃、十二指肠手术的病人除外）。保持病室的温度、湿度适宜。

(8) 并发症的观察与护理

1) 受损器官再出血：①多取平卧位，禁止随意搬动病人，以免诱发或加重出血。②密切观察和记录生命体征及面色、神志、末梢循环情况，观察腹痛的性质、持续时间和辅助检查结果的变化。若病人腹痛缓解后又突然加剧，同时出现烦躁、面色苍白、肢端温度下降、呼吸及脉搏增快、血压不稳或下降等表现。腹腔引流管间断或持续引流出鲜红色血液。血红蛋白和血细胞比容降低。常提示腹腔内有活动性出血。一旦出现以上情况，通知医师并协助处理。③建立静脉通路，快速补液、输血等，以迅速扩充血容量，积极抗休克，同时做好急症手术的准备。

2) 腹腔脓肿：①剖腹探查术后数日，病人体温持续不退或下降后又升高，伴有腹胀、腹痛、呃逆、直肠或膀胱刺激症状，辅助检查血白细胞计数和中性粒细胞比例明显升高，多提示腹腔脓肿形成。伴有腹腔感染者可见腹腔引流管引流出较多混浊液体，或有异味。②主要护理措施：合理使用抗生素。较大脓肿多采用经皮穿刺置管引流或手术切开引流。盆腔脓肿较小或未形成时应用40~43℃水温保留灌肠或采用物理透热等疗法。给予病人高蛋白、高热量、高维生素饮食或肠内外营养治疗。

【健康指导】

1. 安全宣教 加强宣传劳动保护、安全生产、户外活动安全、安全行车、交通法规等知识，避免意外损伤的发生。

2. 急救知识普及 普及各种急救知识，在发生意外事故时，能进行简单的急救或自救。

3. 及时就诊 一旦发生腹部损伤，无论轻重，都应经专业医务人员检查，以免延误诊治。

4. 饮食指导 鼓励病人食用易消化、营养丰富的食物，保持大便通畅、预防便秘。

5. 出院指导 出院后要适当休息，加强锻炼，促进康复。若有腹痛、腹胀、肛门停止排气排便等不适，应及时到医院就医。

第七章 急性化脓性腹膜炎的护理

腹膜炎是发生于腹腔壁腹膜与脏腹膜的炎症,可由细菌感染、化学(如胃液、胆汁、血液)或物理损伤等引起。急性化脓性腹膜炎是由化脓性细菌包括需氧菌和厌氧菌或两者混合引起的腹膜急性炎症,炎症累及整个腹膜腔时成为急性弥漫性腹膜炎。按发病机制可分为原发性与继发性两类。按病因可分为细菌性与非细菌性两类。按临床经过可分为急性、亚急性和慢性三类。按累及范围可分为弥漫性与局限性两类,各类型间可以转化。急性腹膜炎是临床常见的一种外科急腹症。

【病因与发病机制】

1. 原发性腹膜炎 又称自发性腹膜炎,较少见。腹腔内无原发性病灶,细菌通过血液循环、淋巴系统、呼吸系统、泌尿系统、女性生殖系统进入腹膜腔引起腹膜炎。此外还可因透壁性感染导致腹膜炎,如营养不良、肝硬化并发腹水、肾病或猩红热等机体抵抗力降低时,肠腔内细菌有可能通过肠壁直接进入腹膜腔,引起腹膜炎。原发性腹膜炎感染范围很大,与脓液的性质及细菌种类有关。致病菌多为溶血性链球菌、肺炎双球菌或大肠杆菌。

2. 继发性腹膜炎 指腹腔内脏器疾病、损伤、手术等因素引起的腹膜炎,临床最为常见。主要致病菌是胃肠道内的常驻菌群,其中以大肠杆菌最多见,其次为厌氧拟杆菌、链球菌、变形杆菌等。大多为混合性感染,故毒性较强。

(1)腹内脏器穿孔或破裂:是急性继发性化脓性腹膜炎最常见的原因。其中,急性阑尾炎坏疽穿孔最常见,胃十二指肠溃疡急性穿孔次之。还可见于急性胆囊炎,胆囊壁的坏死穿孔常造成胆汁性腹膜炎;术后胃肠道、胆管、胰腺吻合口渗漏及外伤造成的肠管、膀胱破裂等,均可很快形成腹膜炎。

(2)腹内脏器缺血及炎症扩散:也是引起继发性腹膜炎的常见原因。如绞窄性疝、绞窄性肠梗阻及急性胰腺炎时含有细菌的渗出液在腹腔内扩散引起腹膜炎。

(3)其他:如腹部手术等原因污染腹腔,腹膜后间隙或前腹壁严重感染及胃肠道、胆道、尿路等吻合口瘘也可引起腹膜炎。

【临床表现】

1. 急性腹膜炎症状 因为导致腹膜炎的病因不同,腹膜炎的症状不同。如空腔脏器破裂或穿孔引起的腹膜炎,发病较突然。阑尾炎、胆囊炎等引起的腹膜炎多先有原发病症状,之后才逐渐出现腹膜炎的表现。

(1)腹痛:是最主要的症状,疼痛程度与发病原因、炎症轻重、年龄和身体素质等有关。一般呈持续性、剧烈腹痛,常难以忍受。腹痛以原发病灶处最为显著,随炎症扩散而延及全腹。腹内压增高及变换体位时疼痛加剧。

(2)恶心、呕吐:为早期出现的常见症状。初始为腹膜受到刺激引起的反射性恶心、呕吐,呕吐物多为胃内容物。发生麻痹性肠梗阻时可出现持续性呕吐,呕吐物为黄绿色胆汁,甚至呈棕褐色粪样内容物。

(3)脱水和感染中毒表现:随着病情的进展,可出现感染中毒症状。病人出现寒战、高热、脉速、呼吸急促、大汗、口渴的表现。病情进一步发展,可出现重度缺水、代谢性酸中毒及感染性休克等表现,如眼窝凹陷、皮肤干燥、舌干苔厚、面色苍白、口唇发绀、肢端发凉、呼吸急促、脉细微弱、体温骤升或下降、血压下降、神志恍惚或不清等。已有阑尾炎等炎性病变者,发生腹膜炎之前体温已升高,继发腹膜炎后更趋增高,但年老体弱的病人体温可不升高。多数病人的脉搏会随体温升高而加快,但如果脉搏快体温反而下降,是病情恶化的征象之一。

2. 腹腔脓肿 这是急性腹膜炎局限后脓液未吸收或未完全吸收,积存在膈下、盆腔、肠间等处,由肠袢、肠壁、内脏、网膜或肠系膜等粘连包裹而形成的脓肿。以膈下脓肿和盆腔脓肿最多见。

(1)膈下脓肿:常继发于胃、十二指肠溃疡穿孔、胆囊炎穿孔、肝脓肿破裂等。病人平卧时膈下部位处于最低位置,腹腔内的脓液易积聚于膈肌以下、横结肠及其系膜以上的间隙内,形成膈下脓肿。膈下脓肿可发生在一个或两个以上的间隙。其临床特点是全身症状明显,而局部症状隐匿。病人初期表现为弛张热,脓肿形成后为持续高热或中等发热,体温39℃左右,脉搏增快。肋缘下或剑突下可有持续性钝痛,深呼吸时疼痛加重。亦可有颈肩部牵涉痛。脓肿刺激膈肌可出现呃逆。感染累及胸膜、肺时可出现胸腔积液、胸痛、咳嗽、气促等表现。小的膈下脓肿经非手术治疗可被吸收,较大脓肿可因长期感染、全身中毒症状重,而使病人衰竭死亡。

(2)盆腔脓肿:见于急性腹膜炎后期、阑尾炎穿孔后,其临床特点是因盆腔腹膜面积小,吸收毒素能力较低,故盆腔脓肿时局部症状明显而全身中毒症状较轻。病人表现为体温下降后又升高,脉速,伴有典型的直肠或膀胱刺激症状,但腹部体检常无阳性发现。直肠指检有触痛,有时有波动感。因为盆腔处于腹腔最低位,当出现腹膜炎时,腹腔内炎性渗出液及脓液积聚于盆腔形成盆腔脓肿。

3. 体征 体征随腹膜炎的轻重、病情变化和原发病因而不同。

(1)腹部体征:①视诊,腹胀明显,腹式呼吸运动减弱或消失。腹胀加重是病情恶化的重要标志。②触诊,腹部压痛、反跳痛和腹肌紧张是腹膜炎的标志性体征,称为腹膜刺激征。以原发病灶处最为明显。腹肌紧张的程度因病人全身情况和病因不同而有差异。胃肠、胆囊穿孔时腹肌可呈"木板样"强直;幼儿、老人或极度衰弱的病人腹肌紧张不明显,易被忽视。③叩诊,胃肠胀气时呈鼓音。胃、十二指肠穿孔时溢出的气体积聚于膈下,使肝浊音界缩小或消失。腹腔内积液较多时移动性浊音阳性。④听诊,肠鸣音减弱。肠麻痹时,肠鸣音可完全消失。

(2)直肠指检:直肠前窝饱满及触痛,表明盆腔已有感染或形成盆腔脓肿。

【治疗要点】

化脓性腹膜炎的治疗包括非手术治疗和手术治疗。治疗原则是积极处理原发病灶,消除引起腹膜炎的原因,控制炎症,清理或引流腹腔渗液,促使渗出液局限。形成脓肿者给予脓腔引流。

1. 非手术治疗

(1)适应证:①原发性腹膜炎者或盆腔脏器感染引起的腹膜炎者;②对病情较轻或病程已超过24小时,且腹部体征已减轻或有减轻趋势者;③伴有严重心、肺等脏器疾病不能耐受手术者;④伴有休克、较严重的营养不良或水电解质紊乱等情况需术前予以纠正者,非手术治疗可作为术前的准备。

(2)主要措施：①无休克者取半卧位，休克病人取平卧位或中凹卧位；②禁食和胃肠减压；③静脉补液，纠正水电解质平衡紊乱；④营养支持，酌情给予肠外营养，必要时输注血浆、白蛋白、全血等；⑤合理应用抗生素；⑥镇静、止痛和吸氧等对症处理。

2. 手术治疗 绝大多数继发性腹膜炎病人需手术治疗。

(1)适应证：①经非手术治疗6~8小时后(一般不超过12小时)，腹膜炎症状和体征不缓解反而加重者；②腹腔内原发病严重，必须通过手术治疗，如胃肠道、胆囊坏死穿孔、绞窄性肠梗阻、腹腔脏器损伤破裂或胃肠道手术后短期内吻合口漏所致的腹膜炎；③腹腔内炎症较重，有大量积液，出现严重的肠麻痹或中毒症状，尤其是有休克表现者；④腹膜炎病因不明且无局限趋势者。

(2)手术目的：①消除病灶，明确病因，处理原发病灶；②彻底清洁腹腔，可用甲硝唑及生理盐水进行冲洗腹腔；③腹腔引流，在腹腔内放置引流管，必要时在腹腔内放置冲洗管，以利腹腔内的残留液和继续产生的渗液充分引流。

(3)手术方式：根据病因选择不同的手术方式。①胃、十二指肠溃疡穿孔时间不超过12小时，可做胃大部切除术；②若穿孔时间较长，腹腔污染严重或病人全身状况不好，只能行穿孔修补术；③坏疽的阑尾及胆囊应切除；④坏死的肠管应切除。坏死的结肠如不能切除吻合，应行坏死肠段外置或结肠造口术。

(4)术后处理：继续禁食、胃肠减压、补液、应用抗生素和营养支持治疗，保证引流畅通。密切观察病情，防治并发症。

【常见护理诊断/问题】

1. 急性疼痛 与壁腹膜受炎症刺激和手术创伤有关。

2. 体温过高 与腹膜炎毒素吸收有关。

3. 体液不足 与腹膜腔内液体大量渗出、高热、进食、呕吐或体液丢失过多有关。

4. 焦虑 与病情严重、躯体不适、担心术后康复及预后等有关。

5. 潜在并发症 感染中毒性休克、腹腔脓肿、切口感染。

【护理措施】

1. 非手术治疗护理/术前护理

(1)减轻腹胀、腹痛

1)体位：病人取半卧位，使腹腔内渗出液流向盆腔，有利于炎症局限和引流，减轻中毒症状；半卧位可使膈肌下移，利于呼吸和循环；半卧位时腹肌松弛，有助于减轻腹肌紧张引起的腹胀等不适。休克病人取平卧位或中凹卧位。尽量减少搬动，以减轻疼痛。

2)禁食、胃肠减压：胃肠道穿孔病人必须禁食，留置胃管持续胃肠减压。其目的有：①抽出胃肠道内容物和气体，改善胃肠壁的血运；②减少消化道内容物继续流入腹腔；③促进胃肠道恢复蠕动。

(2)控制感染，加强营养支持

1)遵医嘱合理应用抗生素：根据细菌培养出的菌种及药物敏感试验结果选用抗生素。由于继发性腹膜炎大多为混合感染，在选择抗生素时，应考虑致病菌的种类。目前认定，第三代头孢菌素足以杀死大肠杆菌且无耐药性，并且认为单一广谱抗生素治疗大肠杆菌感染的效果可能更好。

2)营养支持：急性腹膜炎病人的代谢率约为正常人的140%，分解代谢增强。对长期不能进食的病人，应尽早实施肠外营养支持，提高机体防御和修复能力。在补充热量的同时应补充白蛋白、氨基酸等，静脉输入脂肪乳可获较高热量。

(3) 维持体液平衡：应迅速建立静脉输液通道，遵医嘱补充液体和电解质等，以纠正水、电解质及酸碱失调。补液时安排好各类液体输注的顺序，并根据病人临床表现和补液的监测指标及时调整输液的成分和速度。

(4) 做好病情监测和记录：密切观察病情，注意腹部症状和体征的动态变化。定时测量体温、脉搏、呼吸和血压，监测尿量，记录液体出入量，必要时监测中心静脉压、血细胞比容、血电解质、心电监护、血气分析等，以调整输液的量、速度和种类，维持尿量 30~50ml/h。监测危重病人的循环、呼吸、肾功能，并进行及时有效的处理。

(5) 对症处理：遵医嘱给予镇静处理，缓解病人的痛苦与恐惧心理。已经明确诊断者，可用哌替啶类止痛剂。对于诊断不明或需要进行观察的病人，暂不用止痛剂，以免掩盖病情。根据医嘱予以吸氧治疗。高热者采取降温措施。

(6) 心理护理：做好病人及其家属的沟通和解释，稳定病人情绪，减轻焦虑。介绍有关腹膜炎的疾病知识，制订合理的健康教育计划，提高其认识并配合治疗和护理。帮助其面对和接受疾病带来的变化，使其尽快适应病人角色，增加战胜疾病的信心和勇气。

2. 术后护理

(1) 卧位：全麻清醒或硬膜外麻醉病人平卧 6 小时，血压、脉搏平稳后改为半卧位。全麻未清醒者头偏向一侧，注意有无恶心、呕吐等情况，避免误吸，保持呼吸道通畅。

(2) 饮食、胃肠减压护理：术后继续胃肠减压、禁食、待胃肠蠕动恢复、肛门排气后，拔除胃管，逐步恢复经口进食。禁食期间做好口腔护理，每日 2 次。

(3) 观察病情变化：①术后密切监测生命体征变化；②观察并记录液体出入量，注意观察病人尿量变化；③危重病人注意循环、呼吸、肾功能的监测和维护；④经常巡视病人，倾听主诉，注意腹部体征变化，观察有无膈下或盆腔脓肿的表现、肠蠕动恢复情况等。如发现异常，通知医师，配合处理；⑤观察引流及伤口愈合情况。

(4) 维持生命体征稳定和体液平衡：根据医嘱，合理补充水、电解质，必要时输全血、血浆，维持水、电解质、酸碱平衡及有效循环血量。

(5) 营养支持疗法：根据病人的营养状况，及时给予肠内、肠外营养支持，以防体内蛋白质被大量消耗而降低机体抵抗力和愈合能力。手术时已做空肠造口者，空肠蠕动恢复后可给予肠内营养。

(6) 腹腔脓肿、切口感染等并发症的预防和护理

1) 合理使用抗生素：根据脓液细菌培养和药物敏感试验结果，选用有效抗生素。

2) 保证有效引流：①引流管需贴管道标识标明名称、引流部位等；②正确连接并妥善固定各引流装置、引流管，防止脱出、折曲或受压；③观察引流通畅情况，挤捏引流管以防血块或脓痂堵塞，预防腹腔内残余感染；④及时观察腹腔引流情况，准确记录引流液的量、颜色和性状；⑤一般当引流量小于 10ml/d，且引流液非脓性，病人无发热、无腹胀、白细胞计数恢复正常时，可考虑拔除腹腔引流管。

3) 切口护理：观察切口敷料是否干燥，有渗血或渗液时及时更换敷料。观察切口愈合情况，及早发现切口感染征象。

【健康指导】

1. 疾病知识指导　提供疾病护理、治疗知识，向病人及家属说明非手术期间禁食、胃肠减压、半卧位的目的及重要性，教会病人观察腹部症状及体征变化的方法。加强疾病的预

防宣教,及时治疗消化系统疾病。

2. 饮食指导　讲解术后饮食知识,术后肠功能恢复后,从流质饮食开始逐步过渡到半流质饮食—软食—普食,鼓励其循序渐进、少量多餐,进食富含蛋白质、热量和维生素的食物,促进机体恢复和切口愈合。

3. 运动指导　解释术后早期活动可促进肠功能的恢复,鼓励病人卧床期间进行床上翻身活动,视病情和病人体力可坐于床边和早期下床走动,促进肠功能恢复,防止术后肠粘连,促进术后康复。

4. 随访指导　术后定期门诊随访。若出现腹胀、腹痛恶心、呕吐或原有消化系统症状加重时,应立即就诊。

第八章 胃、十二指肠疾病的护理

第一节 胃、十二指肠溃疡

一、胃溃疡和十二指肠溃疡

胃、十二指肠溃疡(agastroduodenal ulcer)是指发生于胃、十二指肠黏膜的局限性圆形或椭圆形的全层黏膜缺损。因溃疡的形成与胃酸-蛋白酶的消化作用有关,故又称为消化性溃疡。纤维内镜技术的不断完善、新型制酸剂和抗幽门螺杆菌药物的合理应用使得大部分病人经内科药物治疗可以痊愈,需要外科手术的溃疡病人显著减少。外科治疗主要用于溃疡穿孔、溃疡出血、瘢痕性幽门梗阻、药物治疗无效及恶变的病人。

【病因与发病机制】

胃、十二指肠溃疡病因复杂,是多种因素综合作用的结果。其中最为重要的是幽门螺杆菌感染、胃酸分泌异常和黏膜防御机制的破坏,某些药物的作用及其他因素也参与溃疡病的发病。

1. 幽门螺杆菌(helicobacter pylori,Hp)感染 与消化性溃疡的发病密切相关。90%以上的十二指肠溃疡病人与近70%的胃溃疡病人中检出Hp感染,Hp感染者发展为消化性溃疡的累计危险率为15%~20%;Hp可分泌多种酶,部分Hp还可产生毒素,使细胞发生变性反应,损伤组织细胞。Hp感染破坏胃黏膜细胞与胃黏膜屏障功能,损害胃酸分泌调节机制,引起胃酸分泌增加,最终导致胃、十二指肠溃疡。Hp被清除后,胃、十二指肠溃疡易被治愈且复发率低。

2. 胃酸分泌过多 溃疡只发生在经常与胃酸相接触的黏膜。胃酸过多的情况下,激活胃蛋白酶,可使胃、十二指肠黏膜发生自身消化。十二指肠溃疡可能与迷走神经张力及兴奋性过度增高有关,也可能与壁细胞数量的增加及壁细胞对胃泌素、组胺、迷走神经刺激敏感性增高有关。

3. 黏膜屏障损害 非甾体类抗炎药(nonsteroidal antiinflammatory drug,NSAID)、肾上腺皮质激素、胆汁酸盐、乙醇等均可破坏胃黏膜屏障,造成H^+逆流入黏膜上皮细胞,引起胃黏膜水肿、出血、糜烂,甚至溃疡。长期使用NSAID者胃溃疡的发生率显著增加。

4. 其他因素 包括遗传、吸烟、心理压力和咖啡因等。遗传因素在十二指肠溃疡的发病中起一定作用。O型血者患十二指肠溃疡的概率比其他血型者显著增高。

正常情况下,酸性胃液对胃黏膜的侵蚀作用和胃黏膜的防御机制处于相对平衡状态。如平衡受到破坏,侵害因子的作用增强、胃黏膜屏障等防御因子的作用削弱,胃酸、胃蛋白酶分泌增加,最终导致消化性溃疡的形成。

【临床表现】

典型消化道溃疡的表现为节律性和周期性发作的腹痛,与进食有关,且呈现慢性病程。

1. 症状

(1)十二指肠溃疡:主要表现为上腹部或剑突下的疼痛,有明显的节律性,与进食密切相关,常表现为餐后延迟痛(餐后3~4小时发作),进食后腹痛能暂时缓解,服抗酸药物能止痛。饥饿痛和夜间痛是十二指肠溃疡的特征性症状,与胃酸分泌过多有关,疼痛多为烧灼痛或钝痛,程度不一。腹痛具有周期性发作的特点,好发于秋冬季。十二指肠溃疡每次发作时,症状持续数周后缓解,间歇1~2个月再发。若间歇期缩短,发作期延长,腹痛程度加重,则提示溃疡病变加重。

(2)胃溃疡:腹痛是胃溃疡的主要症状,多于餐后0.5~1小时开始疼痛,持续1~2小时,进餐后疼痛不能缓解,有时反而加重,服用抗酸药物疗效不明显。疼痛部位在中上腹偏左,但腹痛的节律性不如十二指肠溃疡明显。胃溃疡经抗酸治疗后常容易复发,除易引起大出血、急性穿孔等严重并发症外,约有5%胃溃疡可发生恶变;其他症状:泛酸、嗳气、恶心、呕吐、食欲减退,病程迁延可致消瘦、贫血、失眠、心悸及头晕等症状。

2. 体征 溃疡活动期剑突下或偏右有一固定的局限性压痛,十二指肠溃疡压痛点在脐部偏右上方,胃溃疡压痛点位于剑突与脐的正中线或略偏左。缓解期无明显体征。

【治疗要点】

无严重并发症的胃、十二指肠溃疡一般均采取内科治疗,外科手术治疗主要针对胃、十二指肠溃疡的严重并发症进行治疗。

1. 非手术治疗

(1)一般治疗:包括养成生活规律、定时进餐的良好习惯,避免过度劳累及精神紧张等。

(2)药物治疗:包括根除幽门螺杆菌、抑制胃酸分泌和保护胃黏膜的药物。

2. 手术治疗

(1)适应证

1)十二指肠溃疡外科治疗。外科手术治疗的主要适应证包括十二指肠溃疡急性穿孔、内科无法控制的急性大出血、瘢痕性幽门梗阻,以及经内科正规治疗无效的十二指肠溃疡,即顽固性溃疡。

2)胃溃疡的外科治疗。胃溃疡外科手术治疗的适应证:①包括抗幽门螺杆菌措施在内的严格内科治疗8~12周,溃疡不愈合或短期内复发者;②发生胃溃疡急性大出血、溃疡穿孔及溃疡穿透至胃壁外者;③溃疡巨大(直径>2.5cm)或高位溃疡者;④胃、十二指肠复合型溃疡者;⑤溃疡不能除外恶变或已经恶变者。

(2)手术方式

1)胃大部切除术:是治疗胃、十二指肠溃疡的首选术式。胃大部切除术治疗溃疡的原理是:①切除胃窦部,减少G细胞分泌的胃泌素所引起的体液性胃酸分泌;②切除大部分胃体,减少了分泌胃酸、胃蛋白酶的壁细胞和主细胞数量;③切除了溃疡本身及溃疡的好发部位。胃大部切除的范围是胃远侧2/3~3/4,包括部分胃体、胃窦部、幽门和十二指肠壶腹部的近胃部分。胃大部切除术后胃肠道重建的基本术式包括胃、十二指肠吻合或胃空肠吻合。术式包括:

毕(Billroth)Ⅰ式胃大部切除术:即在胃大部切除后将残胃与十二指肠吻合,多适用于胃溃疡。其优点是重建后的胃肠道接近正常解剖生理状态,胆汁、胰液反流入残胃较少,术后因胃肠功能紊乱而引起的并发症亦较少;缺点是有时为避免残胃与十二指肠吻合口的张力过大致切除胃的范围不够,增加了术后溃疡的复发机会。

毕(Billroth)Ⅱ式胃大部切除术:即切除远端胃后,缝合关闭十二指肠残端,将残胃与空肠行端侧吻合。适用于各种胃及十二指肠溃疡,特别是十二指肠溃疡。十二指肠溃疡切除困难时,可行溃疡旷置。优点是即使胃切除较多,胃空肠吻合口张力也不致过大,术后溃疡复发率低;缺点是吻合方式改变了正常的解剖生理关系,术后发生胃肠道功能紊乱的可能性较毕Ⅰ式大。

胃大部切除后胃空肠 Roux-en-Y 吻合术:即胃大部切除后关闭十二指肠残端,在距十二指肠悬韧带 10~15cm 处切断空肠,将残胃和远端空肠吻合,据此吻合口以下 45~60cm 处将空肠与空肠近侧断端吻合。此法临床应用较少,但有防止术后胆汁、胰液进入残胃的优点。

2)胃迷走神经切断术:此手术方式临床已较少使用。迷走神经切断术治疗溃疡的原理是:①阻断迷走神经对壁细胞的刺激,消除神经性胃酸分泌;②阻断迷走神经引起的促胃泌素的分泌,减少体液性胃酸分泌。

可分为三种类型:①迷走神经干切断术;②选择性迷走神经切断术;③高选择性迷走神经切断术。

【常见护理诊断/问题】

1. 焦虑、恐惧　与对疾病缺乏了解,担心治疗效果及预后有关。

2. 疼痛　与胃、十二指肠黏膜受侵蚀及手术后创伤有关。

3. 潜在并发症　出血、感染、十二指肠残端破裂、吻合口瘘、胃排空障碍、消化道梗阻、倾倒综合征等。

【护理措施】

1. 术前护理

(1)心理护理:关心、了解病人的心理和想法,告知有关疾病治疗和手术的知识、手术前和手术后的配合,耐心解答病人的各种疑问,消除病人的不良心理,使其能积极配合疾病的治疗和护理。

(2)饮食护理:一般择期手术病人饮食宜少量多餐,给予高蛋白、高热量、高维生素等易消化的食物,忌酸辣、生冷、油炸、浓茶、烟酒等刺激性食品。病人营养状况较差或不能进食者常伴有贫血、低蛋白血症,术前应给予静脉输液,补充足够的热量,必要时补充血浆或全血,以改善病人的营养状况,提高其对手术的耐受力。术前1天进流质饮食,术前12小时禁食水。

(3)协助病人做好各种检查及手术前常规准备,做好健康教育,如教会病人深呼吸、有效咳嗽、床上翻身及肢体活动方法等。

(4)术日晨留置胃管,必要时遵医嘱留置胃肠营养管,并铺好麻醉床,备好吸氧装置,综合心电监护仪等。

2. 术后护理

(1)病情观察:术后严密观察病人生命体征的变化,每30分钟测量1次,直至血压平稳,如病情较重仍需每1~2小时测量1次,或根据医嘱给予心电监护。同时观察病人神志、体温、尿量、伤口渗血、渗液情况。并且注意有无内出血、腹膜刺激征、腹腔脓肿等迹象,发现异常及时通知医师给予处理。

(2)体位:全麻病人去枕平卧头后仰偏向一侧,麻醉清醒、血压平稳后改半卧位,以保持腹部松弛,减少切口缝合处张力,减轻疼痛和不适,以利腹腔引流,也有利于呼吸和循环。

(3)引流管护理:胃十二指肠溃疡术后病人常留有胃管、尿管及腹腔引流管等。护理时应注意:①妥善固定各种引流管,防止松动和脱出,并做好标识,一旦脱出后不可自行插回。②保持引流通畅、持续有效,防止引流管受压、扭曲及折叠等,可经常挤捏引流管以防堵塞。

如若堵塞,可在医生指导下用生理盐水冲洗引流管。③密切观察并记录引流液的性质、颜色和量,发现异常及时通知医生,协助处理。

留置胃管可减轻胃肠道张力,促进吻合口愈合。护理时还应注意:胃大部切除术后24小时内可由胃管内引流出少量血液或咖啡样液体,若引流液有较多鲜血,应警惕吻合口出血,需及时与医师联系并处理;术后胃肠减压量减少,腹胀减轻或消失,肠蠕动功能恢复,肛门排气后可拔除胃管。

(4)疼痛护理:对术后切口疼痛的病人,可遵医嘱给予镇痛药物或应用自控止痛泵,应用自控止痛泵的病人应注意预防并处理可能发生的并发症,如尿潴留、恶心、呕吐等。

(5)禁食及静脉补液:禁食期间应静脉补充液体。因胃肠减压期间,引流出大量含有各种电解质的胃肠液,加之病人禁食水,易造成水、电解质及酸碱失调和营养缺乏。因此,术后需及时补充病人所需的各种营养物质,包括糖、脂肪、氨基酸、维生素及电解质等,必要时输血、血浆或白蛋白,以改善病人的营养状况,促进切口的愈合。同时详细记录24小时液体出入量,为合理补液提供依据。

(6)早期肠内营养支持的护理:对术前或术中放置空肠喂养管的病人,术后早期(术后24小时)可经喂养管输注肠内营养制剂,对改善病人的全身营养状况、维持胃肠道屏障结构和功能、促进肠功能恢复等均有益处。护理时应注意:①妥善固定喂养管,避免过度牵拉,防止滑脱、移动、扭曲和受压;保持喂养管的通畅,每次输注前后及输注中间每隔4~6小时用温开水或温生理盐水冲洗管道,防止营养液残留堵塞管腔。②肠内营养支持早期,应遵循从少到多、由慢至快和由稀到浓的原则,使肠道能更好地适应。③营养液的温度以37℃左右为宜,温度偏低会刺激肠道引起肠痉挛,导致腹痛、腹泻;温度过高则可灼伤肠道黏膜,甚至可引起溃疡或出血。同时观察病人有无恶心、呕吐、腹痛、腹胀、腹泻和水电解质紊乱等并发症的发生。

(7)饮食护理:肠功能恢复、肛门排气后可拔除胃管,拔除胃管后当日可给少量饮水或米汤;如无不适,第2天进半量流食,每次50~80ml;第3天进全量流食,每次100~150ml;进食后若无不适,第4天可进半流食,以温、软、易于消化的食物为好;术后第10~14天可进软食,忌生、冷、硬和刺激性食物。要少量多餐,开始每天5~6餐,以后逐渐减少进餐次数并增加每餐进食量,逐步过渡到正常饮食。术后早期禁食牛奶及甜品,以免引起腹胀及胃酸。

(8)鼓励病人早期活动:卧床期间,鼓励并协助病人翻身,病情允许时,鼓励并协助病人早期下床活动。如无禁忌,术日可活动四肢,术后第1天床上翻身或坐起做轻微活动,第2~3天视情况协助病人床边活动,第4天可在室内活动。病人活动量应根据个体差异而定,以不感到劳累为宜。

(9)胃大部切除术后并发症的观察及护理

1)术后出血:包括胃和腹腔内出血。胃大部切除术后24小时内可由胃管内引流出少量血液或咖啡样液体,一般24小时内不超过300ml,且逐渐减少、颜色逐渐变浅变清,出血自行停止;若术后短期内从胃管不断引流出新鲜血液,24小时后仍未停止,则为术后出血。发生在术后24小时以内的出血,多属术中止血不确切;术后4~6天发生的出血,常为吻合口黏膜坏死脱落所致;术后10~20天发生的出血,与吻合口缝线处感染或黏膜下脓肿腐蚀血管有关。术后要严密观察病人的生命体征变化,包括血压、脉搏、心率、呼吸、神志和体温的变化;加强对胃肠减压及腹腔引流的护理,观察和记录胃液及腹腔引流液的量、颜色和性质,若短期内从胃管引流出大量新鲜血液,持续不止,应警惕有术后胃出血;若术后持续从腹腔引流管引出大量新鲜血性液体,应怀疑腹腔内出血,须立即通知医生协助处理。遵医嘱采用静脉给予止血药物、输血等措施,或用冰生理盐水洗胃,一般可控制。若非手术疗法不能有效止血或出血量大于每小时500ml时,需再次手术止血,应积极完善术前准备,并做好相应的术后护理。

2) 十二指肠残端破裂:一般多发生在术后24~48小时,是毕Ⅱ式胃大部切除术后早期的严重并发症,原因与十二指肠残端处理不当及胃空肠吻合口输入袢梗阻引起的十二指肠腔内压力升高有关。临床表现为突发性上腹部剧痛、发热和出现腹膜刺激征及白细胞计数增加,腹腔穿刺可有胆汁样液体。一旦确诊,应立即进行手术治疗。

3) 胃肠吻合破裂或吻合口瘘:是胃大部切除术后早期并发症,常发生在术后1周左右。原因与术中缝合技术不当、吻合口张力过大、组织供血不足有关,表现为高热、脉速等全身中毒症状,上腹部疼痛及腹膜炎的表现。如发生较晚,多形成局部脓肿或外瘘。临床工作中应注意观察病人生命体征和腹腔引流情况,一般情况下,病人术后体温逐渐趋于正常,腹腔引流液逐日减少和变清。若术后腹腔引流量仍不减,伴有黄绿色胆汁或呈脓性、带臭味,伴腹痛,体温再次升高,应警惕吻合口瘘的可能,必须及时通知医师,协助处理。处理包括:①出现吻合口破裂伴有弥漫性腹膜炎的病人必须立即手术治疗,做好急症手术准备;②症状较轻无弥漫性腹膜炎的病人,可先行禁食、胃肠减压、充分引流,合理应用抗生素并给予肠外营养支持,纠正水、电解质紊乱和酸碱平衡失调;③保护瘘口周围皮肤,应及时清洁瘘口周围皮肤并保持干燥,局部可涂以氧化锌软膏或使用皮肤保护膜加以保护,以免皮肤破溃继发感染。经上述处理后多数病人吻合口瘘可在4~6周自愈;若经久不愈,必须再次手术。

4) 胃排空障碍:也称胃瘫,常发生在术后4~10天,发病机制尚不完全明了。临床表现为拔除胃管后,病人出现上腹饱胀、钝痛和呕吐,呕吐物含食物和胆汁,消化道X线造影检查可见残胃扩张、无张力、蠕动波少而弱,且通过胃肠吻合口不畅。处理措施包括:①禁食、胃肠减压,减少胃肠道积气、积液,降低胃肠道张力,使胃肠道得到充分休息,并记录24小时出入量;②输液及肠外营养支持,纠正低蛋白血症,维持水、电解质和酸碱平衡;③应用胃动力促进剂如甲氧氯普安、多潘立酮,促进胃肠功能恢复,也可用3%温盐水洗胃。一般经上述治疗均可痊愈。

5) 术后梗阻:根据梗阻部位可分为输入袢梗阻、输出袢梗阻和吻合口梗阻。

输入袢梗阻:可分为急、慢性两类。①急性完全性输入袢梗阻,多发生于毕Ⅱ式结肠前输入段对胃小弯的吻合术式。临床表现为上腹部剧烈疼痛,频繁呕吐,呕吐量少,多不含胆汁,呕吐后症状不缓解,且上腹部有压痛性肿块。系输出袢系膜悬吊过紧压迫输入袢,或输入袢过长穿入输出袢与横结肠的间隙孔形成内疝所致,属闭袢性肠梗阻,易发生肠绞窄,应紧急手术治疗。②慢性不完全性输入袢梗阻病人,表现为进食后出现右上腹胀痛或绞痛,呈喷射状呕吐大量不含食物的胆汁,呕吐后症状缓解。多由于输入袢过长扭曲或输入袢过短在吻合处形成锐角,使输入袢内胆汁、胰液和十二指肠液排空不畅而滞留。由于消化液潴留在输入袢内,进食后消化液分泌明显增加,输入袢内压力增高,刺激肠管发生强烈的收缩,引起喷射样呕吐,也称输入袢综合征。

输出袢梗阻:多因粘连、大网膜水肿或坏死、炎性肿块压迫所致。临床表现为上腹饱胀,呕吐食物和胆汁。如果非手术治疗无效,应手术解除梗阻。

吻合口梗阻:因吻合口过小或是吻合时胃肠壁组织内翻过多而引起,也可因术后吻合口炎性水肿出现暂时性梗阻。病人表现为进食后出现上腹部饱胀感和溢出性呕吐等,呕吐物含或不含胆汁。应即刻禁食,给予胃肠减压和静脉补液等保守治疗。若保守治疗无效,可手术解除梗阻。

6）倾倒综合征：由于胃大部切除术后,胃失去幽门窦、幽门括约肌、十二指肠壶腹部等结构对胃排空的控制,导致胃排空过速所产生的一系列综合征。可分为早期倾倒综合征和晚期倾倒综合征。

早期倾倒综合征：多发生在进食后半小时内,病人以循环系统症状和胃肠道症状为主要表现。病人可出现心悸、乏力、出汗、面色苍白等一过性血容量不足表现,并有恶心、呕吐、腹部绞痛、腹泻等消化道症状。处理：主要采用饮食调整,嘱病人少食多餐,饭后平卧20~30分钟,避免过甜食物、减少液体摄入量并降低食物渗透浓度,多数可在术后半年或1年内逐渐自愈。极少数症状严重而持久的病人需手术治疗。

晚期倾倒综合征：主要因进食后,胃排空过快,高渗性食物迅速进入小肠被过快吸收而使血糖急剧升高,刺激胰岛素大量释放,而当血糖下降后,胰岛素并未相应减少,继而发生低血糖,故又称低血糖综合征。表现为餐后2~4小时,病人出现心慌、无力、眩晕、出汗、手颤、嗜睡以致虚脱。消化道症状不明显,可有饥饿感,出现症状时稍进饮食即可缓解。饮食中减少糖类含量,增加蛋白质比例,少量多餐可防止其发生。

【健康指导】

(1) 向病人及家属讲解有关胃、十二指肠溃疡的知识,使之能更好地配合治疗和护理。

(2) 指导病人学会自我情绪调整,保持乐观进取的精神风貌,注意劳逸结合,减少溃疡病的客观因素。

(3) 指导病人饮食应定时定量,少食多餐,营养丰富,以后可逐步过渡至正常人饮食。少食腌、熏食品,避免进食过冷、过烫、过辣及油煎炸食物,切勿酗酒、吸烟。

(4) 告知病人及家属有关手术后期可能出现的并发症的表现和预防措施。

(5) 定期随访,如有不适及时就诊。

二、胃、十二指肠溃疡急性穿孔

胃、十二指肠溃疡急性穿孔(acute perforation of gastroduodenal ulcer)是胃、十二指肠溃疡的严重并发症,为常见的外科急腹症。起病急,变化快,病情严重,需要紧急处理,若诊治不当可危及生命。其发生率呈逐年上升趋势,发病年龄逐渐趋于老龄化。十二指肠溃疡穿孔男性病人较多,胃溃疡穿孔则多见于老年妇女。

【病因及发病机制】

溃疡穿孔是活动期胃、十二指肠溃疡向深部侵蚀、穿破浆膜的结果。胃溃疡穿孔60%发生在近幽门的胃小弯,而90%的十二指肠溃疡穿孔发生在壶腹部前壁偏小弯侧。急性穿孔后,具有强烈刺激性的胃酸、胆汁、胰液等消化液和食物进入腹腔,引起化学性腹膜炎和腹腔内大量液体渗出,6~8小时后细菌开始繁殖并逐渐转变为化脓性腹膜炎。病原菌以大肠杆菌、链球菌多见。因剧烈的腹痛、强烈的化学刺激、细胞外液的丢失及细菌毒素吸收等因素,病人可出现休克。

【临床表现】

1. 穿孔症状 多突然发生于夜间空腹或饱食后,主要表现为突发性上腹部刀割样剧痛,很快波及全腹,但仍以上腹为重。病人疼痛难忍,常伴恶心、呕吐、面色苍白、出冷汗、脉搏细速、血压下降、四肢厥冷等表现。其后由于大量腹腔渗出液的稀释,腹痛略有减轻,继发细菌感染后,腹痛可再次加重;当胃内容物沿右结肠旁沟向下流注时,可出现右下腹痛。溃疡穿孔后病情的严重程度与病人的年龄、全身情况、穿孔部位、穿孔大小和时间,以及是否空腹穿孔密切相关。

2. 体征 体检时病人呈急性病容,表情痛苦,倦屈位、不愿移动;腹式呼吸减弱或消失;全腹有明显的压痛、反跳痛,腹肌紧张呈"木板样"强直,以右上腹部最为明显,肝浊音界缩小或消失、可有移动性浊音,肠鸣音减弱或消失。

【治疗要点】
根据病情选用非手术或手术治疗。

1. 非手术治疗
(1)适应证:一般情况良好,症状及体征较轻的空腹状态下穿孔者;穿孔超过24小时,腹膜炎症已局限者;胃、十二指肠造影证实穿孔已封闭者;无出血、幽门梗阻及恶变等并发症者。

(2)治疗措施:①禁食、持续胃肠减压,减少胃肠内容物继续外漏,以利于穿孔的闭合和腹膜炎症消退;②输液和营养支持治疗,以维持机体水、电解质平衡及营养需求;③全身应用抗生素,以控制感染;④应用抑酸药物,如给予 H_2 受体阻断剂或质子泵拮抗剂等制酸药物。

2. 手术治疗
(1)适应证:①经上述非手术治疗措施6~8小时,症状无减轻,而且逐渐加重者要改手术治疗;②饱食后穿孔,顽固性溃疡穿孔和伴有幽门梗阻、大出血、恶变等并发症者,应及早进行手术治疗。

(2)手术方式

1)穿孔单纯缝合修补术:即缝合穿孔处并加大网膜覆盖。此方法操作简单,手术时间短,安全性高。适用于穿孔时间超过8小时,腹腔内感染及炎症水肿严重者;以往无溃疡病史或有溃疡病史但未经内科正规治疗,无出血、梗阻并发症者;有其他系统器质性疾病不能耐受急诊彻底性溃疡切除手术者。

2)彻底的溃疡切除手术(连同溃疡一起切除的胃大部切除术):手术方式包括胃大部切除术,对十二指肠溃疡穿孔行迷走神经切断加胃窦切除术,或缝合穿孔后行迷走神经切断加胃空肠吻合术,或行高选择性迷走神经切断术。

【常见护理诊断/问题】
1. 疼痛 与胃、十二指肠溃疡穿孔后消化液对腹膜的强烈刺激及手术后切口有关。
2. 体液不足 与溃疡穿孔后消化液的大量丢失有关。

【护理措施】
1. 术前护理/非手术治疗的护理
(1)禁食、胃肠减压:溃疡穿孔病人要禁食禁水,有效地胃肠减压,以减少胃肠内容物继续流入腹腔。做好引流期间的护理,保持引流通畅和有效负压,注意观察和记录胃液的颜色、性质和量。

(2)体位:伴有休克者取休克体位(头和躯干抬高20°~30°、下肢抬高15°~20°),以增加回心血量;无休克者或休克改善后取半卧位,以利于漏出的消化液积聚于盆腔最低位和便于引流,减少毒素的吸收,同时也可降低腹壁张力和减轻疼痛。

(3)静脉输液,维持体液平衡。

1)观察和记录24小时出入量,为合理补液提供依据。

2)给予静脉输液,根据出入量和医嘱,合理安排输液的种类和速度,以维持水、电解质及酸碱平衡;同时给予营养支持和相应护理。

(4)预防和控制感染:遵医嘱合理应用抗菌药。

(5)做好病情观察:密切观察病人生命体征、腹痛、腹膜刺激征及肠鸣音变化等。若经非手术治疗6~8小时病情不见好转,症状、体征反而加重者,应积极做好急诊手术准备。

2. 术后护理 加强术后护理,促进病人早日康复(参见胃、十二指肠溃疡中的胃大部切除术后护理)。

三、胃、十二指肠溃疡大出血

胃、十二指肠溃疡出血是上消化道大出血中最常见的原因,占50%以上。其中5%~10%需要手术治疗。

【病因与病理】

因溃疡基底的血管壁被侵蚀而导致破裂出血,病人过去多有典型溃疡病史,近期可有服用非甾体类抗炎药物、疲劳、饮食不规律等诱因。胃溃疡大出血多发生在胃小弯,出血源自胃左、右动脉及其分支或肝胃韧带内较大的血管。十二指肠溃疡大出血通常位于壶腹部后壁,出血多来自于胃、十二指肠动脉或胰十二指肠上动脉及其分支;溃疡基底部的血管侧壁破裂出血不易自行停止,可引发致命的动脉性出血。大出血后,因血容量减少、血压下降、血流变慢,可在血管破裂处形成血凝块而暂时止血。由于胃酸、胃肠蠕动和胃、十二指肠内容物与溃疡病灶的接触,部分病例可发生再次出血。

【临床表现】

1. 症状 病人的主要表现是呕血和黑粪,多数病人只有黑粪而无呕血,迅猛的出血则表现为大量呕血和排紫黑色血便。呕血前病人常有恶心,便血前多突然有便意,呕血或便血前后病人常有心悸、目眩、无力甚至昏厥。如出血速度缓慢则血压、脉搏改变不明显。如果短期内失血量超过400ml时,病人可出现面色苍白、口渴、脉搏快速有力,血压正常或略偏高的循环系统代偿表现;当失血量超过800ml时,可出现休克症状:病人烦躁不安、出冷汗、脉搏细速、血压下降、呼吸急促、四肢厥冷等。

2. 体征 腹稍胀,上腹部可有轻度压痛,肠鸣音亢进。

【治疗要点】

胃、十二指肠溃疡出血的治疗原则:补充血容量防止失血性休克,尽快明确出血部位并采取有效止血措施。

1. 非手术治疗

(1)补充血容量:迅速建立静脉通路,快速静脉输液、输血。失血量达全身总血量的20%时,应输注右旋糖酐、羟乙基淀粉或其他血浆代用品,出血量较大时可输注浓缩红细胞,必要时可输全血,保持血细胞比容不低于30%。

(2)禁食、留置胃管:用生理盐水冲洗胃腔,清除血凝块,直至胃液变清。还可经胃管注入200ml含8mg去甲肾上腺素的生理盐水溶液,每4~6小时1次。

(3)应用止血、制酸等药物:经静脉或肌内注射巴曲酶等止血药物;静脉给予H_2受体拮抗剂(西咪替丁等)、质子泵抑制剂(奥美拉唑)或生长抑素等。

(4) 胃镜下止血：急诊胃镜检查明确出血部位后同时实施电凝、激光灼凝、注射或喷洒药物、钛夹夹闭血管等局部止血措施。

2. 手术治疗

(1) 适应证：①严重大出血，短期内出现休克，或短时间内(6~8小时)需输入大量血液(>800ml)方能维持血压和血细胞比容者；②正在进行药物治疗的胃、十二指肠溃疡病人发生大出血，说明溃疡侵蚀性大，非手术治疗难以止血，或暂时血止后又复发；③60岁以上伴血管硬化症者自行止血机会较小，应及早手术；④近期发生过类似的大出血或合并溃疡穿孔或幽门梗阻；⑤胃镜检查发现动脉搏动性出血或溃疡底部血管显露、再出血危险性大者。

(2) 手术方式：①胃大部切除术，适用于大多数溃疡出血的病人；②贯穿缝扎术，在病情危急，不能耐受胃大部切除手术时，可采用单纯贯穿缝扎止血法；③在贯穿缝扎处理溃疡出血后，可行迷走神经干切断加胃窦切除或幽门成形术。

【常见护理诊断/问题】

1. 焦虑、恐惧 与突发胃、十二指肠溃疡大出血及担心预后有关。

2. 体液不足 与胃、十二指肠溃疡出血致血容量不足有关。

【护理措施】

1. 非手术治疗的护理(包括术前护理)

(1) 缓解焦虑和恐惧：关心和安慰病人，给予心理支持，减轻病人的焦虑和恐惧。及时为病人清理呕吐物。情绪紧张者，可遵医嘱适当给予镇静剂。

(2) 体位：取平卧位，卧床休息。有呕血者，头偏向一侧。

(3) 补充血容量：迅速建立多条畅通的静脉通路，快速输液、输血，必要时可行深静脉穿刺输液。开始输液时速度宜快，待休克纠正后减慢滴速。

(4) 采用止血措施：遵医嘱应用止血药物或冰盐水洗胃，以控制出血。

(5) 做好病情观察：严密观察病人生命体征的变化，判断、观察和记录呕血、便血情况，观察病人有无口渴、肢端湿冷、尿量减少等循环血量不足的表现。必要时测量中心静脉压并做好记录。观察有无鲜红色血性胃液从胃管流出，以判断有无活动性出血和止血效果。若出血仍在继续，短时间内(6~8小时)需大量输血(>800ml)才能维持血压和血细胞比容，或停止输液、输血后，病情又恶化者，应及时报告医师，并配合做好急症手术的准备。

(6) 饮食：出血时暂禁食，出血停止后，可进流质或无渣半流质饮食。

2. 术后护理 加强术后护理，促进病人早日康复(参见胃、十二指肠溃疡中的胃大部切除术后护理)。

四、胃、十二指肠溃疡瘢痕性幽门梗阻

胃、十二指肠溃疡病人因幽门管、幽门溃疡或十二指肠壶腹部溃疡反复发作形成瘢痕狭窄、幽门痉挛水肿而造成幽门梗阻(pyloric obstruction)。

【病因与病理】

瘢痕性幽门梗阻常见于十二指肠壶腹部溃疡和位于幽门的胃溃疡。溃疡引起幽门梗阻的机制有幽门痉挛、炎性水肿和瘢痕三种，前两种情况是暂时的和可逆的，在炎症消退、痉挛缓解后梗阻解除，无须外科手术；而瘢痕性幽门梗阻属于永久性，需要手术方能解除梗阻。梗阻初期为克服幽门狭窄，胃蠕动增强，胃壁肌肉代偿性增厚。后期，胃代偿功能减退，失去张力，胃高度扩大，蠕动减弱甚至消失。由于胃内容物潴留引起呕吐而致水、电解质的丢失,导致脱水、低钾低氯性碱中毒;长期慢性不全性幽门梗阻者由于摄入减少,消化吸收不良,病人可出现贫血与营养障碍。

【临床表现】

1. 症状 病人表现为进食后上腹饱胀不适并出现阵发性胃痉挛性疼痛,伴恶心、嗳气与呕吐。呕吐多发生在下午或晚间,呕吐量大,一次达 1000~2000ml,呕吐物内含大量宿食,有腐败酸臭味,但不含胆汁。呕吐后自觉胃部舒适,故病人常自行诱发呕吐以缓解症状。常有少尿、便秘、贫血等慢性消耗表现。体检时可见病人常有消瘦、皮肤干燥、皮肤弹性消失等营养不良的表现。

2. 体征 上腹部可见胃型和胃蠕动波,用手轻拍上腹部可闻及振水声。

【治疗要点】

瘢痕性幽门梗阻以手术治疗为主。最常用的术式是胃大部切除术,但年龄较大、身体状况极差或合并其他严重内科疾病者,可行胃空肠吻合加迷走神经切断术。

【常见护理诊断/问题】

1. 体液不足 与大量呕吐、胃肠减压引起水、电解质的丢失有关。

2. 营养失调:低于机体需要量 与幽门梗阻致摄入不足、禁食和消耗、丢失体液有关。

【护理措施】

1. 术前护理

(1)静脉输液:根据医嘱和电解质检测结果合理安排输液种类和速度,以纠正脱水及低钾、低氯性碱中毒。密切观察及准确记录24小时出入量,为静脉补液提供依据。

(2)饮食与营养支持:非完全梗阻者可给予无渣半流质饮食,完全梗阻者术前应禁食水,以减少胃内容物潴留。根据医嘱于手术前给予肠外营养,必要时输血或其他血液制品,以纠正营养不良、贫血和低蛋白血症,提高病人对手术的耐受力。

(3)采取有效措施,减轻疼痛,增进舒适。

1)禁食,胃肠减压:完全幽门梗阻病人,给予禁食,保持有效胃肠减压,减少胃内积气、积液,减轻胃内张力。必要时遵医嘱给予解痉药物,以减轻疼痛,增加病人的舒适度。

2)体位:取半卧位,卧床休息。呕吐时,头偏向一侧。呕吐后及时为病人清理呕吐物。情绪紧张者,可遵医嘱给予镇静剂。

(4)洗胃:完全幽门梗阻者,除持续胃肠减压排空胃内潴留物外,还需做术前胃的准备,即术前3天每晚用 300~500ml 温盐水洗胃,以减轻胃黏膜水肿和炎症,有利于术后吻合口愈合。

2. 术后护理 加强术后护理,促进病人早日康复(参见胃、十二指肠溃疡中的胃大部切除术后护理)。

第二节 胃 癌

胃癌(gastric carcinoma)是我国最常见的消化道恶性肿瘤之一,发病率在男性恶性肿瘤中仅次于肺癌,占第 2 位,在女性恶性肿瘤中居第 4 位。胃癌死亡率占我国恶性肿瘤死亡率的第 3 位,发病年龄在 50 岁以上,多见于男性,男女比例约为 2∶1。

【病因及发病机制】

胃癌的病因尚未完全清楚,目前认为与下列因素有关。

1. 地域环境及饮食生活因素　胃癌发病有明显的地域性差别,日本、俄罗斯、南非、智利和北欧等国家和地区的发病率较高,而北美、西欧、印度、澳大利亚及新西兰等国家发病率较低。在我国的西北与东部沿海地区胃癌发病率比南方地区明显为高。长期食用腌制、熏、烤食品者胃癌的发病率高,与食品中亚硝酸盐、真菌毒素、多环芳烃化合物等致癌物或前致癌物的含量高有关。食物中缺乏新鲜蔬菜、水果也与发病有一定关系。吸烟增加胃癌发病率。

2. 幽门螺杆菌感染　是引发胃癌的主要因素之一,我国胃癌高发区成人幽门螺杆菌感染率在60%以上。幽门螺杆菌能促使硝酸盐转化成亚硝酸盐及亚硝胺而致癌;幽门螺杆菌的毒性产物CagA、VacA可能具有促癌作用。

3. 癌前病变　指易发生癌变的疾病或状态,胃的癌前疾病指一些使胃癌发病危险性增高的良性胃疾病,如慢性萎缩性胃炎、胃息肉、胃溃疡及残胃炎等,这些病变都可能伴有不同程度的慢性炎症过程、胃黏膜肠上皮化生或非典型增生,时间长久有可能转变为癌。胃的癌前病变指容易发生癌变的病理组织学变化,胃黏膜的异型增生属于癌前病变,根据异型程度可分为轻、中、重三度,重度异型增生中有75%~80%的病人有可能发展成胃癌。

4. 遗传因素　胃癌有明显的家属倾向,遗传与分子生物学研究发现与病人有血缘关系的亲属其胃癌发病率较对照组高4倍。目前一些研究资料表明胃癌是一个多因素、多步骤、多阶段的发生发展过程,涉及癌基因、抑癌基因、凋亡相关基因与转移基因等的改变。遗传素质使易感者对致癌物质更敏感。

【临床表现】

1. 症状　早期胃癌多数病人无明显症状,部分病人可有上腹部隐痛、嗳气、泛酸、食欲减退等类似胃、十二指肠溃疡或慢性胃炎症状,无特异性。疼痛与体重减轻是进展期胃癌最常见的临床表现,病人常有较为明显的消化道症状,如上腹疼痛不适、进食后饱胀,随病情进展上腹疼痛加重,食欲不振、乏力、消瘦,部分病人有恶心、呕吐。另外,根据肿瘤的部位不同,有其特殊表现:贲门胃底癌可有胸骨后疼痛和进行性吞咽困难;胃窦部癌出现幽门部分或完全梗阻时,可表现餐后饱胀、恶心、呕吐,呕吐物多为宿食和胃液;贲门癌和高位小弯癌出现进食梗阻感;癌肿破溃或侵及血管后可有消化道出血症状,一般仅为粪便潜血试验阳性,出血量多时可有黑粪,少数病人出现呕血。如出血时间较长或出血量较大,病人可出现缺铁性贫血。

2. 体征　胃癌早期可仅有上腹部深压痛或不适。晚期可能出现:①上腹部肿块;②左锁骨上淋巴结肿大;③直肠指诊:在直肠前凹可摸到肿块;④若出现肝脏等远处转移,出现肝大、腹水。

【治疗要点】

早期发现、早期诊断和早期治疗是提高胃癌疗效的关键。手术在胃癌的治疗中占主导地位,仍是治疗胃癌的首选方法。而根治性手术是能够达到治愈目的的重要方法,再积极辅以化疗、放疗、免疫治疗及生物治疗等综合治疗以提高疗效。

1. 手术治疗

(1)根治性手术:按癌肿所在部位整块切除胃的全部或大部,以及大、小网膜和局域淋巴结,并重建消化道。切除端应距癌肿边缘5cm以上,若癌肿范围较大或已穿透浆膜并侵及周围脏器时,可采取胃癌扩大根治术或联合脏器(包括胰体、尾及脾在内)切除。

(2)微创手术:近年来胃癌的微创手术已日趋成熟,包括胃镜下胃黏膜癌灶切除和腹腔镜下做胃楔形切除、胃部分切除甚至是全胃切除术。

(3)姑息性手术：用于肿瘤广泛浸润并转移、不能完全切除者。通过切除肿瘤可以缓解症状，延长生存期。手术包括姑息性胃切除术、胃肠吻合术、空肠造口术等。

2. 化学治疗 是最主要的辅助治疗方法。用于根治性手术的术前、术中、术后，延长生存期。晚期胃癌病人采用适量化疗，能减缓肿瘤的发展速度，改善症状，有一定的近期效果。目的在于杀灭残留的微小癌灶或术中脱落的癌细胞，提高综合治疗效果。化疗途径可采用口服、静脉、腹膜腔、动脉插管区域灌注给药等。

3. 胃癌的其他治疗 包括放疗、免疫治疗、生物治疗、中医中药等。

【常见护理诊断/问题】

1. 焦虑、恐惧 与对疾病缺乏了解，担心治疗效果及预后有关。

2. 营养失调：低于机体需要量 与摄入不足、体液丢失及癌肿导致的消耗增加有关。

3. 知识缺乏 缺乏术后康复及综合治疗相关的知识。

4. 潜在并发症 出血、十二指肠残端破裂、吻合口瘘、消化道梗阻、倾倒综合征等。

【护理措施】

1. 术前护理

(1)缓解焦虑和恐惧：病人对癌肿及预后存有很大顾虑，常有悲观焦虑情绪，应视情况与家属协商寻找合适时机，帮助病人尽快面对疾病，向病人介绍相关疾病知识、手术治疗的必要性及综合治疗的效果，鼓励病人表达自身感受和学会自我放松的方法；并根据个体情况进行有针对性的心理护理，以增强病人对手术治疗的信心。此外，还应鼓励病人家属和朋友给予病人关心和支持，使其能很好地配合治疗和护理。

(2)改善营养状况：胃癌病人，尤其是伴有梗阻和出血者，手术前常由于食欲减退、摄入不足、消耗增加和恶心、呕吐而导致营养状况欠佳。护士应根据病人的饮食和生活习惯，合理制订食谱。给予高蛋白、高热量、高维生素、低脂肪、易消化和少渣的食物；对不能进食者，应遵医嘱给予静脉补液，补充足够的热量，必要时补充血浆或全血，以改善病人的营养状况，提高其对手术的耐受力。

(3)协助病人做好各种检查及手术前常规准备，做好健康教育，如教会病人深呼吸、有效咳嗽、床上翻身及肢体活动方法等。

2. 术后护理

(1)病情观察：术后严密观察病人生命体征、神志及尿量的变化，或根据医嘱给予心电监护。注意有无内出血、腹膜刺激征、腹腔脓肿等迹象，发现异常及时通知医师给予处理；同时观察腹部及伤口情况，注意有无腹痛、腹胀，伤口敷料有无渗血、渗液等。

(2)体位及活动：全麻病人去枕平卧头后仰偏向一侧，麻醉清醒、血压平稳后改半卧位，有利于呼吸和循环，减少切口缝合处张力，减轻疼痛和不适，以利腹腔引流。卧床期间，协助病人翻身，病情允许，鼓励病人早期下床活动。如无禁忌，术日可活动四肢，术后第1天床上翻身或坐起做轻微活动，第2~3天视情况协助病人床边活动，第4天可在室内活动。病人活动量应根据个体差异而定。

(3)禁食、胃肠减压：术后早期给予禁食、胃肠减压，可减轻胃肠道张力，促进吻合口愈合。

(4)镇痛：对术后切口疼痛的病人，可遵医嘱给予镇痛药物，促进舒适。应用自控止痛泵的病人，应注意预防并处理可能发生的并发症，如尿潴留、恶心、呕吐等。

(5)饮食与营养:术后早期应禁食,遵医嘱给予肠外营养或肠内营养,并做好营养支持的相应护理。待肠蠕动功能恢复、肛门排气后方可拔出胃管,拔管当日可少量饮水或米汤,以后逐步过渡到半量流食、全量流食,继而半流食、软食直至正常饮食。

(6)并发症的观察及护理:参见胃、十二指肠溃疡的护理。

【健康指导】

1. 胃癌的预防 积极治疗 Hp 感染和胃癌的癌前病变,如慢性萎缩性胃炎、胃溃疡等;养成良好的饮食习惯,少食腌制、熏、烤食品,戒烟酒;保持心情舒畅,中医强调"七情"是致病的重要因素。人在受到各种精神刺激,情绪波动时,可促进肿瘤的发生和发展。所以,应保持良好的心态,避免不必要的情绪刺激;高危人群定期检查,如粪潜血试验、X 线钡餐检查、内镜检查等。

2. 适当活动 参加一些适量的有氧运动,注意劳逸结合,避免过度劳累。

3. 定期复查 向胃癌病人及家属讲解化疗的必要性和副作用以及每一个疗程的间隔时间。化疗期间病人应注意饮食,定期门诊随访,检查血常规、肝功能等,并注意预防感染。术后 3 年内每 3~6 个月复查一次,3~5 年每半年复查一次,5 年后每年 1 次。内镜检查每年 1 次。如有腹部胀满不适、肝区胀痛、锁骨上淋巴结肿大等表现时,应随时复查。

第九章 肠梗阻的护理

由于任何原因导致的肠内容物不能正常运行、顺利通过肠道，称为肠梗阻（intestinal obstruction），是常见的外科急腹症之一。肠梗阻的病因和类型很多，发病后，不但可发生肠管本身形态和功能上的改变，还可引起一系列全身性病理生理改变，临床表现复杂多变。

【病因与发病机制】

1. 按肠梗阻发生的基本病因分类

（1）机械性肠梗阻（mechanical intestinal obstruction）：最常见，是各种原因引起的肠腔变窄、肠内容物通过障碍。主要原因包括：①肠腔堵塞，如寄生虫、粪块、大胆石、异物等；②肠管外受压，如粘连引起肠管扭曲、肠扭转、嵌顿疝或受腹腔肿瘤压迫等；③肠壁病变，如先天性肠道闭锁、肠套叠、肿瘤等。

（2）动力性肠梗阻（dynamic intestinal obstruction）：是由于神经反射或毒素刺激引起肠壁肌肉功能紊乱，使肠蠕动丧失或肠管痉挛，以致肠内容物不能正常运行，但本身无器质性肠管狭窄。动力性肠梗阻又可分为麻痹性肠梗阻（paralytic ileus）与痉挛性肠梗阻（spastic ileus）两类。前者常见于急性弥漫性腹膜炎、腹部大手术后、低钾血症及细菌感染等；后者较少见，可继发于尿毒症、肠道功能紊乱和慢性铅中毒等。

（3）血运性肠梗阻（vascular intestinal obstruction）：是由于肠系膜血管受压、栓塞或血栓形成，使肠管血运障碍，继而发生肠麻痹而使肠内容物不能运行。随着人口老龄化，动脉硬化等疾病的增多，现已不属少见。

2. 按肠壁血运有无障碍分为两类

（1）单纯性肠梗阻：仅为肠内容物通过受阻，无肠管血运障碍。

（2）绞窄性肠梗阻：指伴有肠壁血运障碍的肠梗阻。可因肠系膜血管受压、血栓形成或栓塞等引起。

3. 其他分类 除上述分类外，还可按肠梗阻发生的部位分为高位（空肠上段）和低位（回肠末段和结肠）肠梗阻；按肠梗阻的程度分为完全性和不完全性肠梗阻；按肠梗阻发生的快慢分为急性和慢性肠梗阻。若一段肠袢两端完全阻塞，如肠扭转、结肠肿瘤等，则称为闭袢性肠梗阻。结肠肿瘤引起肠梗阻，由于其近端存在回盲瓣，也易致闭袢性肠梗阻。

上述分类并非绝对，随着病情发展，某些类型的肠梗阻在一定条件下可以相互转化。

【临床表现】

不同类型的肠梗阻临床表现各有其特点，但均存在腹痛、呕吐、腹胀及停止排气、排便等共同表现。

1. 症状

（1）腹痛：单纯性机械性肠梗阻发生时，由于梗阻以上肠管强烈蠕动，病人表现为阵发性腹部绞痛，疼痛多位于腹中部，也可偏于梗阻所在部位。疼痛发作时，病人自觉腹内有"气块"窜动，并受阻于某一部位，即梗阻部位。当腹痛的间歇期不断缩短并成为剧烈的持续性腹痛时，应考虑可能是绞窄性肠梗阻的表现。麻痹性肠梗阻病人表现为全腹持续性胀痛或不适。

(2) 呕吐：在梗阻早期，呕吐常为反射性，吐出物以食物或胃液为主。此后，呕吐随梗阻部位高低而有所不同：高位肠梗阻时，呕吐出现早且频繁，呕吐物主要为胃液、十二指肠液和胆汁；低位肠梗阻呕吐出现较晚，呕吐物常为带臭味的粪样物。若呕吐物为血性或棕褐色液体，常提示肠管有血运障碍。麻痹性肠梗阻时的呕吐呈溢出性。

(3) 腹胀：腹胀发生时间一般出现较晚，其程度与梗阻部位有关。高位肠梗阻由于呕吐频繁，故腹胀不明显；低位或麻痹性肠梗阻则腹胀明显，遍及全腹。结肠梗阻时，如果回盲瓣关闭良好，梗阻以上结肠可成闭袢，则腹周膨胀显著。腹部隆起不均匀对称，是肠扭转等闭袢性肠梗阻的特点。

(4) 停止排气、排便：急性完全性肠梗阻病人，多不再排气排便；但在梗阻早期、高位肠梗阻、不完全性肠梗阻时，可有数次少量排气排便。绞窄性肠梗阻时，可排出血性黏液样粪便。

2. 体征

(1) 局部体征：①腹部视诊，机械性肠梗阻常可见腹部膨隆、肠型和异常蠕动波；肠扭转时腹胀多不对称；麻痹性肠梗阻时则腹胀均匀。②触诊，单纯性肠梗阻可有轻度压痛，但无腹膜刺激征；绞窄性肠梗阻时可有固定压痛和腹膜刺激征，可扪及痛性包块。③叩诊，绞窄性肠梗阻时腹腔有渗液，移动性浊音可呈阳性。④听诊，机械性肠梗阻时肠鸣音亢进，可闻及气过水声或金属音；麻痹性肠梗阻则肠鸣音减弱或消失。⑤直肠指检如触及肿块，可能为直肠肿瘤或肠套叠的套头，血迹提示肠套叠或肠绞窄。

(2) 全身体征：单纯性肠梗阻早期多无明显全身性改变，晚期可有唇干舌燥、眼窝凹陷、皮肤弹性差、尿少或无尿明显缺水征。或出现脉搏细速、血压下降、面色苍白、四肢发凉等中毒和休克征象。

【治疗要点】

治疗原则是尽快解除梗阻，纠正因肠梗阻所引起的全身性生理紊乱。

1. 非手术治疗 非手术治疗适用于单纯性粘连性肠梗阻、麻痹性或痉挛性肠梗阻、蛔虫或粪块堵塞导致的肠梗阻、肠结核等炎症引起的不全性肠梗阻等，措施包括禁食，胃肠减压，纠正水、电解质紊乱及酸碱平衡失调。必要时输血浆、全血或血浆代用品，以补偿已丧失的血浆和血液。防治感染和中毒，使用针对肠道细菌的抗菌药防治感染。对起病急骤伴脱水者应留置尿管观察尿量，禁食状态下，应给予病人营养支持。明确诊断后可应用解痉剂止痛，但禁用吗啡类等强力镇痛药，防止掩盖病情。针对病因不同确定治疗方案，可给予解痉剂、低压灌肠、针灸等非手术治疗措施，并密切观察病情变化。

2. 手术治疗 手术治疗适用于各种类型的绞窄性肠梗阻或由于肿瘤、先天性肠道畸形引起的肠梗阻，以及经非手术治疗不能缓解的肠梗阻病人，原则是在最短的时间内、运用最简单的方法解除梗阻或恢复肠腔通畅。手术方法包括粘连松解术、肠切开取出异物、肠套叠或肠扭转复位术、肠切除吻合术、短路术和肠造口术等。

【常见护理诊断/问题】

1. 急性疼痛 与肠蠕动增强或肠壁缺血及手术创伤有关。

2. 体液不足 与频繁呕吐、禁食、肠腔积液、胃肠减压有关。

3. 潜在并发症 腹腔感染及肠瘘、切口感染、粘连性肠梗阻等。

【护理措施】

1. 术前（包括非手术治疗）的护理

（1）缓解腹痛和腹胀

1）禁食、胃肠减压：持续有效的胃肠减压对单纯性肠梗阻和麻痹性肠梗阻可达到解除梗阻的目的。胃肠减压可清除肠腔内积气、积液，有效缓解腹痛、腹胀，还可以降低腹内压，改善因膈肌抬高而导致的呼吸与循环障碍。胃肠减压期间应保持引流通畅，防止受压、扭曲、折叠。密切观察和记录胃液的颜色、性状和量，若发现有血性胃液，应高度怀疑有绞窄性肠梗阻的可能。及时通知医生并协助处理。

2）体位：生命体征平稳取半卧位，可使膈肌下降，减轻腹胀对呼吸、循环系统的影响，并有利于腹腔渗液积聚于盆腔，便于引流；腹痛时嘱病人将双腿屈曲可减轻腹痛。

3）应用解痉剂：若无肠绞窄或肠麻痹，可应用阿托品类抗胆碱药物解除胃肠道平滑肌痉挛，抑制胃肠道腺体的分泌，使腹痛得以缓解。但不可随意应用吗啡类止痛剂，以免掩盖病情。此外，还可热敷腹部，针灸双侧足三里穴。

4）腹部按摩或针刺疗法：若病人为不完全性、痉挛性或单纯蛔虫所致的肠梗阻，可适当顺时针轻柔按摩腹部，并遵医嘱配合应用针刺疗法，缓解疼痛。

（2）维持体液平衡

1）补液：依据病人的病情来确定补充液体的量和种类。根据病人脱水情况及有关的血清电解质和血气分析结果合理安排输液种类和调节输液量，故应严密观察和记录病人呕吐量、胃肠减压量和尿量，以及实验室检查结果的变化等，为合理补液提供依据。

2）饮食与营养支持：肠梗阻病人应禁食，给予肠外营养。若经治疗梗阻解除，肠蠕动恢复正常，如病人排气排便，腹痛、腹胀消失12小时后，则可进流质饮食，忌食产气的甜食和牛奶等；如无不适，24小时后进半流质饮食；3天以后过渡到半流质饮食及普食。

（3）呕吐的护理：呕吐时嘱病人坐起或头侧向一边，以免误吸引起吸入性肺炎或窒息；及时清除口腔内呕吐物，给予漱口，保持口腔清洁，并观察记录呕吐物的量、颜色和性状等。

（4）严密观察病情：定时测量病人生命体征，包括体温、脉搏、呼吸和血压，密切观察病人腹痛、腹胀、呕吐及腹部体征的变化，及时了解实验室各项指标；若病人出现以下情况，应考虑有肠绞窄的可能：①腹痛发作急骤，起始即为持续性剧烈腹痛，或在阵发性加重期间仍有持续性腹痛。肠鸣音可不亢进。呕吐出现早、剧烈而频繁；②病情发展迅速，早期出现休克，抗休克治疗后症状改善不显著；③有明显腹膜炎体征，体温升高，脉率增快，白细胞计数和中性粒细胞比例增高；④腹胀不对称，腹部有局限性隆起或触及有压痛的包块；⑤呕吐物、胃肠减压抽出液、肛门排泄物为血性，或腹腔穿刺抽出血性液体；⑥经积极非手术治疗后症状和体征无明显改善；⑦腹部X线检查，可见孤立的、胀大的固定肠袢。此类病人病情危重，多处于休克状态，需紧急手术治疗。应积极做好术前准备。此类病人病情危重，应在抗休克、抗感染的同时，积极做好手术前准备。

（5）术前准备：慢性不完全性肠梗阻需做肠切除肠吻合手术者，除一般术前准备外，应按要求做好肠道准备。急诊手术者，需紧急做好备皮、交叉配血、输液等术前准备。

2. 术后护理

（1）体位：病人术毕回房后，按其不同的麻醉方式给予不同卧位。如是硬膜外麻醉应去枕平卧6小时候给半卧位，如是全麻，则应在病人清醒后血压平稳再给予半卧位。

（2）密切观察病情变化：病人术毕回房后，要严密观察病人的生命特征变化，定时测量脉搏、呼吸和血压，并观察腹部体征和症状的变化。观察腹痛、腹胀的改善程度，呕吐及肛门排气排便情况等。留置胃肠减压和腹腔引流管时，观察和记录引流液的颜色、性状和量。

(3) 饮食与补液：手术后早期禁食水，禁食期间给予静脉补液，补充机体所需的各类营养物质。待肠蠕动恢复并有肛门排气后可开始进少量流质饮食；进食后若无不适，逐步过渡至半流食、普食。

(4) 术后并发症的观察与护理

1) 腹腔感染及肠瘘：①如病人有引流管，应妥善固定并保持腹腔引流通畅，观察记录引流液的颜色、性状和量。更换引流装置时要严格无菌操作，避免逆行性感染的发生。②观察病人术后腹痛、腹胀症状是否改善，肛门恢复排气、排便的时间等。若腹腔引流管周围流出较多带有粪臭味的液体，同时病人出现局部或弥漫性腹膜炎的表现，应警惕腹腔内感染及发生肠瘘的可能。根据医嘱进行积极的营养支持及抗感染治疗，引流不畅或感染不能控制者应及时报告医生，做好再次手术的准备。

2) 切口感染：若术后 3~5 天病人出现体温升高，切口局部红肿、胀痛或跳痛，应考虑切口感染的可能。一旦出现切口感染，应拆去缝线、清创、引流，定期换药至切口愈合。

3) 粘连性肠梗阻：可由广泛肠粘连未能分离完全或手术后胃肠道处于暂时麻痹状态，加上腹腔炎症重新引起肠粘连所导致。护理时应注意：①鼓励并协助病人术后早期活动，如病情稳定，术后 24 小时即可开始床上活动，包括床上翻身、坐起、活动四肢，3 天后下床活动，以促进肠蠕动功能的恢复，预防肠粘连。②观察病人是否再次出现腹痛、腹胀、呕吐等肠梗阻表现。一旦出现，应及时报告医师并协助处理，包括给予病人禁食、胃肠减压，静脉补液，口服液状石蜡或四磨汤等，一般多可缓解。必要时做好再次手术的准备。

【健康指导】

1. 饮食指导 告知病人注意饮食卫生，不吃不洁的食物，避免暴饮暴食。嘱病人出院后进食易消化、营养丰富、高维生素的食物，少食刺激性强的辛辣食物；避免腹部受凉和饭后剧烈活动。

2. 保持大便通畅 便秘者应注意通过调整饮食、腹部按摩等方法保持大便通畅，无效者适当服用缓泻剂，避免用力排便。

3. 锻炼 保持心情愉快，每天进行适当的体育锻炼。

4. 自我监测 指导病人进行自我监测，若出现腹痛、腹胀、呕吐、停止排便排气等不适，及时就诊。

第十章 急性阑尾炎的护理

急性阑尾炎(acute appendicitis)是发生在阑尾的急性炎症反应,是外科常见的急腹症之一,可在各个年龄发病,多发生于青壮年,男性多于女性。

【病因与发病机制】

1. 阑尾管腔阻塞 急性阑尾炎最常见的病因。由于阑尾的解剖特点,如管腔细窄,开口狭小,阑尾黏膜下层有着丰富的淋巴组织,系膜短使阑尾弯曲成弧形等,且蠕动弱,致使阑尾管腔易于阻塞。阑尾管腔阻塞的常见原因如下:

(1)淋巴滤泡的明显增生:最常见,约占阻塞原因的60%,多见于青年人。

(2)粪石堵塞:约占35%,多见于成年人。

(3)异物、炎性狭窄、食物残渣、蛔虫、肿瘤等则是较少见的病因。

(4)胃肠功能紊乱:胃肠道一些疾病,如急性肠炎、炎性肠病、血吸虫病等,都可直接蔓延至阑尾,或引起阑尾肠壁肌肉痉挛,使血运障碍而引起炎症。

阑尾管腔阻塞后,阑尾黏膜仍继续分泌黏液,腔内压力上升,血运发生障碍,使阑尾的炎症加剧。

2. 细菌入侵 由于阑尾管腔阻塞,大量的分泌物滞留,利于细菌繁殖,分泌内毒素和外毒素,损伤黏膜上皮并使黏膜形成溃疡,细菌穿过溃疡的黏膜进入阑尾肌层,引起或加重感染。致病细菌多为肠道内革兰阴性菌和厌氧菌。

【临床表现】

急性阑尾炎的临床表现可因不同的病理类型而有所不同,发生在特殊年龄阶段、特殊生理过程的阑尾炎又有不同的临床表现特点。

1. 症状

(1)腹痛(转移性右下腹痛):典型的急性阑尾炎腹痛多起于中腹或脐周部,开始疼痛不严重,位置不固定,呈持续性。数小时后(6~8小时)腹痛转移并固定在右下腹部。临床上70%~80%的急性阑尾炎病人具有这一转移性右下腹痛的特点,但也有少数病例发病开始即出现右下腹痛。

不同位置的阑尾炎,其腹痛部位也有区别,如盲肠后位阑尾炎,痛在右侧腰部;盆腔位阑尾炎,痛在耻骨上区;肝下区阑尾炎可引起右中上腹痛等。极少数左侧腹部阑尾炎呈左下腹痛。

不同病理类型的阑尾炎腹痛亦有差别,如单纯性阑尾炎是轻度隐痛;化脓性阑尾炎呈阵发性剧痛和胀痛;坏疽性阑尾炎腹痛剧烈呈持续性,穿孔后腹痛可暂减轻,但出现腹膜炎后,腹痛则持续加剧。

(2)胃肠道症状:阑尾炎早期,病人可出现厌食、恶心和呕吐,但程度较轻,部分病人还可发生便秘和腹泻。盆腔位阑尾炎时炎症刺激直肠和膀胱,会引起里急后重和尿痛症状。弥漫性腹膜炎时可致麻痹性肠梗阻。

(3)全身症状:多数病人早期可有乏力、低热、头痛。当炎症加重时可出现全身感染中毒症状,如心率增快、发热达38℃左右、烦躁不安或反应迟钝。阑尾穿孔时出现腹膜炎表现,如伴发化脓性门静脉炎时可出现寒战、高热及黄疸。

2. 体征

(1) 右下腹固定压痛:急性阑尾炎最常见的重要体征。压痛点通常位于麦氏(McBurney)点,可随阑尾位置的变异而改变,但压痛点始终固定在一个位置上,特别在发病早期腹痛尚未转移至右下腹时,右下腹便可出现固定压痛点。压痛程度和范围往往与炎症的严重程度相平行。

(2) 腹膜刺激征:病人除右下腹出现明显压痛外,还可有反跳痛、肌紧张和肠鸣音减弱或消失等,这是壁层腹膜受到炎症刺激的一种防御性反应,常提示阑尾炎症加重,可能已发展到化脓、坏疽或穿孔的程度。但小儿、老人、孕妇、肥胖虚弱病人或腹膜后位阑尾炎时,表现不明显。

(3) 右下腹包块:部分阑尾炎形成阑尾包块或脓肿的病人,在其右下腹可扪及位置固定、边界不清的压痛性包块。

(4) 其他体征

1) 结肠充气试验(Rovsing试验):病人仰卧位,检查者用一手压住左下腹降结肠部,再用另一手反复压迫近侧结肠部,结肠内积气即可传至盲肠阑尾根部,引起右下腹疼痛者为阳性。

2) 腰大肌试验:病人左侧卧位后,使右大腿用力向后过伸,引起右下腹痛者为阳性,说明阑尾位置较深或后位靠近腰大肌。

3) 闭孔内肌试验:病人仰卧位,将右髋和右膝均屈曲90°,然后将右股向内旋转,如引起右下腹痛者为阳性。提示阑尾位置较低靠近闭孔内肌。

4) 直肠指诊:当阑尾位于盆腔或炎症已波及盆腔时,指诊时有直肠右前方触痛;如有盆腔脓肿时,可触及痛性肿块。

【处理原则】

绝大多数急性阑尾炎诊断明确后,应早期外科手术治疗;部分成人急性单纯性阑尾炎可经非手术治疗而痊愈。

1. 手术治疗 不同临床类型急性阑尾炎的手术选择不同。

(1) 急性单纯性阑尾炎:行阑尾切除术,切口一期缝合。也可行腹腔镜阑尾切除。

(2) 急性化脓性或坏疽性阑尾炎:行阑尾切除术,如腹腔内已有脓液,可根据病情放置引流管。

(3) 阑尾周围脓肿:脓肿尚未破溃穿孔时应按急性阑尾炎处理。若已形成阑尾周围脓肿,全身应用抗生素或联合局部药物外敷,促进脓肿吸收消退。待肿块局限、体温正常3个月后再行手术切除阑尾;若脓肿无局限趋势,应行脓肿切开引流,视术中具体情况决定是否可切除阑尾。如阑尾已脱落,尽量取出,闭合盲肠壁,以防造成肠瘘。

2. 非手术治疗 非手术治疗适用于诊断不甚明确、症状比较轻者。主要治疗措施包括:全身应用抗生素、禁食、补液或中药治疗。在非手术治疗期间,应严密观察病情变化,如病情加剧,随时手术治疗。

【常见护理诊断/问题】

1. 疼痛 与阑尾炎症或手术创伤有关。

2. 焦虑 与发病突然及对疾病认识不足有关。

3. 潜在并发症(术后)　切口感染、出血、腹膜炎、粘连性肠梗阻、阑尾残株炎、腹腔脓肿、粪瘘、化脓性门静脉炎。

【护理措施】

1. 非手术治疗的护理

(1)有效缓解疼痛

1)体位:卧床休息,取有效半卧位,减轻腹部张力,使疼痛减轻。

2)镇静止痛:诊断明确后,可遵医嘱应用镇静、解痉、止痛药物,禁用强力止痛药,如吗啡等,以免掩盖病情。

(2)饮食和补液:根据病情提供饮食及补液。病情较轻者,可进流食,炎症较重者或可能进行手术治疗者,应禁食,给予静脉补液,可减少肠蠕动,利于炎症局限,也利于中转手术治疗。

(3)应用抗生素:遵医嘱正确应用足量有效的抗生素,一般采用广谱抗生素加抗厌氧菌药物联合应用,以便有效控制感染。

(4)严密观察病情变化:在非手术治疗期间,应注意观察病人的生命体征、腹部症状和体征、辅助检查结果。观察期间禁服泻药及灌肠,以免肠蠕动加快,肠内压力增高,导致阑尾穿孔或炎症扩散。

2. 手术治疗的护理

(1)术前护理

1)同非手术治疗的护理。

2)心理护理及心理支持:了解病人和家属的心理反应,做好解释安慰工作,稳定病人情绪,减轻其焦虑,让病人以良好的心理状态接受手术。

3)健康宣教:向病人及家属讲解急性阑尾炎的相关知识、手术治疗的必要性和重要性,以及手术前后配合的注意事项,使其积极配合治疗及护理。

4)做好术前的常规准备:备皮、胃肠道准备、皮试、更衣、执行术前医嘱。

(2)术后护理

1)体位:全麻病人术后清醒或硬膜外麻醉病人平卧6小时后,生命体征平稳者,改半卧位,以减少腹壁张力,减轻伤口疼痛,有利于呼吸和引流。

2)做好病情观察:定时测量体温、脉搏和血压并准确记录;加强巡视,注意倾听病人的主诉,观察病人腹部体征的变化及伤口敷料的情况,发现异常,及时通知医师并协助处理。

3)饮食与补液:病人术后禁食,有胃管者行胃肠减压,接好引流管并妥善固定,做好相应护理并给予静脉补液。待肠蠕动功能恢复,肛门排气后,逐渐恢复经口进食。

4)早期活动:鼓励病人早期床上翻身、活动肢体,待麻醉反应消失后即可下床活动,以促进肠蠕动功能的恢复,减少肠粘连的发生。

5)按医嘱及时应用抗生素,预防感染。

(3)阑尾切除术后并发症的观察及护理

1)切口感染:这是阑尾切除术后最常见的并发症。多见于化脓性或穿孔性阑尾炎,临床表现为术后2~3天体温升高,切口局部红肿、胀痛或跳痛。处理原则:可先行试穿抽出脓液,或于波动处拆去缝线,清创、引流,定期换药至愈合。

2)出血:阑尾系膜结扎线松脱,引起系膜血管出血。常发生在术后24~48小时内,腹腔出血表现为腹痛、腹胀、出血性休克等;下消化道出血表现为黑粪。一旦发生出血,须立即输血补液,必要时二次手术。

3)粘连性肠梗阻:由于手术损伤、阑尾周围脓液渗出和术后长期卧床等因素,部分病人可发生肠粘连。处理原则:禁食、胃肠减压、补液,严重时手术治疗。注意预防。

4)阑尾残株炎:切除阑尾时,如残端太长,超过1cm,术后易发生炎症,仍会表现为阑尾炎的症状,症状较重时宜再次手术。

5)腹腔感染、腹腔脓肿:多发生于化脓性和坏疽性阑尾炎术后,尤其阑尾穿孔伴腹膜炎的病人。因炎性渗出物常积聚于膈下、盆腔、肠间隙而易形成脓肿。多见于术后5~7天,病人表现为体温持续升高或下降后又升高,腹痛、腹胀、腹部压痛等,严重者出现全身中毒症状。处理原则和护理参见腹膜炎病人的护理。

【健康指导】

(1)对非手术治疗的病人,向其解释禁食的目的,教会病人自我观察腹部症状和体征的方法,一旦复发应及时就医。

(2)向病人介绍术后早期活动的意义,鼓励并协助病人早期下床活动,促进肠蠕动恢复,预防肠粘连。

(3)指导病人合理饮食,保持良好的生活习惯,避免暴饮暴食,餐后不做剧烈运动,尤其是跳跃、奔跑等。

(4)阑尾周围脓肿者,出院时告知病人3个月后再次住院行阑尾切除术。

(5)告知病人及时治疗其他胃肠道疾病,预防慢性阑尾炎急性发作。

第十一章 结肠、直肠与肛管疾病的护理

第一节 结 肠 癌

结肠癌(carcinoma of colon)是消化道常见的恶性肿瘤,以41~65岁发病率高。在我国近20年来尤其是在大城市,发病率明显上升,有多于直肠癌的趋势。而直肠癌的发病率基本稳定。

【病因与发病机制】

结肠癌的发病因素目前尚未明了,根据流行病学调查和临床观察分析,可能与下列因素有关。

1. 饮食因素 结肠癌的发病与摄入过多的动物脂肪及动物蛋白质,缺乏新鲜蔬菜及含膳食纤维的食品有一定的相关性,加之缺乏适度的体力活动,导致肠道蠕动功能减弱,肠道菌群改变,使粪便通过肠道的速度减慢,致癌物质与肠黏膜接触时间延长;此外,过多摄入腌制食品可增加肠道中的致癌物质,诱发结肠癌;而维生素、微量元素及矿物质的缺乏均可能增加结肠癌的发病概率。

2. 遗传因素 遗传易感性在结肠癌的发病中具有重要地位,临床上10%~15%的病人为遗传性结直肠肿瘤,如家族性腺瘤性息肉病(familial adenomatous polyposis,FAP)及遗传性非息肉性结肠癌。

3. 癌前病变 多数结肠癌来自腺瘤癌变,其中家族性息肉病和结肠绒毛状腺瘤癌变率最高,已被公认为癌前病变;而近年来结肠的某些慢性炎症改变,如溃疡性结肠炎、克罗恩病及血吸虫病肉芽肿与大肠癌的发生有密切关系,已被列为癌前病变。

【临床表现】

结肠癌早期常无明显特异性表现,容易被忽视。常可出现下列表现:

1. 排便习惯与粪便性状的改变 常为最早出现的症状,多表现为大便次数增多、大便不成形或稀便;当出现不全肠梗阻时,可表现为腹泻与便秘交替出现;由于癌肿表面已发生溃疡、出血及感染,所以病人常表现为便中带血、脓性或黏液性粪便。

2. 腹痛 也是早期常见的症状之一。腹部疼痛部位不确定,亦不剧烈,多表现为慢性隐痛或仅为腹部不适或腹部胀痛,易被忽视。当癌肿穿透肠壁引起局部炎症时,具有定位压痛及包块,腹痛常较明显;出现肠梗阻时,腹痛加重或阵发性腹部绞痛。

3. 腹部肿块 以右半结肠癌多见。肿块大多坚硬,位于横结肠或乙状结肠的癌肿可有一定活动度。若癌肿穿透肠壁并发感染,可表现为固定压痛的肿块。

4. 肠梗阻 多为结肠癌的中晚期症状。一般表现为慢性低位不全性肠梗阻,主要表现是腹胀和便秘,腹部胀痛或阵发性绞痛,进食后症状加重。当发生完全梗阻时,症状加剧,部分病人出现呕吐,呕吐物为粪样物。

5. 全身症状 由于病人长期慢性失血,癌肿表面溃烂、感染、毒素吸收等,可出现贫血、消瘦、乏力、低热等全身性表现。病情晚期可出现肝大、黄疸、腹水及恶病质表现等。

由于结肠癌的部位不同,临床表现也有区别。一般右半结肠癌多以肿块型伴溃疡为主,临床上以全身症状如贫血、消瘦、全身乏力及腹部包块为主;左半结肠癌多以浸润型为主,极易引起肠腔环形狭窄,因此左半结肠癌以肠梗阻、便秘、腹泻、便血等症状为显著。

【治疗要点】

治疗原则是以手术切除为主,同时配合化学治疗、放射治疗等方法的综合治疗。

1. 手术治疗　手术方式的选择应综合考虑癌肿的部位、范围、大小、活动度及细胞分化程度等因素。

(1)根治性手术

1)结肠癌根治术:切除范围包括癌肿在内的两端肠管,一般要求距肿瘤边缘10cm,以及所属系膜和区域淋巴结。①右半结肠切除术:适用于盲肠、升结肠、结肠肝曲癌。对于盲肠和升结肠癌,切除范围包括10~20cm的回肠末段、盲肠、升结肠、右半横结肠和大网膜,以及相应的系膜、淋巴结,做回肠与横结肠端端或端侧吻合。对于结肠肝曲的癌肿,除上述范围外,必须切除横结肠和胃网膜右动脉组的淋巴结。②横结肠切除术:适用于横结肠中部癌。切除范围包括全部横结肠、部分升结肠、降结肠及其系膜、血管、淋巴结和大网膜,行升结肠和降结肠端端吻合。③左半结肠切除术:适用于结肠脾曲癌、降结肠癌和乙状结肠癌。切除范围包括左半横结肠、降结肠、乙状结肠及其所属系膜、左半大网膜和淋巴结。④单纯乙状结肠切除术:适用于乙状结肠癌,若癌肿小,位于乙状结肠中部,而且乙状结肠较长者,同时切除所属系膜及淋巴结,做结肠、直肠端端吻合术。

2)经腹腔镜行结肠癌根治术:腹腔镜手术可减小创伤,减轻病人痛苦,减少术后并发症,从而加快病人康复,且有与传统手术方式相同的疗效,现已逐步在临床推广应用。

(2)结肠癌并发急性肠梗阻的手术:需在进行胃肠减压、纠正水和电解质紊乱,以及酸碱平衡失调等积极术前准备后行急诊手术,解除梗阻。若为右半结肠癌可行一期切除;如病人全身情况差,则先做肿瘤切除、盲肠造口或短路手术以解除梗阻,待病情稳定后行二期根治性切除手术。若为左半结肠癌并发急性肠梗阻时,一般应在梗阻部位的近侧做横结肠造口,在肠道充分准备的条件下,再行二期手术行根治性切除。

(3)姑息性手术:适用于局部癌肿尚能切除,但已有广泛转移,不能根治的晚期结肠癌病例,可根据病人全身情况和局部病变程度,做癌肿所在肠段局部切除及肠吻合术。晚期局部癌肿已不能切除时,为解除梗阻,可将梗阻近端肠管与远端肠管做端侧或侧侧吻合术,或梗阻近端做结肠造口。

2. 非手术治疗

(1)化学治疗:这是结肠癌综合治疗的一部分,也是根治术后的辅助治疗。术前化疗有助于缩小原发灶,使肿瘤降期,降低术后转移发生率,但不适用于Ⅰ期结肠癌;术后化疗则有助于控制体内潜在的血行转移,可提高5年生存率。目前多采用以5-氟尿嘧啶为基础的联合化疗方案。

(2)放射治疗:术前放疗可缩小癌肿体积、降低癌细胞活力及淋巴结转移,使原本无法手术的癌肿得以手术治疗,提高手术切除率及生存率,降低术后复发率。术后放疗仅适用于晚期癌肿、手术无法根治或局部复发的病人。

(3)中医中药治疗:应用补益脾肾、调理脏腑、清肠解毒、扶正的中药制剂。

(4)其他治疗:有基因治疗、导向治疗、免疫治疗等,但尚处于探索阶段。

【常见护理诊断/问题】
1. **焦虑、恐惧** 与病人对癌症治疗缺乏信心,担心治疗效果及预后有关。
2. **营养失调:低于机体需要量** 与恶性肿瘤高代谢及手术后禁食有关。
3. **知识缺乏** 对诊断性检查认识不足,对术前肠道准备及术后注意事项(卧位、活动、饮食等)缺乏了解,缺乏大肠癌综合治疗、护理等方面的知识。
4. **潜在并发症** 切口感染、吻合口瘘、肠粘连等。

【护理措施】
1. **术前护理**

(1)心理护理:结肠癌病人对治疗及预后往往存在诸多顾虑,对疾病的康复缺乏信心。因此,术前应了解病人对疾病的认知程度,鼓励病人诉说自己的感受,暴露自己的心理,耐心倾听其因疾病所致的恐惧和顾虑。根据病人的心理承受能力,与家属协商寻求合适时机帮助其尽快面对疾病,介绍疾病的康复知识和治疗进展,以及手术治疗的必要性,使其树立战胜疾病的信心,能积极配合治疗和护理。

(2)营养支持:术前鼓励病人进食高蛋白、高热量、高维生素易消化的少渣饮食,如鱼、蛋、瘦肉及乳制品等,根据病人的饮食习惯制订合理的食谱,保障病人的饮食营养供给。必要时,根据医嘱给予少量多次输血、白蛋白等,以纠正贫血和低蛋白血症。若病人出现明显脱水及急性肠梗阻,应及早给予静脉补液,纠正体内水、电解质紊乱及酸碱平衡失调,提高其对手术的耐受力。

(3)肠道准备:充足的肠道准备可以减少或避免术中污染,防止术后腹腔和切口感染,增加手术的成功率。具体做法包括以下几个方面:

1)饮食准备:①传统饮食准备,术前3日进少渣半流质饮食,如稀粥、面片汤等,术前1~2日起进无渣流质饮食,并给予番泻叶6g泡茶或蓖麻油30ml饮用,每日上午1次,以软化粪便促进排出。具体做法应视病人有无长期便秘及肠道梗阻等情况而定。②肠内营养,一般术前3天开始口服要素膳,每天4~6次,至术前12小时。要素膳的主要特点是化学成分明确,无须消化、可直接被胃肠道吸收利用、无渣。此种方法既可满足病人机体的营养需求,又可减少肠道粪渣形成,同时有利于肠黏膜的增生、修复,保护肠道黏膜屏障,避免术后因肠道细菌移位引发肠源性感染等并发症。

2)肠道清洁:肠道清洁一般在术前1日进行,现临床上多采用全肠道灌洗法,若病人年老体弱无法耐受或灌洗不充分时,可考虑配合洗肠。

导泻法:①高渗性导泻,常用制剂有甘露醇、硫酸镁等。主要利用其在肠道几乎不被吸收,口服后使肠腔内渗透压升高,吸收肠壁水分,使肠腔内容物剧增,肠蠕动增加,从而达到导泻的目的。因此,口服高渗性制剂后,一定要在1~2小时内饮水1500~2000ml,以达到清洁肠道的效果,否则易导致血容量不足。使用过程中要注意对年老体弱、心肾功能不全和肠梗阻者禁用。②等渗性导泻,临床常用复方聚乙二醇电解质散溶液。聚乙二醇是一种等渗、非吸收性、非爆炸性液体,通过分子中的氢键与肠腔内水分子结合,增加粪便含水量及灌洗液的渗透浓度,刺激小肠蠕动增加,导致腹泻。

灌肠法:可用1%~2%肥皂水、磷酸钠灌肠剂、甘油灌肠剂及等渗盐水等。其中肥皂水灌肠由于护理工作量大、效果差、易导致肠黏膜充血等,已逐渐被其他方法取代,或采用洗肠机洗肠。

3)口服肠道抗菌药物:多采用不能被肠道吸收的药物,如新霉素、甲硝唑等,抑制肠道细菌,预防术后并发症。同时因控制饮食及服用肠道抗菌药,使维生素 K 的合成和吸收减少,需补充维生素 K。

(4)做好健康宣教及术前常规准备。

2. 术后护理

(1)病情观察:术后严密观察生命体征变化,早期每半小时测量一次血压、脉搏、呼吸,待病情稳定后改为每 1~2 小时监测一次或根据医嘱给予心电监护,术后 24 小时病情平稳后可延长间隔时间。

(2)体位与活动:清醒血压平稳后改半卧位,以利于腹腔引流。术后早期,鼓励病人可在床上多翻身、活动四肢;2~3 天后病情许可的情况下,协助病人下床活动,以促进肠蠕动的恢复,减轻腹胀,避免肠粘连及下肢静脉血栓的形成。

(3)引流管的护理:首先要保持各引流管通畅,防止受压、扭曲、堵塞,严密观察引流液的颜色、性质及量并详细记录,发现异常及时通知医师。

(4)做好基础护理:禁食期间口腔护理、雾化吸入每日 2 次,会阴护理每日 1~2 次,每 1~2 小时协助病人翻身拍背一次,防止并发症发生。

(5)饮食与营养

1)传统方法:禁食期间,根据医嘱给予静脉补充水、电解质及营养物质。术后 48~72 小时待肠功能恢复,肛门排气,拔除胃管后方可进食,先流质饮食,若无不良反应,改为半流质饮食,术后 1 周可进少渣饮食,2 周左右可进软食,继而普食,应给予高热量、高蛋白、丰富维生素、低渣的食物。

2)肠内营养:大量研究表明,术后早期(术后 24 小时)开始应用肠内营养支持,对改善病人的全身营养状况、维持胃肠道屏障结构和功能、促进肠功能恢复、增加机体的免疫功能、促进伤口及吻合口的愈合等均有益处。应根据病人个体情况,合理制订营养支持方案。

(6)术后并发症的观察、预防及护理

1)切口感染:术后监测病人体温变化及切口局部情况,如术后 3~5 天体温不但不降反而升高,局部切口疼痛、红肿,应警惕切口感染,要及时通知医生并协助处理。预防及处理:保持切口周围清洁、干燥,换药时严格无菌操作,敷料浸湿后应及时更换;根据医嘱预防性应用抗生素;若有感染发生,则应开放伤口,彻底清创,定时换药直至愈合。

2)吻合口瘘:术后严密观察病人有无腹痛、腹膜炎、腹腔脓肿等吻合口瘘的表现。预防及处理:积极改善病人营养状况;术后 7~10 天内禁忌灌肠,以避免刺激手术切口和影响吻合口的愈合;一旦发生,应立即报告医生并协助处理,包括禁食、胃肠减压、腹腔灌洗和引流,同时给予肠外营养支持。必要时做好急诊手术准备。步引导其自我认可,以逐渐恢复正常生活、参加适量的运动和社交活动。

3)饮食指导:造口病人无须忌食,均衡饮食即可。但要注意以下几点:①进食易消化的饮食,防止因饮食不洁导致食物中毒或细菌性肠炎等引起腹泻;②调节饮食结构,少食洋葱、大蒜、豆类、碳酸饮料等可产生刺激性气味或胀气的食物,以免因频繁更换造口袋影响日常生活和工作;③应以高蛋白、高热量、丰富维生素的少渣食物为主,以使大便成形;④避免食用导致便秘的食物。

(7)预防造口及其周围并发症

1)造口出血:多为肠造口黏膜与皮肤连接处的毛细血管及小静脉出血或肠系膜小动脉结扎线脱落所致。少量出血时,可用棉球或纱布稍加压迫止血,或用 1% 肾上腺素溶液浸湿的纱布压迫或用云南白药粉外敷;如肠系膜小动脉出血,应拆开 1~2 针黏膜皮肤缝线,找寻出血点加以钳扎,彻底止血。

2)造口缺血性坏死:往往发生在术后 24~48 小时。多由于损伤结肠边缘动脉,提出肠管时牵拉张力过大、扭曲及压迫肠系膜血管导致供血不足,造口孔太小或缝合过紧所致。所以,造口术后 48 小时内,要密切观察造口血运情况,如发现造口黏膜呈暗红色或紫色时,应及时通知医师,协助处理。

3)皮肤黏膜分离:常由于造口局部缺血性坏死、缝线脱落所致。对于分离表浅、渗液少的造口,用等渗盐水清洁后,可给予粉状水胶体涂上后再用防漏膏遮挡后贴上造口袋;如分离部分较深,渗液多宜选用藻酸盐敷料填塞再用防漏膏遮挡后贴上造口袋。

4)粪水性皮炎:多由于造口位置差、造口护理技术不恰当等导致大便长时间刺激皮肤所致。检查刺激源并去除原因,针对个体情况,指导病人使用合适的造口用品及采用正确的护理方法。

【健康指导】

(1)给予病人饮食指导:无须忌食,均衡饮食即可;多食新鲜蔬菜水果;少吃易产生气体和气味大的食物。

(2)指导结肠造口病人学会造口的自我护理及造口用品的正确使用方法。

(3)活动:为了保持身体健康及生理功能,可维持适度的运动,如游泳、跑步等。但要避免碰撞类及剧烈运动,如打篮球、踢足球、举重等。必要时在病人运动时要用造口腹带约束,以增加腹部支撑力。

(4)定期复查:出院后 3~6 个月复查一次,指导病人坚持术后治疗。造口病人最少每 3 个月复诊一次,由造口治疗师评估肠造口有无改变。

(5)其他同结肠癌护理。

第二节 痔

痔(hemorrhoid)是常见的肛肠疾病,任何年龄均可发病,但随年龄增长,发病率增高。

【病因及发病机制】

痔常由多种因素引起,目前得到广泛认可的主要学说如下。

1. 肛垫下移学说 肛垫是位于肛管和直肠黏膜下的组织垫,起着肛门垫圈的作用,可协助肛管闭合,调节排便。正常情况下,肛垫在排便时被推挤下移,排便后可自行回缩至原位;若存在反复便秘、妊娠等引起腹内压增高的因素,则肛垫中的纤维间隔逐渐松弛,逐渐向远侧移位,并伴有静脉丛充血、扩张、融合,从而形成痔。

2. 静脉曲张学说 直肠静脉是门静脉的属支,其解剖特点是无静脉瓣,血液易于淤积而使静脉扩张,加之直肠上下静脉丛壁薄、位置表浅,末端直肠黏膜下组织松弛,都有利于静脉扩张。任何引起腹内压增高的因素,如经常便秘、妊娠、前列腺肥大及盆腔内巨大肿瘤等均可阻滞直肠静脉回流,导致血液淤滞、静脉扩张及痔的形成。

此外,长期饮酒和进食大量刺激性食物可使局部充血;肛腺及肛周感染也可引起静脉周围炎使肛垫肥厚;营养不良可使局部组织萎缩无力;以上因素均可诱发痔的发生。

【临床表现】

1. 内痔 主要表现为便血及痔块脱出。无痛性间歇性便血是其特点,便血较轻时表现为粪便表面附血或便纸带血,出血量小;严重者出现喷射状出血,长期出血病人可发生贫血;若发生痔脱出嵌顿,出现水肿、感染时,则有不同程度的疼痛。内痔分为4度:Ⅰ度,无明显自觉症状,排便时出血,便后出血自行停止,无痔块脱出;Ⅱ度,常有便血,排便时痔块脱出肛门外,排便后自行回复;Ⅲ度,偶有便血,排便时痔块脱出,或在劳累后、步行过久、咳嗽时也脱出,不能自行还纳,需用手辅助;Ⅳ度,偶有便血,痔块长期脱出肛门外,不能还纳或还纳后又脱出。

2. 外痔 主要表现为肛门不适感、常有黏液分泌物流出、有时伴有局部瘙痒。若形成血栓性外痔,则有剧烈性疼痛,排便、咳嗽时加剧,数日后可减轻;在肛门表面可见红色或暗红色硬结,表面皮肤水肿、质硬、压痛明显。

3. 混合痔 兼有内痔和外痔的表现,严重时可呈环形脱出肛门,呈梅花状,又称环状痔;若发生嵌顿,可引起充血、水肿,甚至坏死。

【治疗要点】

无症状痔无须治疗;有症状痔的治疗,目标在于减轻及消除症状而非根治。首选保守治疗,无效或不宜保守治疗时才考虑手术治疗。

1. 非手术治疗

(1)一般治疗:适用于初期无症状的痔。主要措施:①养成良好的饮食习惯,增加膳食纤维的摄入,改变不良的排便习惯,保持大便通畅;②便后热水坐浴改善局部血液循环;③肛门内注入消炎止痛的油膏或栓剂,以润滑肛管、促进炎症吸收、减轻疼痛;④血栓性外痔可先局部热敷,再外敷消炎止痛药物,若疼痛不缓解再行手术;⑤嵌顿痔初期,应尽早手法复位,将痔核还纳肛门内。

(2)注射疗法:用于Ⅱ度、Ⅲ度出血性内痔的治疗效果较好。方法为将硬化剂注射入痔基底部的黏膜下层,产生无菌性炎症反应、组织纤维化,使痔核萎缩。

(3)胶圈套扎疗法:适用于Ⅱ度、Ⅲ度内痔的治疗,通过器械在内痔根部套入一特制的胶圈,利用胶圈的弹性回缩力将痔的血液供应阻断,使痔缺血、坏死、脱落而治愈。

(4)红外线凝固治疗:适用于治疗Ⅰ度、Ⅱ度内痔。通过红外线直接照射痔块的基底部,产生黏膜下纤维化,固定肛垫,减少脱出。术后常有少量出血,且复发率高,临床少用。

(5)多普勒超声引导下痔动脉结扎治疗:适用于Ⅱ度、Ⅲ度、Ⅳ度内痔。采用带有多普勒超声探头的直肠镜,于齿状线上方探测痔上方的动脉并进行结扎,通过阻断痔的血液供应达到缓解症状的目的。

(6)其他治疗:包括冷冻疗法、枯痔钉疗法等。

2. 手术治疗 当保守治疗不满意、痔核脱出严重、套扎治疗失败时,手术切除是最好的治疗方法。手术方法包括:痔单纯切除术、外剥内扎术、痔环行切除术、吻合器痔上黏膜环切术和血栓性外痔剥离术。

【常见护理诊断/问题】

1. 疼痛 与血栓形成、痔块嵌顿、术后创伤等有关。

2. 便秘 与不良饮食及排便习惯等有关。

3. 潜在并发症 尿潴留、贫血、肛门狭窄、创面出血、切口感染等。

【护理措施】

1. 非手术治疗的护理、术前护理

(1)饮食与活动:指导病人调整饮食结构,嘱病人多吃新鲜水果、蔬菜及含粗纤维食物,增加饮水量,少吃辛辣食物及少饮酒;保持规律的生活起居,养成定时排便的习惯,适当增加活动量,以促进肠蠕动,避免久站、久坐、久蹲。

(2)热水坐浴:保持局部清洁舒适,便后及时清洁,必要时可用温热水或1:5000的高锰酸钾溶液坐浴,温度控制在43~46℃,每次20~30分钟,每日2~3次。可有效改善局部血液循环,减轻疼痛症状,预防病情恶化及并发症。

(3)痔块回纳:嵌顿性痔应及早进行手法复位,注意动作轻柔,避免损伤;血栓性外痔者局部应用消炎止痛栓或软膏。

(4)纠正贫血:观察排便时有无出血,出血量、颜色、便血持续时间。长期反复出血会导致贫血,严重贫血者遵医嘱给予输血。病人在排便或坐浴时应有人陪护,以免因贫血头晕而跌倒受伤。

(5)术前准备:给予心理支持,缓解病人紧张情绪,指导病人进少渣饮食,术前排空大便,根据医嘱服用导泻剂,必要时灌肠,做好常规术前准备。

2. 术后护理

(1)病情观察:由于创面容易渗血或因结扎线脱落造成出血,需定时观察病人意识、面色、脉搏及血压变化,并观察伤口敷料是否干燥整洁,如有渗液、渗血,应记录其量和颜色,渗血较多时及时通知医生,协助处理。

(2)饮食及活动:术后1~2天应以无渣或少渣流食为主,如藕粉、莲子羹、稀粥、面条等。术后24小时后鼓励病人可在床上多翻身、活动四肢,预防压疮及下肢静脉血栓的形成,后期在病情许可的情况下,鼓励并协助病人下床活动,以促进肠蠕动的恢复,减轻腹胀,避免肠粘连。伤口愈合后可恢复正常工作、学习和劳动,但要避免久站或久坐。

(3)控制排便:告知病人术后早期会存在肛门下坠感或有便意,这是敷料刺激所致;术后3天内尽量避免解大便,促进伤口愈合,可于术后48小时内口服阿片酊以减少肠蠕动,控制排便。之后要保持大便通畅,防止用力排便,崩裂伤口。若有便秘,可口服液状石蜡或其他缓泻剂,但忌灌肠。

(4)疼痛护理:由于肛周神经末梢丰富,或因肛门括约肌痉挛、排便时粪便对创面的刺激、敷料填塞过紧等,所以大多数肛门手术病人创面疼痛剧烈,护理时应判断疼痛原因,给予相应处理,如使用止痛药、去除多余敷料,给予病人心理安慰,分散其注意力,以减轻疼痛。

(5)并发症的观察及护理

1)尿潴留:术后24小时内,每4~6小时嘱病人排尿一次。避免因手术、麻醉、肛门内敷料填塞过紧或术后伤口疼痛等因素造成尿潴留。若术后8小时病人仍未排尿且感下腹胀满、隆起时,可行诱导排尿,或肌内注射胺甲酰胆碱、针刺等,必要时给予导尿。

2)创面出血:术后24小时内,病人可在床上翻身、适当活动四肢等,但不宜过早下床,以免创面疼痛及出血。术后24小时之后可适当下床活动,逐渐延长活动时间,并指导病人进行轻体力活动。伤口愈合后可恢复正常工作、学习和劳动,但要避免久站或久坐。

3)术后切口感染:术前完善肠道准备;及时纠正贫血,提高机体免疫力;加强术后会阴部护理,保持肛门周围清洁,每次排便后可用1:5000的高锰酸钾溶液温水坐浴。

4)肛门狭窄:多为术后瘢痕挛缩所致。术后应注意观察病人有无排便困难及大便变细,以排除肛门狭窄。为防止狭窄,术后5~10天内可行扩肛治疗。

【健康指导】

(1) 养成良好的饮食和定时排便习惯,平时多吃新鲜蔬菜、水果,保持大便通畅。忌酒和辛辣食物。

(2) 出院时如创面尚未完全愈合,应坚持每日温水坐浴,保持创面干净,促进伤口早日愈合。

(3) 若出现排便困难,应及时去医院就诊,有肛门狭窄者行肛门扩张。

第三节 肛 裂

肛裂(anal fissure)是指齿状线以下肛管皮肤全层裂伤后形成的经久不愈的小溃疡,是一种常见的肛管疾病之一,多见于青、中年人。

【病因及发病机制】

肛裂病因尚未明确,可能与多种因素有关,但直接的原因大多是由于慢性便秘、粪便干结导致排便时肛管及其皮肤层的损伤。肛裂好发部位为肛管后正中线,此处肛管外括约肌浅部在肛管后方形成的肛尾韧带较坚硬,伸缩性差,且排便时肛管后壁承受压力最大。

【临床表现】

急性肛裂大多病程短,裂口新鲜,边缘整齐,底浅、色红、无瘢痕;而慢性肛裂因反复发作、感染,基底深且不整齐,呈灰白色,质硬,边缘纤维化增厚。肛裂常为单发的纵行、梭形溃疡或感染裂口,裂口上端的肛瓣和肛乳头水肿,形成肥大肛乳头;下端皮肤因炎性水肿及静脉、淋巴回流受阻,形成袋状皮垂突出于肛门外,形似外痔,称"前哨痔"。肛裂、"前哨痔"、肥大肛乳头常同时存在,称肛裂"三联征"。

1. 症状 肛裂病人大多有长期便秘病史,典型的临床表现为疼痛、便秘和便血。

(1) 疼痛:为肛裂主要症状,疼痛剧烈,有典型的周期性。由于排便时干硬粪块刺激神经末梢,立刻引起肛门烧灼样或刀割样疼痛,称为排便时疼痛;便后数分钟疼痛缓解,称疼痛间歇期。随后因肛门括约肌出现反射性痉挛,再次发生剧痛,时间较长,持续30分钟至数小时,直到括约肌疲劳、松弛后疼痛缓解,以上称肛裂疼痛周期。

(2) 便秘:肛裂形成后病人因惧怕疼痛而不愿排便,故而加重便秘,粪便更加干结,便秘又可使肛裂加重,形成恶性循环。

(3) 便血:由于排便时粪便擦伤溃疡面或撑开撕拉裂口,故创面常有少量出血,可见粪便表面有少量新鲜血迹或滴血,大出血少见。

2. 体征 典型体征是肛裂"三联征",若在肛门检查时发现此体征,可明确诊断。已确诊者一般不宜行直肠指诊或肛门镜检查,以免增加病人痛苦,如确需检查时,需在局部麻醉下进行。

【治疗要点】

软化大便,保持大便通畅;解除肛门括约肌痉挛,缓解疼痛,中断恶性循环,促使创面愈合。

1. 非手术治疗 具体措施:服用通便药物,如口服缓泻剂或液状石蜡,润滑干硬的粪便;局部坐浴,用1:5000的高锰酸钾溶液温热水坐浴,保持肛门周围清洁,改善局部血液循环,解除括约肌痉挛及其所致疼痛,促进炎症吸收;肛管扩张,方法为局部麻醉后,用示指和中指循序渐进、持续地扩张肛管,使括约肌松弛,疼痛消失,创面扩大,促进溃疡愈合。

2. 手术治疗

适用于经久不愈、非手术治疗无效且症状较重的陈旧性肛裂,手术方法包括肛裂切除术和肛管内括约肌切断术(internal anal sphincterotomy),现临床上已较少使用肛裂切除术。

【常见护理诊断/问题】

1. 疼痛　与排便时肛门扩张及肛管括约肌痉挛、手术创伤有关。

2. 便秘　与病人惧怕疼痛不愿排便有关。

3. 潜在并发症　出血、尿潴留、大便失禁等。

【护理措施】

1. 给予心理支持　向病人讲解肛裂相关知识,给予病人安慰及心理支持,鼓励病人克服因惧怕疼痛而不敢或不愿排便的情绪,使其能配合治疗。

2. 保持大便通畅　长期便秘是肛裂的主要原因,因此,应鼓励并指导病人养成每日定时排便的习惯,进行适量的户外锻炼,必要时可服用缓泻剂,如液状石蜡、果导片等,也可选用中药大黄、番泻叶等泡茶饮用,以润滑、松软大便并促进排便。

3. 饮食调整　鼓励病人多饮水,增加膳食中新鲜水果、蔬菜及含粗纤维食物,少饮酒,少吃或忌食辛辣和刺激性食物,少食高热量零食,以促进胃肠蠕动,防止便秘。

4. 术后常见并发症的预防和护理

(1)切口出血:多发生于术后1~7天,多因术后便秘、猛烈咳嗽等导致创面裂口、出血。预防措施:保持大便通畅,防止便秘;注意保暖,预防感冒;避免腹内压升高的因素如剧烈咳嗽、用力排便等。同时观察伤口敷料是否有渗血,渗血较多时应紧急压迫止血并及时通知医生。

(2)尿潴留:鼓励病人术后尽早自行排尿,对尿潴留的病人应给予诱导排尿,或肌内注射胺甲酰胆碱、针刺等,必要时给予导尿。

(3)排便失禁:注意观察病人每天排便次数、量及性状。若有肛门括约肌松弛,可于术后第3天开始指导病人进行提肛运动;如为完全大便失禁,则应做好臀部皮肤护理,保持局部清洁、干燥,及时更换床单位,避免压疮发生,必要时行肛门成形手术。

其余参考痔围术期护理。

【健康指导】

(1)养成良好的饮食和定时排便习惯,平时多吃新鲜蔬菜、水果保持大便通畅。忌酒和辛辣食物。

(2)出院时如创面尚未完全愈合,应坚持每日热水坐浴,保持创面干净,促进伤口早日愈合。

(3)出院后发现异常,应及时去医院就诊。

第四节　肛　　瘘

肛瘘(anal fistula)是肛管或直肠与肛周皮肤相同的肉芽肿性管道,由内口、瘘管和外口三部分组成,是常见的直肠肛管疾病之一,多见于青壮年男性。

【病因及发病机制】

肛瘘绝大多数由直肠肛管周围脓肿发展而来,多为化脓性感染所致。肛瘘有原发性内口、瘘管和外口。内口即原发感染灶,多在肛窦内及其附近,后正中线的两侧多见,也可在直肠下部或肛管的任何部位。外口即脓肿溃破处或切开引流的部位,内、外口之间由脓腔周围增生的纤维组织包绕的管道即瘘管,近管腔处有炎性肉芽组织。由于致病菌不断经内口进入,且外口皮肤愈合较快,常致引流不畅而发生假性愈合并再次形成脓肿;脓肿可从原外口溃破,也可从另处穿出形成新的外口,反复发作,可发展为瘘管迂曲、少数存在分支、有多个瘘口的复杂性肛瘘。

【分类】

1. 按瘘口与瘘管的数目分类

(1)单纯性肛瘘:只存在一个内口、一个瘘管和一个外口。

(2)复杂性肛瘘:存在多个瘘口和瘘管,甚至有分支。

2. 按瘘管所在的位置分类

(1)低位肛瘘:瘘管位于肛管外括约肌深部以下,包括低位单纯性肛瘘和低位复杂性肛瘘。

(2)高位肛瘘:瘘管位于外括约肌深部以上,包括高位单纯性肛瘘和高位复杂性肛瘘。

【临床表现】

1. 症状 肛门部潮湿、瘙痒,甚至出现湿疹。较大的高位肛瘘外口可排出粪便或气体。若外口假性愈合而暂时封闭时,脓液积存,可再次形成脓肿,出现局部红肿、胀痛等直肠肛管周围脓肿症状;脓肿破溃后脓液排出,则症状缓解。上述症状反复发作是肛瘘的特点。

2. 体征

(1)肛门视诊:可见肛门周围有单个或多个外口,呈乳头状突起或肉芽组织隆起,压之有少量脓性、血性或黏液性分泌物流出,可有压痛。

(2)直肠指诊:在瘘管位置表浅时可以摸到硬结样内口和硬条索状瘘管,在内口处有轻度压痛。

【处理原则】

肛瘘不能自愈,只能手术治疗(包括挂线疗法)以避免反复发作。原则是切开瘘管,敞开创面,促进愈合。手术方式包括:

1. 肛瘘切开术 适用于低位肛瘘。瘘管全部切开,并取出切口两侧边缘的瘢痕组织,保持引流通畅。

2. 肛瘘切除术 适用于低位单纯性肛瘘。全部切除瘘管壁直至健康组织,创面敞开,使其逐渐愈合。

3. 挂线疗法 适用于高位单纯性肛瘘。是利用橡皮筋或有腐蚀作用的药线的机械性压迫作用,使结扎处组织发生血运障碍而坏死,以缓慢切开肛瘘。优点是随着缓慢切割过程,其基底部创面已开始愈合,因此括约肌不会因过度收缩而发生移位,可有效避免术后肛门失禁。

【常见护理诊断/问题】

1. 急性疼痛 与肛周炎症及手术创伤有关。

2. 皮肤完整性受损 与肛周脓肿破溃穿透皮肤、皮肤瘙痒及手术治疗有关。

3. 潜在并发症 肛门狭窄、肛门失禁等。

【护理措施】

1. 挂线疗法护理

(1)温热水坐浴,缓解疼痛:术前及术后第 2 天开始每日早晚及便后采用 1∶5000 的高锰酸钾溶液或中药坐浴,以缓解疼痛,促进局部炎症消退、吸收。

(2)饮食:挂线治疗前1日晚进半流食,术日晨可进流食。术后给予清淡、易消化食物,保持大便通畅。

(3)皮肤护理:保持肛周皮肤清洁、干燥,嘱病人局部皮肤瘙痒时不可搔抓,避免皮肤损伤和感染;术前清洁肛门及周围皮肤;术后每次排便后或换药前均用1∶5000的高锰酸钾溶液温热水坐浴,创面换药至药线脱落后1周。

(4)术后并发症的预防及护理:定期进行直肠指诊,以便及时观察伤口愈合情况;为防止肛门狭窄,术后5~10天内可用示指扩肛,每日1次。肛门失禁的观察及护理:手术中如切断肛门直肠环,将造成肛门失禁,粪便自行外溢,粪便及分泌物刺激肛周引起局部皮肤潮湿、糜烂。一旦发生应保持肛周清洁、干燥,局部涂氧化锌软膏保护,勤换内裤。轻度失禁者,手术第3天起指导病人进行提肛运动。严重失禁者,行肛门成形术。

2. 围术期护理 同"痔"围术期护理。

【健康指导】

(1)术后由于创面容易渗血或结扎线脱落造成出血,故应注意观察伤口敷料渗液、渗血情况。嘱病人每5~7天到门诊收紧药线,脱落后局部可涂生肌散或抗生素软膏,以促进其愈合。

(2)扩肛或提肛运动:为防止肛门狭窄,术后5~10天内可用示指扩肛,每日1次;肛门括约肌松弛者,术后第3天起可指导病人进行提肛运动。

第十二章 肝疾病的护理

肝是人体最大的实质性腺体,重1200~1500g,肝外形呈不规则楔形,大部分位于右上腹部膈下和季肋深面,左外叶达左季肋部与脾相邻;肝上界相当于右锁骨中线第5~6肋间,下界与右肋缘平行,故正常肝右肋缘下不能触及或刚触及。肝的膈面和前面由左右三角韧带、冠状韧带、镰状韧带和肝圆韧带与膈肌和前腹壁固定;肝的脏面有肝胃韧带和肝十二指肠韧带,后者包含门静脉、肝动脉、胆总管、淋巴管、淋巴结和神经,又称肝蒂。门静脉、肝动脉和肝总管在肝的脏面横沟各自分出左右干进入肝实质,称第一肝门,其位置是门静脉在肝十二指肠韧带的后方,肝总管和肝动脉分别在其正前方略偏右和左后方偏左。肝实质内门静脉、肝动脉和肝胆管三者的分布行径大致相同,且被共同包裹于Glisson纤维鞘内,通常以门静脉为代表,称为门静脉系统。右纵沟的后上端左、中、右3支肝静脉主干汇入下腔静脉处,是肝血液的流出道,称第二肝门。

肝血液供应丰富,25%~30%来自肝动脉,70%~75%来自门静脉。肝动脉压力大、血液含氧量高,供给肝所需氧量的40%~60%。门静脉主要汇集来自肠道的血液,供给肝营养。肝、胆管、胆囊的淋巴引流汇集至肝门及肝十二指肠韧带上的淋巴结。肝的神经来自肝丛,包括交感和副交感神经。

肝脏的生理功能主要包括:①分泌胆汁,每天持续分泌胆汁600~1000ml,帮助脂肪消化及脂溶性维生素A、维生素D、维生素E、维生素K的吸收;②参与体内糖、蛋白质、脂肪、维生素、激素等多种物质的代谢过程;③合成纤维蛋白原、凝血酶原及凝血因子Ⅴ、Ⅶ、Ⅷ、Ⅸ、Ⅹ、Ⅺ、Ⅻ,其储存的维生素K对凝血酶原和凝血因子Ⅶ、Ⅸ、Ⅹ的合成亦必不可少;④解毒功能:通过分解、氧化和结合等方式,使体内产生的毒素或外来有毒物质失去毒性或排出体外;⑤吞噬或免疫功能;⑥间接参与造血,对血液循环有一定的调节作用。肝脏有很强的再生能力,为临床对局限性肝脏疾病行肝部分切除提供了可能。

第一节 肝 脓 肿

肝脓肿(liver abscess)是肝受感染后形成的脓肿,属于继发感染性疾病。根据病原菌不同可分为细菌性和阿米巴性肝脓肿,临床上前者较后者多见。

一、细菌性肝脓肿

细菌性肝脓肿(bacterial liver abscess)指化脓性细菌引起的肝内化脓性感染。以男性多见,中年病人约占70%。

【病因】

肝有肝动脉和门静脉双重血液供应,又通过胆道与肠道相通,因而易受细菌感染。最常见的致病菌为大肠杆菌和金黄色葡萄球菌,其次为链球菌、类杆菌属等。当全身细菌性感染,特别是腹腔内感染时,细菌侵入肝脏,可发生肝脓肿。细菌入侵肝脏的途径如下。

1. 胆道系统　是最主要的入侵途径和最常见的病因。胆管结石、胆道蛔虫症等并发急性化脓性胆管炎累及胆总管时,细菌沿胆管上行,感染肝而形成肝脓肿。胆道疾病所致肝脓肿常为多发性,以左外叶最多见。

2. 肝动脉　体内任何部位的化脓性病变,如化脓性骨髓炎、肺炎、中耳炎、亚急性细菌性心内膜炎、痈等并发菌血症时,细菌随肝动脉血流入侵而在肝内形成多发性脓肿,多见于右肝或累及全肝。

3. 门静脉系统　化脓或坏疽性阑尾炎、化脓性盆腔炎等腹腔感染,菌痢、溃疡性结肠炎等肠道感染可引起门静脉属支血栓性静脉炎及脓毒栓子脱落经门静脉系统入肝引起肝脓肿。

此外,肝毗邻部位化脓性感染,如胆囊炎、膈下脓肿或肾周围脓肿及化脓性腹膜炎等,细菌可经淋巴系统入侵肝脏。肝开放性损伤,细菌则直接从伤口入侵而引起肝脓肿。

【临床表现】

1. 症状

(1)寒战和高热:是最常见的早期症状,往往反复发作,体温可高达39~40℃,一般为稽留热或弛张热,伴大量出汗,脉搏增快。

(2)肝区疼痛:由肝大、肝包膜急性膨胀和炎性渗出物的局部刺激而引起。多数病人出现肝区持续性胀痛或钝痛,有时可伴有右肩牵涉痛。

(3)消化道及全身症状:因脓毒症反应及全身消耗而引起,病人常有乏力、食欲减退、恶心、呕吐;少数病人可有腹泻、腹胀、呃逆等症状;炎症累及胸部可致刺激性干咳或呼吸困难等。

2. 体征　病人呈急性面容。肝区压痛、肝大伴触痛、右下胸部和肝区叩击痛为最常见体征。若脓肿位于右肝前缘比较表浅部位,可伴有右上腹肌紧张和局部明显触痛。严重者或并发胆道梗阻者可出现黄疸。病程较长者,常有贫血、消瘦、恶病质等表现。

【并发症】

细菌性肝脓肿可向周围脏器穿透引起严重的并发症,死亡率极高:①脓肿自发性穿破可致膈下脓肿或急性化脓性腹膜炎;②右肝脓肿向右胸内破溃时形成胸腔积液或脓胸,病人常有突然出现的剧烈胸痛、寒战、高热;③左肝脓肿偶尔可穿破心包,发生化脓性心包炎,严重者致心脏压塞;④少数肝脓肿可穿破血管壁引起上消化道大出血。

【治疗要点】

1. 非手术治疗　适用于急性期肝局限性炎症、脓肿尚未形成及多发性小脓肿、较大脓肿的基础治疗。

(1)全身营养支持治疗:①肠内、外营养支持;②积极补液,纠正水、电解质酸碱失调;③补充维生素B、维生素C、维生素K;④必要时多次输新鲜全血或血浆,纠正低蛋白血症;⑤改善肝功能和增强机体抵抗力。

(2)全身抗感染治疗:大剂量、联合应用抗生素。在未确定病原菌以前,可首选对大肠杆菌、金黄色葡萄球菌及厌氧菌等敏感的抗菌药,或根据脓液或血液细菌培养、药物敏感试验结果选用有效抗生素。重度感染者,应用亚胺培南等新型强有力的广谱抗生素。

(3)B超或CT引导下肝脓肿穿刺置管引流:单个较大的肝脓肿可以在B超或CT引导下进行长针穿刺置管引流,将脓液送细菌培养和抗生素敏感试验。此方法最大优点是并发症少,创伤轻,但会出现引流管位置不当,引流不畅的情况,有一定的局限性。

(4)积极处理原发病灶:尽早处理胆道结石与感染、阑尾炎等腹腔感染。

2. 手术治疗 脓肿切开引流术适用于较大的脓肿,疑有穿破或已并发腹膜炎、脓胸者。常用的手术方法:

(1)脓肿切开引流术:对于穿刺引流效果不佳的肝脓肿或较大的脓肿,估计有穿破可能,或已有穿破并发腹膜炎、脓胸以及胆源性肝脓肿或慢性肝脓肿者,在应用抗生素治疗的同时,应积极进行脓肿切开引流术;途径有经腹腔切开引流术、经前侧腹膜外脓肿切开引流术、经后侧腹膜外脓肿切开引流术。

(2)腹腔镜肝脓肿切开引流:在腹腔镜下实施操作,处理与开腹相同,具有手术创伤轻,术后恢复快等优点。

(3)肝叶切除适用于:①慢性厚壁肝脓肿和肝脓肿切开引流后脓壁不塌陷、留有无效腔;②窦道长期流脓不愈者;③肝内胆管结石合并左外叶多发性脓肿,且该肝叶已严重破坏、失去正常功能者;④多发性肝脓肿局限于一叶。

【常见护理诊断/问题】

1. 体温过高 与肝脓肿及其产生的毒素吸收有关。

2. 营养失调:低于机体需要量 与进食减少、感染、高热引起分解代谢增加有关。

3. 体液不足 与高热致大量出汗、食欲下降、进食减少等有关。

4. 潜在并发症 腹膜炎、膈下脓肿、胸腔内感染、休克。

【护理措施】

1. 非手术治疗护理/术前护理

(1)病情观察:加强生命体征、腹部及胸部症状与体征的观察,注意有无脓肿破溃引起的腹膜炎、膈下脓肿、胸腔内感染等并发症。肝脓肿若继发脓毒血症、急性化脓性胆管炎或出现中毒性休克征象时,可危及生命,应立即抢救。

(2)高热护理:保持病室内温度和湿度,定时通风,保持空气新鲜,室温维持在18~22℃,相对湿度在50%~70%;病人衣着适量,及时更换汗湿的衣裤和床单;体温过高,采用物理降温,如头枕冰袋、乙醇擦浴、灌肠(4℃生理盐水)等,必要时遵医嘱给药后,降温过程注意观察出汗情况、保暖;动态观察体温,每2~4小时测定体温一次,注意观察病人有无大量出汗引起虚脱或高热惊厥等并发症;除需控制入水量者外,高热病人每日至少摄入2000ml液体,以防高渗性缺水,必要时静脉补液,纠正体液失调。

(3)营养支持:肝脓肿系消耗性疾病,应鼓励病人多食高蛋白、高热量、富含维生素和膳食纤维的食物,保证足够的液体摄入量;贫血、低蛋白血症者输入血液制品;进食较差或营养不良者,提供肠内外营养支持治疗。

(4)应用抗生素药物的护理:遵医嘱尽早合理应用抗生素,把握给药间隔时间与药物配伍禁忌,并注意观察药物不良反应;长期应用抗生素,应注意观察口腔黏膜,观察有无腹泻、腹胀等,警惕假膜性肠炎及继发性双重感染。

2. 术后护理 观察术后有无腹腔创面出血、胆汁漏;右肝后叶、膈顶部脓肿引流时,观察有无损伤膈肌误入胸腔;术后早期一般不冲洗,以免脓液流入腹腔,术后1周左右开始冲洗脓腔。除以上护理措施外,应重点做好经皮肝穿刺抽脓或脓腔置管引流术的护理:

(1)穿刺后护理:①严密监测生命体征,腹痛与腹部体征;②位置较高的肝脓肿穿刺后注意呼吸、胸痛和胸部体征,以防发生气胸、脓胸等并发症;③观察发热、肝区疼痛等肝脓肿症状及其改善情况;④适时复查B超了解脓肿好转情况。

(2) 引流管护理：①妥善固定引流管，防止滑脱；②半卧位，以利引流和呼吸；③冲洗脓腔：严格无菌原则，每天用生理盐水或含甲硝唑盐水多次或持续冲洗脓腔，注意出入量，观察和记录脓腔引流液的颜色、性状和量；④防止感染：每天更换引流袋并严格执行无菌操作；⑤拔管：当脓腔引流液少于10ml/d时，可逐步退出并拔出引流管，适时换药，直至脓腔闭合。

【健康指导】

嘱病人保持心情舒畅；进食高热量、高蛋白、富含维生素和纤维素的食物，多饮水；遵医嘱服药，不得擅自改变剂量或停药；定时到医院复查血象、肝功能及B超；自我检测体温变化，若出现发热、肝区疼痛等症状，及时就诊。

二、阿米巴性肝脓肿

阿米巴性肝脓肿（amebic liver abscess）是肠道阿米巴病最常见的并发症，好发于男性，年龄多在30~50岁。约半数在肠道阿米巴病急性期并发。

【临床表现】

发生在阿米巴痢疾急性期或既往有阿米巴痢疾史者。起病可较急也可较缓，病程一般较长，病情较细菌性肝脓肿轻。主要表现有持续或间歇性高热、全身不适、消化不良、食欲不佳、体质虚弱等。查体可发现肝大伴触痛，应怀疑发生阿米巴性肝脓肿的可能。有时容易误诊，应注意鉴别（表12-1）。

【治疗要点】

1. 非手术治疗 阿米巴性肝脓肿首先应考虑非手术治疗，主要采用甲硝唑、氯喹、依米丁、环丙沙星等抗阿米巴药物治疗，必要时反复B超定位穿刺抽脓及全身营养支持疗法。合并细菌感染者尽早使用抗生素。

表12-1 阿米巴性肝脓肿与细菌性肝脓肿的鉴别

项目	细菌性肝脓肿	阿米巴性肝脓肿
病史	继发于胆道感染或其他化脓性感染	继发于阿米巴痢疾后
症状	起病急骤、严重，有寒战、高热、全身中毒症状明显	起病缓慢，病程较长，可有高热，或不规则发热、盗汗
血液检查	白细胞、中性粒细胞可明显增高，血液细菌培养可阳性	白细胞可增高，血清阿米巴抗体阳性
粪便检查	无特殊表现	部分病人可找到阿米巴滋养体
脓液	多为黄白色脓液、恶臭，涂片和培养可发现细菌	大多为棕褐色脓液、无臭味，镜检可找到阿米巴滋养体；若无混合感染，涂片和培养无细菌
诊断性治疗	抗阿米巴治疗无效	抗阿米巴治疗有效
脓肿	较小，常为多发性	较大，多为单发，多见于肝右叶

2. 手术治疗 阿米巴性肝脓肿切开引流会引起继发细菌感染而死亡率升高。但如果出现下列情况，应在严格无菌原则下手术切开排脓并采取持续负压闭式引流（防止继发细菌感染）：①经抗阿米巴治疗及穿刺吸脓，脓肿未见缩小、高热不退者；②脓肿伴继发细菌感染，经综合治疗不能控制者；③脓肿已穿破胸腹腔或邻近器官；④直径在10cm以上巨大脓

肿或较浅表脓肿。

【常见护理诊断/问题】

1. 体温过高　与阿米巴性肝脓肿有关。

2. 营养失调:低于机体需要量　与分解代谢增加、进食减少、肠道功能紊乱等有关。

3. 潜在并发症　继发细菌感染、腹膜炎、膈下脓肿、胸腔内感染。

【护理措施】

(1)遵医嘱使用抗阿米巴药物,注意观察病人药物不良反应;同时,在"临床治愈"后如脓腔仍存在,病人需继续服用1个疗程甲硝唑。

(2)加强营养支持,鼓励病人多食富含营养的食物,多饮水。

(3)密切观察病情变化,及时发现继发细菌感染征象。

(4)合理卧位,保持脓腔引流通畅,严格无菌操作,防止细菌感染。

第二节　原发性肝癌

原发性肝癌(primary liver cancer)简称肝癌,是我国和某些亚非地区常见的恶性肿瘤。我国肝癌高发于东南沿海地区。肝癌可发生于任何年龄,我国肝癌病人中位年龄为40~50岁;分别占男、女恶性肿瘤的第三、四位。

【病因】

原发性肝癌的病因尚未明确,目前认为可能与以下因素有关。

1. 肝硬化　肝癌合并肝硬化的比例很高,在我国占53.9%~90%;肝癌中以肝细胞癌合并肝硬化最多,占64.1%~94%;而胆管细胞癌很少合并肝硬化。

2. 病毒性肝炎　特别是乙型肝炎的反复发作,易演变为肝硬化,继而发展为肝癌,常称为"三部曲";HBsAg阳性者其肝癌的相对危险性为HBsAg阴性者10~50倍。我国90%的肝癌病人HBV阳性。

3. 黄曲霉毒素　主要是黄曲霉毒素B_1,主要来源于霉变的玉米和花生等。调查发现,肝癌相对高发区的粮食被黄曲霉毒素及其毒素污染的程度较高,而且是温湿地带。黄曲霉毒素能诱发动物肝癌已被证实。

4. 其他　亚硝胺、烟酒、肥胖等可能与肝癌发病有关;肝癌还有明显的家族聚集性;污水中已发现水藻毒素等很多种致癌或促癌物质。

【临床表现】

原发性肝癌临床表现极不典型,早期缺乏特异性表现,一旦出现症状多为进展期肝癌。

1. 症状

(1)肝区疼痛:最常见和最主要的症状,约50%病人以此为首发症状。多为右上腹间歇性或持续性钝痛、胀痛或刺痛,疼痛逐渐加重,甚至难以忍受。疼痛部位常与癌肿部位密切相关,如肝右叶顶部的癌肿累及膈肌时,疼痛可牵涉至右肩背部;当肝癌结节发生坏死、破裂,引起腹腔内出血时,则表现为突发右上腹剧痛和压痛、腹膜刺激征和内出血等。

(2)全身及消化道症状:表现为食欲减退、腹胀、恶心、呕吐或腹泻等,易被忽视,且早期不明显。晚期体重进行性下降,可伴有贫血、出血、腹水和水肿等恶病质表现;部分病人可有不明原因的持续性低热或不规则发热,37.5~38℃,其特点是抗生素治疗无效,而吲哚美辛栓常可退热。

(3)伴癌综合征:即肝癌组织本身代谢异常或癌肿引起的内分泌或代谢紊乱的综合征,

较少见。主要有低血糖、红细胞增多症、高胆固醇血症及高钙血症。

2. 体征 ①肝大与肿块：为中、晚期肝癌最主要体征。肝呈进行性肿大、质地较硬、表面高低不平、有明显结节或肿块。②黄疸和腹水：见于晚期病人。

3. 其他 ①肝外转移：如发生肺、骨、脑等肝外转移，可呈现相应部位的临床症状。②合并肝硬化者常有肝掌、蜘蛛痣、脾大、腹水和腹壁静脉曲张等肝硬化门静脉高压表现。

4. 并发症 主要有肝性脑病、上消化道出血、癌肿破裂出血、肝肾综合征及继发感染（肺炎、败血症、真菌感染）等。

【治疗要点】

早期手术切除是目前治疗肝癌最有效的方法，小肝癌手术切除率高达80%以上，术后5年生存率可达60%~70%。

1. 手术治疗

（1）肝切除术：肝切除手术一般至少保留30%的正常肝组织，对有肝硬化者，肝切除量不应超过50%。

1）适应证：①全身状况良好，心、肺、肾等重要内脏器官功能无严重障碍，肝功能代偿良好、氨基转移酶和凝血酶原时间基本正常者；②肿瘤局限于肝的一叶或半叶以内而无严重肝硬化者；③第一、第二肝门及下腔静脉未受侵犯者。

2）禁忌证：有明显黄疸、腹水、下肢水肿、远处转移及全身衰竭等晚期表现和不耐受手术者。

3）手术方式：有肝叶切除、半肝切除、肝三叶切除或局部肝切除等。

（2）对不能切除肝癌的外科治疗：可做液氮冷冻、激光气化、微波或做肝动脉结扎插管，以备术后做局部化疗。也可做皮下植入输液泵、术后连续灌注化疗。

（3）根治性手术后复发肝癌的手术：肝癌根治性切除后5年复发率在50%以上。在病灶局限、病人尚能耐受手术的情况下，可再次施行手术治疗。复发性肝癌再切除是提高5年生存率的重要途径。

（4）肝移植：原发性肝癌是肝移植的指征之一，疗效高于肝切除术，但术后较易复发。目前，我国肝癌肝移植仅作为补充治疗，用于无法手术切除，不能进行射频、微波治疗和肝动脉栓塞化疗、肝功能不能耐受的病人。

2. 非手术治疗

（1）局部治疗：B超引导下经皮肝穿刺肿瘤内行射频消融、微波消融、冷冻治疗、高功率超声聚焦消融及无水乙醇注射治疗；具有微创、安全、简便和易于多次施行的特点。适合于瘤体较小而无法或不宜手术切除者，特别是肝切除术后早期肿瘤复发者。

（2）肝动脉栓塞化疗：是一种介入治疗，即经股动脉达肝动脉做超选择性肝动脉插管，经导管注入栓塞剂和抗癌药物。①对于不能手术切除的中晚期肝癌病人；②能手术切除，但因高龄或严重肝硬化等不能或不愿手术的肝癌病人，可以作为非手术治疗中的首选方法；③经剖腹探查发现癌肿不能切除，或作为肿瘤姑息切除的后续治疗者，可采用肝动脉和（或）门静脉置泵（皮下埋藏式灌注装置）作区域化疗栓塞。常用的栓塞剂为碘油和吸收性明胶海绵。抗癌药物常选用5-氟尿嘧啶、丝裂霉素、阿霉素等。

（3）其他治疗：如放射治疗、免疫治疗、中医中药治疗、基因治疗等。

【常见护理诊断/问题】

1. 预感性悲哀 与担忧手术效果、疾病预后和生存期限有关。

2. 疼痛　与肿瘤迅速生长导致肝包膜张力增加或手术、介入治疗、放疗、化疗后的不适有关。

3. 营养失调：低于机体需要量　与厌食、胃肠道功能紊乱、放疗和化疗引起的胃肠道不良反应、肿瘤消耗等有关。

4. 潜在并发症　消化道或腹腔内出血、肝性脑病、膈下积液或脓肿、肺部感染等。

【护理措施】

1. 一般护理/术前护理

(1) 心理护理：大多数肝癌病人因长期乙型肝炎和肝硬化病史心理负担已较重，再加上癌症诊断，对病人和家庭都是致命的打击。病人往往有自卑感、不公平、悲痛等情绪，医护人员应鼓励病人说出内心感受和最关心的问题，并尽量解释各种治疗、护理知识。在病人悲痛时，应尊重、同情和理解病人，并让家属了解发泄的重要性。与家属共同制订诊疗措施，鼓励家属与病人多沟通交流。通过各种心理护理措施，减轻病人焦虑和恐惧，树立战胜疾病的信心，以最佳心态接受治疗和护理。对晚期病人应重视感情上的支持，鼓励家属与病人共同面对疾病，互相扶持，使病人尽可能平静舒适地度过生命的最后历程。

(2) 疼痛的护理：在肝癌病人中大约 80% 以上有中度至重度的疼痛，评估疼痛发生的时间、部位、性质、诱因和程度，帮助病人从癌痛中解脱出来，遵医嘱按照三级止痛原则给予镇痛药物，并观察药物效果及不良反应；指导病人控制疼痛和分散注意力的方法。

(3) 营养支持：以富含高蛋白、高热量、高维生素和膳食纤维的饮食为原则，按病人饮食习惯提供其喜爱的食物，以刺激食欲。创造舒适的进餐环境，避免呕吐物等不良刺激。若有食欲缺乏、恶心、呕吐现象，采用少量多餐。合并肝硬化有肝功能损害者，应适当限制蛋白质摄入；必要时可给予肠内外营养支持，输血浆或白蛋白等，补充维生素 K 和凝血因子等，以改善贫血、纠正低蛋白血症和凝血功能障碍，提高手术耐受力。

(4) 护肝治疗：遵医嘱静脉输入保肝药物。避免使用红霉素、巴比妥类、盐酸氯丙嗪等有损肝脏的药物。嘱病人保证充分睡眠和休息，禁酒。

(5) 预防出血：①改善凝血功能，大多数肝癌合并肝硬化，术前 3 天开始给予维生素 K_1，适当补充血浆和凝血因子，以改善凝血功能，预防术中、术后出血；②告诫病人尽量避免致癌肿破裂出血或食管下段胃底静脉曲张破裂出血的诱因，如剧烈咳嗽、用力排便等致腹内压骤升的动作和外伤等；③应用 H_2 受体阻断剂，预防应激性溃疡出血；④加强腹部观察，若病人突发腹痛，伴腹膜刺激征，应高度怀疑肝癌破裂出血，及时通知医师，积极配合抢救，做好急症手术的各项准备；对不能手术的晚期病人，可采用补液、输血、应用止血剂、支持治疗等综合性方法处理。

(6) 术前准备：除以上护理措施和常规腹部手术术前准备外，必须根据肝切除手术大小备充足的血和血浆，并做好术中物品准备，如化疗药物、皮下埋藏式灌注装置、预防性抗生素、特殊治疗设备等。

2. 术后护理

(1) 病情观察：肝手术后，特别是广泛性肝叶切除术后易发生诸多并发症，如肝断面出血、胆瘘、肝性脑病和上消化道出血等。应严密观察生命体征、意识状态、腹部症状和体征、切口敷料及各种引流管引流情况，准确记录 24 小时出入量，发现问题及时通知医师。

(2) 体位与活动：手术后 24 小时内卧床休息，术后 2 天，病人血压平稳，可采取半卧位，不鼓励病人早期活动,避免剧烈咳嗽和打喷嚏等,以防止术后肝断面出血。

(3) 饮食及营养:术后禁食,胃肠功能恢复后给予流质饮食,以后酌情改半流质、普通饮食。广泛肝叶切除后可应用要素饮食或静脉营养支持,术后 2 周内应补充适当的蛋白质和血浆,以提高机体的抵抗力。

(4) 引流管护理:引流管应妥善固定,避免受压、扭曲和折叠,保持引流通畅;严格遵守无菌原则,每天更换引流袋,并准确记录引流液的色、量、质。若引流量逐渐减少,且无出血及胆汁,引流管一般在术后 3~5 天拔出;若血性引流液呈持续性增加,应警惕腹腔内出血,及时通知医师,必要时完善术前准备行手术探查止血。

(5) 并发症的预防和护理

1) 出血:是肝切除术后常见的并发症之一。术后应注意预防和控制出血:①严密观察病情变化:术后 48 小时内应有专人护理,动态观察病人生命体征的变化。②引流液的观察:保持引流通畅,严密观察引流液的量、性质和颜色。一般情况下,手术后当日可从肝周引流管引出鲜红血性液体 100~300ml,若血性液体增多,应警惕腹腔内出血。③若明确为凝血机制障碍性出血,可遵医嘱给予凝血酶原复合物、纤维蛋白原,输新鲜血,纠正低蛋白血症。④若短期内或持续引流较大量的血性液体,或经输血、输液,病人血压、脉搏仍不稳定时,应做好再次手术止血的准备。

2) 膈下积液及脓肿:是肝切除术后一种严重并发症,膈下积液及脓肿多发生在术后 1 周左右。若病人术后体温下降后再度升高,或术后发热持续不退,同时伴有右上腹部胀痛、呃逆、脉速、白细胞计数升高、中性粒细胞达 90% 以上等,应疑有膈下积液或膈下脓肿,B 超等影像学检查可明确诊断。护理措施:①保持引流通畅,妥善固定引流管,防止膈下积液及脓肿发生;每日更换引流袋,观察引流液颜色、性状及量。若引流量逐日减少,一般在手术后 3~5 天拔除引流管。②若已形成膈下脓肿,必要时协助医师行 B 超定位引导下穿刺抽脓或置管引流,后者应加强冲洗和吸引护理;鼓励病人取半坐位,以利于呼吸和引流。③严密观察体温变化,高热者给予物理降温,必要时药物降温,鼓励病人多饮水。④加强营养支持治疗和抗菌药物的应用护理。

3) 胆汁漏:是因肝断面小胆管渗漏或胆管结扎线脱落、胆道损伤所致。注意观察术后有无腹痛、发热和腹膜刺激症状,切口有无胆汁渗出和(或)腹腔引流液有无含胆汁。如有上述表现,应高度怀疑胆汁漏,给予调整引流管,保持引流通畅,并注意观察引流液的量和性质变化;如发生局部积液,应尽早 B 超定位穿刺置管引流;如发生胆汁性腹膜炎,应尽早手术。

4) 肝性脑病:①病情观察,应注意观察病人有无肝性脑病的早期症状,若出现性格行为变化,如欣快感、表情淡漠或扑翼震颤等前驱症状时,及时通知医师。②吸氧,做半肝以上切除的病人,需间歇吸氧 3~4 天,以提高氧的供给,保护肝功能。③避免肝性脑病的诱因,如上消化道出血、高蛋白饮食、感染、便秘、应用麻醉剂和镇静催眠剂等。④禁用肥皂水灌肠,可用生理盐水或弱酸性溶液(如食醋 1~2ml 加入生理盐水 100ml)。⑤口服新霉素或卡那霉素,以抑制肠道细菌繁殖,减少氨的产生。⑥使用降血氨药物,如谷氨酸钾或谷氨酸钠静脉滴注。⑦给予富含支链氨基酸的制剂或溶液,以纠正支链芳香族氨基酸的比例失调。⑧肝性脑病者限制蛋白质摄入,以减少血氨的来源。⑨便秘者可口服乳果糖,促使肠道内氨的排出。

3. 介入治疗的护理

(1) 介入治疗前准备:注意各种检查结果,判断有无禁忌证。耐心向病人解释介入治疗的目的、方法及治疗的重要性和优点,帮助病人消除紧张、恐惧心理,争取主动配合。穿刺处皮肤准备,术前禁食4小时,备好所需物品及药品,检查导管质量,防止术中出现断裂、脱落或漏液等。

(2)介入治疗后的护理

1)预防出血:术后嘱病人取半卧位,术后24~48小时卧床休息;穿刺处砂袋加压1小时,穿刺侧肢体制动6小时;严密观察穿刺侧肢端皮肤的颜色、温度及足背部动脉搏动,注意穿刺点有无出血现象;拔管后局部压迫15分钟并局部加压包扎,卧床24小时防止局部出血。

2)导管护理:妥善固定和维护导管;严格遵守无菌原则,每次注入药物前消毒导管,注入药物后用无菌纱布包扎,防止逆行感染;注入药物后用肝素稀释液2~3ml冲洗导管以防导管堵塞。

3)栓塞后综合征的护理:肝动脉栓塞化疗后多数病人可出现发热、肝区疼痛、恶心、呕吐、心悸、白细胞计数下降等临床表现,称为栓塞后综合征。其护理措施:①控制发热,一般为低热,若体温高于38.5℃,可予物理、药物降温;②镇痛,肝区疼痛多因栓塞部位缺血坏死、肝体积增大、包膜紧张所致,必要时可适当给予止痛剂;③恶心、呕吐,为化疗药物的反应,可给予甲氧氯普胺、氯丙嗪等;④当白细胞计数低于4×10^9/L时,应暂停化疗并应用升白细胞药物;⑤介入治疗后嘱病人大量饮水,减轻化疗药物对肾的毒副作用,观察排尿情况。

4)并发症的观察及护理:①局部血肿,小血肿加压包扎,大血肿检查凝血因子,用止血药,甚至血肿清除术。②假性动脉瘤,表现为搏动性肿物,压迫引起血栓性静脉炎,甚至破裂或动脉阻塞,应及早报告医生。③动脉内异物、栓子和血栓,表现为动脉搏动减弱或消失,远端皮温降低,应尽早介入或手术取出。④急性血栓性静脉炎,表现为患肢疼痛、肿胀、压痛。应密切观察、及时发现、尽早溶栓,如无效时应行手术取出。

【健康指导】

1. 疾病指导 注意防治肝炎,不吃霉变食物。有肝炎、肝硬化病史者和肝癌高发地区人群应定期做AFP检查或B超检查,以期早期发现。

2. 饮食指导 多吃高热量、优质蛋白质、富含维生素和膳食纤维的食物。食物以清淡、易消化为宜。若有腹水、水肿,应控制水和食盐的摄入量。

3. 自我观察和定期复查 若病人出现水肿、体重减轻、出血倾向、黄疸和乏力等症状要及时就诊。定期随访,第1年每1~2个月复查AFP、胸部X线片和B超1次,以便早期发现临床复发或转移迹象。

4. 预防肝性脑病 可适量应用缓泻剂,保持大便通畅,以免因肠腔内氨吸收导致血氨升高。

第十三章 门静脉高压症的护理

正常门静脉压力为 1.27~2.35kPa(13~24cmH$_2$O)。门静脉高压症是指门静脉血流淤阻、血液淤滞，门静脉压力超过 2.35kPa(24cmH$_2$O)时所引起一系列症状的临床综合征。表现为脾肿大、脾功能亢进、食管胃底静脉曲张及破裂、出血和腹水等。门静脉高压症主要以内科的综合治疗为主。门静脉高压症外科治疗的目的是制止急性食管胃底静脉曲张破裂引起的消化道出血，解除或改善腹水和脾功能亢进。

【解剖】

肝脏是体内唯一享受双重（门静脉和肝动脉）血液供应的器官，以门静脉血供为主，占肝总血流量的 70%~75%。门静脉主干由肠系膜上静脉和脾静脉汇合而成，在肝门处分为左、右两支分别入左右半肝，其小分支和肝动脉小分支的血流汇合于肝小叶内的肝窦，然后流入肝小叶的中央静脉，再经肝静脉流入下腔静脉。所以，门静脉系位于两个毛细血管网之间：一端是胃、肠、脾、胰的毛细血管网，另一端是肝小叶内的肝窦（肝的毛细血管网）。

门静脉系统和腔静脉系统之间存在 4 组交通支，这些交通支在正常情况下都很细，较少有血流通过，当门静脉高压症发生时四组交通支大量开放，并扩张、扭曲形成静脉曲张。①胃底、食管下段交通支：临床上最重要；②直肠下端、肛管交通支；③前腹壁交通支；④腹膜后交通支。

【分类与病因】

根据门静脉血流受阻因素所在的部位，门静脉高压症可以分为肝前型、肝内型和肝后型 3 类。

1. 肝前型　指因门静脉主干及其主要属支血栓形成或由其他原因（如畸形）等所致的血流受阻而引起的门静脉高压。此类病人肝功能多正常或轻度异常，预后较肝内型好。常见病因：①肝外门静脉血栓，感染或创伤引起的静脉血栓，如脐炎、急性阑尾炎、胰腺炎等；②上腹部肿瘤对门静脉或脾静脉的浸润、压迫；③在小儿，则多见于门静脉主干先天性畸形，如闭锁、狭窄或海绵样变性。

2. 肝内型　由于肝脏本身的疾病使其组织结构发生改变，阻塞或压迫肝窦而引起的门静脉高压。在我国最常见，占 95% 以上。根据血流受阻的部位可分为窦前型、窦型和窦后型。在我国常为肝炎后肝硬化所引起，在西方国家常由酒精性肝硬化引起。某些非肝硬化性肝病如儿童先天性肝纤维化、脂肪肝、急慢性肝炎、急性重型肝炎及重症肝炎等导致肝窦被压迫也可以引起门静脉高压症。

3. 肝后型　指因导肝静脉流出道（包括肝静脉、下腔静脉甚至右心）被阻塞而引起门静脉高压症，如巴德-吉亚利综合征（Budd-Chiari syndrome）、缩窄性心包炎、严重右心衰竭等。

【临床表现】

1. 脾大、脾功能亢进　脾大程度不一，早期肿大的脾质软，活动，后期由于纤维组织增生与周围粘连而质地变硬，活动受限。巨脾常见于晚期血吸虫病肝硬化病人，其下缘可达脐下及超过中线。脾肿大可伴有不同程度的脾功能亢进，表现为全血细胞减少，病人出现贫血和出血倾向。

2. 呕血、黑粪 食管胃底曲张静脉破裂大出血,是门静脉高压症中最凶险的并发症,一次出血量可达到1000~2000ml,常危及生命。发生急性出血时,病人呕吐鲜红色血液,排出柏油样黑粪。由于肝损害引起凝血功能障碍,脾功能亢进导致的血小板计数减少,因此一旦发生出血,难以自止。25%~30%病人在第一次大出血时可因失血引起严重休克或肝衰竭而死亡。部分病人出血虽止,但常易复发。首次出血后1~2年内50%~70%病人会再次出血,再次出血病死率达30%~50%。

3. 腹水 是肝功能严重受损的表现,多见于肝内型,表现为腹胀、气急、食欲减退。大出血常引起或加剧腹水形成,是由于肝缺氧及肝组织损害加重所致。有些顽固性腹水很难消退,少部分病人出现腹水感染、脐疝。

4. 其他 病人常出现疲乏、厌食、虚弱无力,有部分病人有恶心、呕吐、腹泻、营养不良、嗜睡等肝性脑病症状,以及面色灰暗、黄疸、下肢水肿、胸腹壁静脉曲张、颈胸部有蜘蛛痣、肝掌和男性乳腺增生症等体征。

【治疗要点】

门静脉高压症以内科综合治疗为主。外科治疗的目的是预防和控制急性食管、胃底曲张静脉破裂引起的上消化道大出血,解除或改善脾肿大、脾功能亢进。治疗方法应根据病人的情况而定。

1. 食管胃底曲张静脉破裂出血 原则上以非手术治疗为主。

(1)非手术治疗适应证:①有黄疸、大量腹水、肝功能严重受损(C级)的病人。②上消化道大出血病因尚不明确,诊断未明确者。

1)补充血容量:迅速建立静脉通道,立即输血、输液。若收缩压低于10.7kPa(80mmHg),应快速输新鲜全血。因新鲜血含氨量低,且保存有凝血因子,有利于止血和预防肝性脑病。避免过量扩容,以防门静脉压力反跳性增高而引起再出血。

2)药物止血:首选血管收缩药或与硝酸酯类血管扩张药合用。如血管升压素、生长抑素、奥曲肽、普萘洛尔、巴曲酶、维生素K_1、6-氨基己酸等。

3)内镜治疗:采用双极电凝、微波、激光、注射硬化剂和套扎等方法止血。①硬化剂注射疗法:经内镜将硬化剂(鱼肝油酸钠)直接注射到曲张静脉腔内,使曲张静脉闭塞,其黏膜下组织硬化,以治疗食管静脉曲张出血和预防再出血。②经内镜食管曲张静脉套扎术:比硬化剂注射疗法操作相对简单和安全,此法治疗后近期再出血率较高。硬化剂注射疗法和套扎术对胃底曲张静脉破裂出血均无效。

4)三腔二囊管压迫止血:利用充气气囊分别压迫胃底及食管下段破裂的曲张静脉而起止血作用,是一种简单而有效的方法,通常用于对血管升压素或内镜治疗无效的病人。此方法止血成功率44%~90%,再出血率约为50%,仅作为一种暂时性措施。

5)经颈静脉肝内门体分流术:目前主要用于等待行肝移植的病人,其次是内科治疗无效、肝功能差或手术治疗失败的曲张静脉破裂出血病人。它是采用介入法经颈静脉途径在肝内肝静脉与门静脉主要分支间置入支架建立通道而实现门体分流,其内支撑管直径为8~12mm。此法止血效果较好,但技术难度较大,而且内支撑管可进行性狭窄,堵塞率高达40%~50%。肝性脑病发生率高达20%~40%。

(2)手术治疗:食管胃底曲张静脉一旦破裂出血,反复出血概率很高,且每次出血必将损害肝脏。积极手术止血不仅可以防止再出血,也是预防肝性脑病的有效措施。适应证:

①无黄疸和明显腹水(肝功能 A、B 级)病人发生大出血;②经非手术治疗 24~48 小时无效者。

1)分流术:包括非选择性分流术和选择性分流术。前者包括:①"限制性"侧侧门腔静脉分流术,将门静脉直接和下腔静脉行侧侧吻合。②肠系膜上、下腔静脉间桥式 H 形分流术,即在下腔静脉和肠系膜上静脉之间用人造血管或自体静脉架桥吻合。③中心性脾肾静脉分流术,脾切除后,将脾静脉近端和左肾静脉段侧吻合。后者包括远端脾肾静脉分流术(Warren 手术),它是选择性门体分流术,即不切脾,将脾静脉远端与左肾静脉进行端侧吻合,同时离断门-奇静脉侧支。

2)断流术:断流手术的方式有很多,最有效的是脾切除加贲门周围血管离断术。通过阻断门奇静脉间反常血流,同时切除脾,达到止血的目的。急诊手术常采用该术式。

2. 严重脾大,合并明显脾功能亢进的治疗　最多见于晚期血吸虫病人,也见于脾静脉栓塞引起的左侧门静脉高压症。对于这类病人单纯行脾切除术效果良好。若同时伴有食管胃底静脉曲张,应同时加做贲门周围血管离断术。

3. 肝硬化引起的顽固性腹水的治疗　最有效的方法是肝移植,其他包括经颈静脉肝内门体分流术和腹腔-上腔静脉转流术。

肝移植对于终末期肝硬化门静脉高压症的病人特别是并发食管胃底曲张静脉出血者,是唯一有效的根治性治疗手段,既替换了病肝,又使门静脉系统血流动力学恢复正常。

【常见护理诊断/问题】
1. 恐惧　与突然大量呕血、便血、肝性脑病及病情危重等有关。
2. 营养失调:低于机体需要量　与肝功能损害、营养素摄入不足和消化吸收障碍等有关。
3. 体液过多:腹水　与肝功能损害致低蛋白血症、门静脉压增高、血浆胶体渗透压降低及醛固酮分泌增加等有关。
4. 体液不足　与食管胃底曲张静脉破裂出血有关。
5. 潜在并发症　出血、肝性脑病、感染、门静脉血栓形成、肝肾综合征。

【护理措施】
1. 非手术治疗护理/术前护理　参见《内科护理学》相关章节,这里仅做扼要介绍。
(1)心理护理:门静脉高压症病人发生上消化道出血时,来势凶猛、出血量大,病人常紧张、恐惧,由于长期患有肝病,对治疗悲观失望,甚至丧失信心。护士应沉着应对,积极抢救,安抚和鼓励病人,帮助病人树立战胜疾病的信心。
(2)控制出血,维持体液平衡:①恢复血容量,纠正体液失调,迅速建立静脉通路,按出血量调节输液种类和速度,尽快备血、输血。注意补钾,控制钠的摄入,纠正水、电解质紊乱并预防过度扩容。②止血药物的应用与护理,冰盐水或冰盐水加去甲肾上腺素胃内灌洗至回抽液清澈。按时应用止血药,注意药物不良反应。及时清理呕吐物、排泄物,特别是意识不清者呕血时,头偏向一侧,防止误吸。
(3)病情观察:询问病人有无上腹部不适及恶心感,定时测量血压、脉搏、呼吸,监测中心静脉压和尿量。准确观察和记录出血的特点、呕血和黑粪的颜色、性状、量。
(4)三腔二囊管压迫止血的护理:参见《内科护理学》相关章节。
(5)预防上消化道出血:①适当休息,避免过度劳累,必要时卧床休息。②注意饮食,禁烟、酒、浓茶、咖啡;避免进食过热、粗糙、干硬、带骨或刺、油炸及辛辣食物。③避免腹内压增高,消除剧烈咳嗽、打喷嚏、便秘、排尿困难等因素。④术前一般不放置胃管,必须放置时,应选择细、软胃管,插入时涂大量润滑油,动作轻巧。

(6)控制或减少腹水形成:①注意休息,术前尽量取平卧位,以增加肝、肾血流灌注。若下肢水肿,可抬高下肢。②限制液体和钠的摄入,每日钠摄入量限制在500~800mg(氯化钠1.2~2.0g),少食咸肉、酱菜、罐头等含钠高的食物。③注意补充营养,纠正低蛋白血症。④遵医嘱合理使用利尿剂,同时记录24小时水出入量,观察有无低钾、低钠血症。⑤测量腹围和体重:每日测腹围1次,每周测体重1次。

(7)保护肝功能,预防肝性脑病:①休息与活动,肝功能较差者以卧床休息为主,安排少量活动。②常规给氧,保护肝功能。③纠正水、电解质和酸碱失调。④积极预防和控制上消化道出血。及时处理严重的呕吐和腹泻。避免快速利尿和大量放腹水。⑤药物的应用,遵医嘱给予多磷脂酰胆碱、谷胱甘肽等保肝药物,避免使用红霉素、巴比妥类、盐酸氯丙嗪等有损肝的药物。⑥改善营养状况,给予高能量、适量蛋白、丰富维生素饮食,可输全血及白蛋白纠正贫血和低蛋白血症。⑦保持肠道通畅,及时清除肠道内积血。防止便秘,口服硫酸镁溶液导泻或酸性液(禁忌肥皂水等碱性液)灌肠。⑧分流术前2天口服肠道杀菌剂,术前晚清洁灌肠。

(8)积极做好急症手术的各项常规准备。

2. 术后护理

(1)休息与活动:①断流术和脾切除术后,麻醉清醒、生命体征平稳后取半卧位。②分流术者,48小时内取平卧位或低坡半卧位(<15°),预防吻合口破裂出血。

(2)监测生命体征:术后给予生命体征监测,密切观察病人的体温、脉搏、呼吸、血压、神志和末梢血氧饱和度的变化,氧气持续吸入。

生命体征:神志、面色、尿量及其性状和颜色等。

(3)营养与引流:术后早期禁食,禁食期间给予肠外营养支持。术后24~48小时肠蠕动恢复后可进食流质饮食,以后逐步改为半流质饮食及软食。观察胃肠减压和腹腔引流液的量。

(4)并发症的观察及护理

1)出血:常见于血管吻合口破裂出血。分流术后48小时内,病人取平卧位,2~3天改半卧位,避免多活动,翻身动作要轻柔。不宜过早下床,一般需卧床1周,以防血管吻合口破裂出血。定时观察血压、脉搏、呼吸及有无伤口或消化道出血情况。膈下置引流管者应注意记录引流液的性状和量,如在1~2小时吸出200ml以上血性液体应告知医师,及时妥善处理。

2)肝性脑病:分流术后门静脉向肝的灌注量减少而加重肝功能损害。部分或全部门静脉血未经肝解毒而直接进入体循环,使血氨含量增高。加上术前肝已有不同程度受损及手术对肝功能的损害,术后易诱发肝性脑病。需定时测定肝功能并监测血氨浓度。从饮食上应限制蛋白质的摄入,减少血氨产生。术前改善肝功能,术后观察病人有无轻微的性格异常、定向力减退、嗜睡与躁动交替,黄疸是否加深,有无发热、厌食、肝臭等肝衰竭表现,遵医嘱测定血氨浓度,对症使用谷氨酸钠、谷氨酸钾,降低血氨水平。

3)感染:常见于腹腔、呼吸系统和泌尿系统,术后应加强观察。护理措施:①遵医嘱应用抗生素。②引流管的护理:膈下置引流管者应保持负压引流系统的无菌、通畅。观察和记录引流液的性状和量。如引流液逐日减少、颜色清淡、每日少于10ml时可拔管。③加强基础护理:包括皮肤护理、会阴护理、口腔护理、肺部护理。

4)静脉血栓:脾切除术后不再使用维生素 K 及其他止血药物。如术后血小板上升达 $600×10^9/L$,应观察有无血栓形成迹象,必要时遵医嘱给予阿司匹林、双嘧达莫等抗凝治疗。手术后应注意监测血常规和凝血功能,应定时行 B 超等检查以明确有无血栓形成。

【健康指导】

(1)向病人及家属讲解门静脉高压症的病因及症状,说明其严重程度。门静脉高压症外科治疗并未解决肝硬化,术后出血、肝昏迷的危险仍然存在,需终身加强保肝措施,切勿掉以轻心。勿滥用药物,避免药物在体内蓄积,对肝脏造成进一步损害。按医嘱服用保肝药物,定期复查肝功能。

(2)饮食指导:嘱病人进食高热量、丰富维生素饮食,维持足够的能量摄入。少食多餐,规律进食。应进食无渣软食,避免粗糙、干硬及刺激性食物,以免诱发大出血。有腹水的病人应限制水和钠摄入。蛋白质的摄入依肝功能损害程度而定,较轻者,可酌情摄取优质高蛋白饮食(50~70g/d);严重受损及分流术后病人应限制蛋白质摄入。

(3)生活指导:①逐步增加活动量,避免劳累和过度活动,保证充分休息。一旦出现头晕、心慌、出汗等症状,应卧床休息。②避免引起腹内压增高的因素,如咳嗽、打喷嚏、用力排便、提举重物等,以免诱发曲张静脉破裂出血。③用软毛刷刷牙,避免牙龈出血,防止外伤。④指导病人制订戒烟、戒酒计划。⑤保持积极、稳定的心态,避免精神紧张、抑郁等不良情绪。

(4)用药和复诊:指导病人按医嘱服药,避免应用对肝脏有损害的药物。向病人及家属介绍出血先兆、基本观察方法和主要急救措施,熟悉紧急就诊的途径和方法。

第十四章 泌尿系统损伤的护理

第一节 肾损伤

肾脏位置深且隐蔽,并受椎体、肋骨、腰肌及相邻脏器的保护,又有一定的活动度,一般不易发生损伤。但不易损伤并不等于没有受伤的可能,因为肾脏为实质性器官,质脆、位置相对固定,受到外力作用时会发生损伤。

【病因与发病机制】

1. 开放性损伤 战时多见,因弹片、枪弹、刀刃所致;平时多因暴力和锐器损伤所致,常伴有胸、腹部复合伤,伤情复杂而严重。体表有伤口存在。

2. 闭合性损伤 临床上较多见,多为肾区受直接暴力,如撞击、跌打、挤压或骨折片直接刺伤肾脏所致。亦可由间接暴力,如对冲伤、突然暴力扭转等所致。

此外,有病变的肾脏受到轻微外力作用时,甚至大笑或喷嚏时即可发生损伤,亦可在行走中发生"自发性"破裂;随着诊疗技术的飞速发展,因诊断、治疗、操作而导致肾损伤的病例在临床上亦逐渐增多,如肾穿刺,腔内泌尿外科检查和治疗时也可能发生肾损伤。

【临床表现】

肾损伤的临床表现因损伤的类型不同表现有很大的差异,尤其在合并其他器官损伤时,肾损伤的症状可能不易被察觉而掩盖病情。

1. 休克 严重的肾裂伤、粉碎伤或合并其他脏器损伤时,因严重失血可发生休克甚至危及生命。快速输血、补液后仍不能纠正休克,提示有严重的内出血。

2. 血尿 肾损伤病人大多有血尿,肾挫伤时血尿常较轻微或无血尿;伴有肾包膜损伤的肾部分裂伤的血尿可以比较轻微,而伴有肾盂、肾盏黏膜损伤的肾部分裂伤或全层撕裂则有严重的血尿;肾蒂血管断裂、输尿管断裂或输尿管被血块阻塞时,血尿可不明显甚至无血尿。所以肾损伤病人血尿程度与损伤程度相关,但非线性相关。所以,临床上不应因血尿轻微而忽略对病情的观察。

3. 疼痛 肾损伤本身及肾损伤引起的继发性改变均可引起疼痛。肾实质损伤时,组织肿胀导致肾被膜张力增加、血尿外渗及肾周软组织损伤均可引起患侧腰痛;血块通过输尿管可刺激输尿管痉挛引起肾绞痛;血、尿渗入腹腔和(或)腹腔脏器损伤时,可有全腹痛和腹膜刺激征。

4. 腰腹部肿块 出血及尿外渗可使肾周围组织肿胀、形成血肿或假性尿囊肿,从而形成局部肿块;损伤及其各种继发性改变可刺激患侧腰肌痉挛,也可在局部出现包块。

5. 发热 肾损伤后,出血及尿外渗吸收可导致发热,但多为低热;若继发感染、形成肾周围脓肿或化脓性腹膜炎,可有高热、寒战,并伴有全身中毒症状。严重者可发生感染性休克。

【诊断要点】

根据外伤史、临床表现,结合实验室和影像学检查的阳性发现即可确立肾损伤的诊断,必要时还可确定肾损伤的病理类型。

【治疗要点】

肾损伤的治疗原则是抢救生命,尽量保肾。

1. 紧急治疗和处理 对于有大出血、休克的病人,应立即给予积极的抗休克治疗,明确有无其他脏器损伤,密切观察生命体征,同时做好进行手术探查的准备。

2. 保守治疗 绝对卧床休息 2~4 周;给予输血补液扩充血容量;镇静止痛;应用止血剂控制创伤出血;预防和治疗创伤继发性感染;出现病情变化随时给予对症处理;严密观察病情变化,保守治疗不见好转或逐渐恶化,应随时准备手术治疗。

3. 手术治疗 积极保守治疗的情况下病情不见好转或逐渐加重时应选择手术治疗。根据探查情况决定实施肾修补术、肾部分切除术、肾切除术等,血尿外渗继发感染或形成肾周围脓肿时实施肾脓肿引流术。实施肾切除术前应了解对侧肾脏的情况,确保对侧肾功能正常。手术后常规给予抗感染、止血、静脉输液输血等治疗。

【常见护理诊断/问题】

1. 潜在并发症:继发性出血、休克 与病情进展及不当活动有关。

2. 组织灌注流量的改变 与创伤、肾裂伤引起的大出血、尿外渗和腹膜炎有关。

3. 恐惧与焦虑 与外伤打击、害怕手术、担心预后不良有关。

4. 感染的可能 与组织创伤、血尿外渗、抵抗力降低有关。

5. 发生压疮的可能 与限制活动、自理能力下降有关。

6. 活动障碍 与手术限制活动有关。

【护理措施】

1. 非手术治疗的护理

(1) 心理护理:减轻焦虑与恐惧,主动关心、帮助病人及家属了解治愈疾病的方法,解释手术治疗的必要性和重要性,解除其思想顾虑;针对产生焦虑、恐惧、情绪不稳定等心理反应的原因,正确引导和及时纠正异常的心理变化,减轻疾病的应激反应以有效缓解其焦虑和恐惧心理。

(2) 绝对卧床:需绝对卧床 2~4 周,以减少再出血的可能。

(3) 饮食护理:暂禁饮食,病情平稳后逐渐改流食、半流食和普食。饮食宜富含粗纤维,以防便秘发生。

(4) 维持水、电解质和血容量的平衡:创伤早期应建立静脉通道,遵医嘱及时输液,必要时输血,以维持有效循环血量。根据实验室检查结果,合理安排输液种类和量,及时输入液体和电解质,以维持水、电解质和酸碱平衡。

(5) 伤口局部的护理:开放性损伤者保持伤口局部的清洁干燥,敷料应及时更换。观察引流物的量、色、性状及气味。

(6) 密切观察出血情况,及早发现病情变化,及时处理,防止发生严重的后果:①密切观察体温、脉搏、呼吸、血压等生命体征,防止休克发生。②按时间顺序留取尿标本观察尿液颜色的变化,据此评估出血。③每日用笔在体表划出肿块范围,了解血、尿外渗的变化情况。④观察血红蛋白和红细胞的变化情况,评估是否有贫血发生。⑤血、尿外渗刺激后腹膜可出现腹部体征,腹部体征的变化可反映病情的变化。护士要查看腹痛、腹部压痛和反跳痛,有无腹胀等情况,但手法要轻,以免刺激血肿再次出血。

(7) 压疮的护理:卧床期间应加强营养,保持床铺整洁、干燥、无碎屑,指导和协助病人定时翻身变换体位,按摩身体受压部位,防止发生压疮。

2. 术前护理 建立静脉通道,抗生素皮试,备皮备血,禁食水,留置导尿管。

3. 术后护理

(1) 一般护理：术后平卧位，血压平稳后改为半卧位，以利于引流和呼吸，促进肠蠕动恢复。如病情允许，可尽早床上活动，逐渐离床活动，防止发生压疮、坠积性肺炎、下肢静脉血栓等并发症。

(2) 饮食护理：术后禁饮食，遵医嘱给予静脉补液，胃肠功能恢复后给予流食、半流食，逐渐给予普食。进饮食后嘱病人多饮水。

(3) 疼痛护理：术后48小时内疼痛明显，可遵医嘱给予应用止痛药，以减轻病人痛苦，利于病人休息，减轻疼痛造成的应激反应。

(4) 感染的预防和护理：保持创口和伤口清洁，保持引流通畅，遵医嘱及时足量应用抗菌药物。

(5) 观察健侧肾功能：肾损伤严重无法保留而行肾切除术者，需观察第一次排尿的时间、尿量、颜色，连续记录24小时尿量3天。如手术后6小时仍没有排尿或24小时尿量较少，说明健肾功能可能有障碍，或者因手术刺激引起反应性的一时肾功能不良所致，应通知医生，遵医嘱及时用药。

(6) 病情观察：定时测量体温，若体温升高、切口处疼痛并伴有血白细胞升高和中性粒细胞比例升高、尿常规有白细胞、引流管或切口渗出物为脓性，多提示为感染，应及时通知医师，遵医嘱应用抗菌类药物。

(7) 留置尿管的护理：手术后常规留置尿管，加强留置尿管的护理。①保持引流通畅，如有阻塞，可用无菌生理盐水进行冲洗；尿中分泌物或凝血块较多时，应随时挤捏引流管，防止堵塞。②如果膀胱内有较多出血或脓性分泌物时，应给予间断或持续膀胱冲洗。③留置导管刺激，以及引流不畅等原因，可诱发膀胱痉挛。病人发生膀胱痉挛时，应遵照医嘱给予及时处理。

(8) 肾周引流管护理：肾修补术或肾部分切除术者，术后需留置肾周引流管，要加强引流管的护理。①引流管接无菌引流袋，引流袋的位置应低于膀胱水平，或采用具有抗反流功能的引流袋，防止发生泌尿系统感染。②引流管及引流袋均需妥善固定，防止活动或进行各项操作时脱出。③每日观察和记录引流液的量、颜色。引流量较多或有新鲜出血时应及时向医师汇报并遵医嘱给予及时处理。④随时挤捏引流管，保持引流通畅，如有阻塞，可用无菌生理盐水进行冲洗。如有需要应定时挤捏引流管，促进固形物的排出，防止堵塞。指导病人床上活动以利于出血和渗出液的引流。⑤应按照无菌原则每周更换引流袋2次。⑥引流管局部定时更换敷料，敷料有渗出、污染随时更换。⑦连续3天无引流液提示医师拔除引流管。

【健康指导】

(1) 非手术治疗病人应绝对卧床休息2~4周，防止加重损伤和继发性出血。卧床期间适当变换体位，防止发生压疮。

(2) 3个月内避免重体力劳动或剧烈运动。

(3) 卧床期间指导病人进行四肢肌肉锻炼，防止肌肉萎缩。妥善固定各种引流管，防止活动时脱落。

(4) 患肾切除病人应注意保护对侧肾脏，预防感冒，谨慎用药，必要时所有的用药均需咨询肾科医师，以免发生药物性肾损害，引起严重后果。

第二节 膀胱损伤

膀胱是储存、排泄尿液的器官。随着储存尿液的多少而呈充盈或空虚状态。在成年男性，膀胱介于耻骨与直肠之间。女性膀胱后方是子宫，两者之间是膀胱子宫陷凹，故女性膀胱的位置较男性为低和靠前；而覆盖于膀胱后壁的腹膜反折，因与子宫相连，故较男性者为高。膀胱的前下方和侧壁下面的部分则无腹膜遮盖。当膀胱充盈膨胀时，膀胱上升到下腹部，覆盖于膀胱顶部的腹膜也随之升高。可见，膀胱的位置以及与周围脏器的关系因性别和尿液充盈程度不同而异。膀胱这种解剖和生理的特点与其损伤的类型、部位和范围均有着密切的关系。

膀胱空虚时位于骨盆深处，除贯通伤或骨盆骨折外，很少为外界暴力所损伤；膀胱充盈时壁薄而紧张，并高出耻骨联合伸展至下腹部，易为腹部暴力所损伤。膀胱损伤是膀胱壁在外力的作用下发生膀胱浆膜层、肌层、黏膜层的损伤，并导致膀胱的完整性破坏和尿外渗。

【病因与发病机制】

1. 开放性损伤 由弹片或锐器贯通所致，常合并其他脏器损伤，形成腹壁尿瘘、膀胱直肠瘘和膀胱阴道瘘。

2. 闭合性损伤 膀胱充盈时，下腹部遭受撞击、挤压、骨盆骨折片刺伤膀胱壁所致，体表无伤口。

3. 医源性损伤

是在各种诊疗、护理操作中造成的膀胱损伤，如膀胱镜检查、碎石、经尿道前列腺切除术、膀胱颈部电切术、经尿道膀胱肿瘤电切术、尿道扩张术，以及下腹部手术操作不当均可造成膀胱损伤。膀胱本身病变更增加了这类损伤的机会。随着介入性诊疗项目的增多，这种类型的膀胱损伤会逐渐增多。

【临床表现】

膀胱损伤依据其损伤程度及是否合并其他脏器损伤而有不同的临床表现。膀胱壁轻度挫伤可仅有少量血尿，或同时伴有下腹部轻微疼痛，短期内自行消失。膀胱壁全层破裂时症状明显。

1. 休克 剧烈的创伤、疼痛和大量失血是休克的主要原因。如为广泛性的损伤，或同时伴有其他脏器的损伤，如骨盆骨折，骨折碎片刺破下腹部和盆腔血管可致严重失血和休克。病人表现为面色苍白、皮肤湿冷、心率增快、血压下降、尿量减少等。

2. 疼痛 暴力造成的创伤局部疼痛；腹膜外型膀胱破裂血尿外渗于膀胱周围和耻骨后间隙可导致下腹和耻骨后肿胀疼痛，直肠指检有触痛；腹膜内型膀胱破裂尿液漏入腹腔可出现腹膜炎的症状，出现腹部压痛、反跳痛及腹膜炎的其他表现。

3. 血尿 任何类型的膀胱损伤均可出现血尿，但损伤类型和程度不同血尿的表现及伴随症状亦不相同。膀胱挫伤血尿仅伴有轻度下腹疼痛；腹膜内型膀胱破裂血尿伴有腹部阳性体征；腹膜外型膀胱破裂血尿伴有下腹部及盆腔相应的临床表现。

4. 排尿障碍 膀胱挫伤可无排尿障碍。腹膜内型膀胱破裂病人膀胱充盈时可有排尿感，但因膀胱与腹腔相通，排尿时膀胱内尿液进入腹腔，而无尿液经尿道排出或仅排出少量血性尿液。腹膜外型膀胱破裂后，可因括约肌痉挛、尿道为血块所堵塞、尿外渗到膀胱周围而无尿液自尿道排出。

5. 尿瘘 在开放性膀胱损伤，伤口有尿液流出。如与阴道相通，则可经阴道排出血性尿液。膀胱直肠瘘形成后,排尿时可排出粪便碎屑及气体,排便时可排出尿粪。反复发作则可并发严重尿路感染和结石形成。闭合性膀胱损伤也可因血尿外渗继发感染后破溃形成尿瘘。

6. 晚期症状　膀胱损伤后膀胱容量缩小,可有尿频、尿急症状。

【诊断要点】

根据病史、体征及其他检查结果,可以确诊膀胱损伤。

【治疗要点】

膀胱挫伤经导尿、休息、抗感染等非手术治疗即能很快痊愈。

膀胱破裂的治疗包括紧急处理、非手术治疗、紧急外科手术和控制感染等方面。

1. 紧急处理　失血过多有发生失血性休克风险或已经发生失血性休克者,应积极进行输血、补液等抗休克治疗。应用抗菌药物预防感染,合并感染者应用敏感的抗生素。

2. 非手术治疗　膀胱挫伤者经留置导尿管引流、输血、补液、镇静、止痛等非手术治疗措施多可治愈。较小的膀胱裂口,经充分引流等非手术治疗措施亦可治愈。

3. 手术治疗　开放性膀胱损伤及较重的闭合性膀胱损伤应尽早手术探查,闭合创口,治疗复合伤。对非手术治疗无效、有严重出血、尿外渗的膀胱破裂病人,实施剖腹探查术,清除渗血渗尿、止血、修补腹膜和膀胱破损、留置引流管,必要时行耻骨上膀胱造瘘引流尿液,促进膀胱修复。

【常见护理诊断/问题】

1. 恐惧与焦虑　与外伤打击、害怕手术及担心预后不良有关。

2. 组织灌流量的改变　与创伤导致的出血、尿外渗及腹膜炎有关。

3. 排尿形态异常　与创伤、尿液引流及尿流改道有关。

4. 潜在并发症:感染　与创伤及长期留置导尿管有关。

5. 引流管引流不畅　与出血、坏死组织和血块有关。

【护理措施】

1. 非手术治疗的护理

(1)心理护理:加强住院病人的健康宣传教育和沟通,做好心理护理,减轻压力,缓解恐惧与焦虑心理。

(2)密切观察病情:定时测量生命体征,准确记录尿液的性状和量,及早发现病情变化。观察腹部情况,了解有无再出血发生。

(3)输液护理:根据病人内环境变化的情况给予合理输液,必要时输血,维持有效循环血量,同时注意保持水、电解质和酸碱平衡。

2. 术前护理　建立静脉通道,输血补液扩充血容量、进行抗生素皮试、备皮备血、手术前日晚进流食、灌肠、手术日晨禁食水、留置尿管,特殊手术前准备遵医嘱执行。

3. 术后护理

(1)一般护理:术后平卧位,血压平稳后改为半卧位,以利于引流和呼吸,促进肠蠕动恢复。病情允许,尽早床上活动,逐渐离床活动,防止发生压疮、坠积性肺炎、下肢静脉血栓等并发症。

(2)饮食护理:术后禁饮食,遵医嘱给予静脉补液,胃肠功能恢复后给予流食、半流食,逐渐给予普食。进饮食后嘱病人多饮水。

(3)疼痛护理:术后48小时内疼痛明显,可遵医嘱给予止痛药,以减轻病人痛苦,利于病人休息,减轻疼痛造成的应激反应。

(4)感染的预防和护理:保持创口和伤口清洁,保持引流通畅,遵医嘱及时足量应用抗菌药物。

(5)病情观察:定时测量体温,若体温升高、切口处疼痛并伴有血白细胞升高和中性粒细胞比例升高、尿常规有白细胞、引流管或切口渗出物为脓性,多提示为感染,应及时通知医师,遵医嘱应用抗菌类药物。

(6)膀胱间隙引流管的护理:膀胱损伤手术治疗后通常需留置膀胱间隙引流管,应进行妥善护理。①引流管接无菌引流袋,引流袋的位置应低于膀胱水平,或采用具有抗反流功能的引流袋,防止发生泌尿系统逆行感染。②引流管及引流袋均需妥善固定,防止活动或进行各项操作时脱出。观察引流管处敷料是否固定,有渗出及时更换敷料。③观察和记录引流液颜色,如有新鲜出血或血性引流液较多,应汇报医师,及时给予妥善处理。④随时挤捏引流管,保持引流通畅。如有阻塞,可用无菌生理盐水进行冲洗。⑤留置引流管期间,按照无菌原则每周更换引流袋2次。⑥准确记录引流量,提供是否拔除引流管的客观依据。

(7)并发症的预防和护理:观察病人体温变化、引流情况及局部情况,及早发现感染、出血等并发症。卧床期间随时协助病人床上活动,防止压疮的发生。

【健康指导】

(1)卧床期间指导病人床上活动防止压疮发生。

(2)带引流管期间床上或离床活动时,应注意防止导管脱出,防止导管受压,保持导管通畅。

(3)膀胱造瘘管和留置尿管在拔出之前夹闭导管,训练膀胱使之达到一定的容量后,再拔出导管。

(4)膀胱损伤合并勃起功能障碍者,伤愈后应进行心理治疗或辅助性治疗,恢复其性功能。

(5)嘱其出院后密切观察排尿功能,有异常及时就诊。

第三节 尿道损伤

女性尿道短而直,并且盆腔组织较为疏松,所以女性尿道极少受到损伤。本节所讲解的尿道损伤,系指男性尿道损伤。男性尿道以尿生殖膈为界,分为前尿道和后尿道两部分。前尿道损伤和后尿道损伤受伤机制不同,临床表现不同,治疗、护理和预后也不相同。

【病因和分类】

1. 按损伤是否与体表相通分类

(1)开放性损伤:多由弹片或锐器所致,体表有伤口,常伴有会阴部、阴囊、阴茎的贯通伤。

(2)闭合性损伤:体表无伤口,多为挫伤、撕裂伤及腔内器械操作直接损伤。会阴部骑跨伤时尿道被挤向耻骨联合下方,发生尿道球部损伤;矿山等施工场所及交通肇事等造成骨盆骨折,引起尿生殖膈移位产生剪切力,易造成尿道膜部撕裂伤;尿道器械检查操作不当,易造成尿道球膜部交界处损伤。

2. 按损伤所在部位分类

(1)前尿道损伤:多发生于尿道球部,多由骑跨伤将尿道挤向耻骨联合下方所致。由于会阴浅筋膜的限制,尿道球部损伤时尿外渗仅发生于会阴、阴囊、阴茎及下腹壁,而不会波及盆腔内。阴茎部尿道损伤时可有阴茎肿胀;若阴茎筋膜破裂亦会出现上述部位的血尿外渗。

尿道球部破裂后由于会阴浅筋膜、阴茎浅筋膜和前腹壁浅筋膜的限制,血尿外渗仅限于会阴、阴囊、阴茎和下腹壁等处。

(2)后尿道损伤:尿生殖膈附于耻骨下支,当骨盆骨折时尿生殖膈突然移位,产生剪切样暴力,加之膜部尿道比较薄弱,使穿过尿生殖膈的膜部尿道发生撕裂或横断。损伤后的血、尿外渗仅限于前列腺、膀胱周围、耻骨后间隙,而不波及会阴、阴茎及阴囊。

后尿道损伤后血尿外渗限于前列腺周围、耻骨后间隙和膀胱周围间隙。

3. 根据损伤局部病理改变分类

(1)尿道挫伤:仅有尿道黏膜水肿和出血,阴茎筋膜完整,不需特殊治疗可自行愈合。

(2)尿道裂伤:部分尿道壁全层断裂,出现血、尿外渗,自行愈合后可引起瘢痕性尿道狭窄。

(3)尿道断裂:尿道完全断离,断端退缩分离,尿道连续性中断,可出现血尿外渗、排尿困难和尿潴留。

【临床表现】

1. 休克 骨盆骨折所致后尿道损伤常合并大出血,引起创伤性、失血性休克。

2. 疼痛 创伤局部出血、尿外渗均会引起疼痛,部分病人还可出现下腹部疼痛和压痛。

3. 排尿困难和尿潴留 由于尿道的连续性和完整性遭到破坏、尿道水肿、尿道断端分离、挛缩及括约肌痉挛导致排尿困难和急性尿潴留。

4. 尿道出血和血尿 前尿道损伤时,可有尿道出血和血尿;尿道完全断裂时可无血尿。

5. 尿外渗 由于会阴浅筋膜的限制,前尿道损伤和后尿道损伤发生血尿外渗的范围有所不同。球部尿道损伤可有会阴、阴囊、阴茎及下腹壁尿外渗而发生肿胀;后尿道损伤的血、尿外渗局限于前列腺和膀胱周围间隙及耻骨后间隙。

6. 发热 血、尿外渗吸收可有吸收热。创伤部位和血尿外渗部位继发感染可发热,严重时还可出现高热和全身症状,甚至发生感染性休克。

【诊断要点】

外伤史和体格检查:骑跨伤后尿道滴血,创伤致骨盆骨折后下腹膨隆,不能排尿、尿潴留。特定部位的血尿外渗,尿管置入受阻、尿道造影有龛影或对比剂外漏,一般即可确立尿道损伤诊断。

【治疗要点】

1. 紧急处理 骨盆骨折病人需平卧,勿随意搬动,以免加重损伤。损伤严重伴大出血致休克者,应给予积极抗休克治疗。尿潴留且导尿失败者行耻骨上膀胱穿刺造瘘引流尿液。

2. 非手术治疗 卧床休息避免发生副损伤;留置导尿管引流尿液;应用止血剂控制出血;抗生素预防和控制感染;根据病人随时出现的情况给予对症治疗。非手术治疗的同时密切观察病情变化,病情不见好转或逐渐加重,应随时转为手术治疗。

3. 手术治疗 根据医疗条件及病人情况来选择合适的手术治疗方法。严重尿外渗者行切开引流术;病情较重者可实施高位膀胱造瘘术引流尿液或实施尿道会师牵引术恢复尿道的连续性;如病人病情较为平稳,具备相应的医疗条件可行尿道修补术;开放性损伤伴复合伤者积极进行探查手术给予清创术和修补术。

4. 并发症的治疗 伤后未进行及时有效治疗及尿道会师牵引术后发生尿道狭窄者,定期进行尿道狭窄扩张术,或择期进行尿道狭窄段切除端一端吻合术。

【常见护理诊断/问题】

1. 恐惧与焦虑 与外伤打击、害怕手术及担心预后不良有关。

2. 组织灌流量的改变 与创伤、骨盆骨折损伤血管出血、尿外渗有关。

3. 排尿形态异常 与创伤、尿路感染、留置导尿管、尿道狭窄及尿流改道有关。

4. 疼痛 与创伤、血尿外渗、手术治疗等因素有关。

5. 潜在并发症:感染 与创伤及长期留置导尿管有关。

【护理措施】

1. 非手术治疗护理

(1)心理护理:进行心理疏导,解除焦虑、恐惧心理,向病人介绍相关治疗的重要性和必要性,增强病人战胜疾病的信心。

(2)病情观察:定时观察病人意识,测量生命体征,记录尿量,及早发现病情变化及并发症的发生。

(3)维持液体平衡:根据病人内环境变化情况遵医嘱给予静脉输液,必要时输血或血液制品,以维持体液、电解质及酸碱平衡。

2. 术前护理 建立静脉通道输血补液扩充血容量、抗生素皮试、备皮备血、禁食水、留置导尿管,特殊手术前准备遵医嘱执行。

3. 术后护理

(1)术后一般护理:术后平卧位,血压平稳后改为半卧位,以利于引流和呼吸,促进肠蠕动恢复。病情允许,尽早床上活动,逐渐离床活动,防止发生压疮、坠积性肺炎、下肢静脉血栓等并发症。

(2)饮食护理:术后禁饮食,遵医嘱给予静脉补液,胃肠功能恢复后给予流食、半流食,逐渐给予普食。进饮食后嘱病人多饮水。

(3)切口的观察和护理:观察敷料是否固定,有无血性渗出,渗出较多时,及时通知医师更换敷料。

(4)疼痛护理:术后48小时内疼痛明显,可遵医嘱给予止痛药,以减轻病人痛苦,利于病人休息,减轻疼痛造成的应激反应。

(5)留置导尿管的护理:见肾损伤护理措施部分。

(6)膀胱造瘘管的护理:留置膀胱造瘘管者,应加强对膀胱造瘘管的护理。①膀胱造瘘管接无菌引流袋,引流袋的位置应低于膀胱水平,或采用具有抗反流功能的引流袋,防止发生逆行泌尿系统感染。②导尿管及引流袋均需妥善固定,防止活动或进行各项操作时脱出。③引流袋应定时放液,并观察和记录尿量、颜色。④保持引流通畅,如有阻塞,可用无菌生理盐水进行冲洗;尿中分泌物或血凝块较多时,应随时挤捏引流管,防止堵塞。⑤禁食期间遵医嘱静脉补充足够的液体,充分满足机体的生理需要量。胃肠功能恢复后,应鼓励病人多饮水,每日2000ml以上,产生较多的尿液起到内冲洗的作用,防止感染和膀胱结石形成。⑥如果膀胱内有较多出血或脓性分泌物时,应给予间断或持续膀胱冲洗。⑦长期留置膀胱造瘘管者,应按照无菌原则每周更换引流装置2次,每2周更换膀胱造瘘管一次。⑧造瘘口部位要保持清洁干燥,定时更换敷料,如有血尿渗出要及时更换敷料。

(7)排尿异常的护理:血尿者,积极针对出血的原因采取相应的措施;尿道会师牵引术后发生尿道狭窄者,指导病人定期进行尿道扩张术,并给予相应的健康宣传教育;手术后拔出尿管后观察排尿情况。

【健康指导】

(1)嘱病人多饮水,多排尿,起到内冲洗的作用。

(2)骨盆骨折致尿道损伤者,要正确指导病人床上活动,以免造成骨折移位或引起其他副损伤。指导病人进行功能锻炼,以免长期卧床造成肌肉萎缩。

(3)继发性功能障碍者及时指导病人进行心理治疗及其他辅助性治疗。

(4)出院后观察排尿情况,有异常及时复诊。

(5)指导病人定期来医院进行尿道扩张,改善排尿困难。

下篇　内科常见病护理技术

第十五章　呼吸系统疾病的护理

第一节　肺　炎

肺炎(pneumonia)是指终末气道、肺泡和肺间质的炎症,可由病原微生物、理化因素、免疫损伤、过敏及药物因素所致,其中最常见的是细菌性肺炎。临床上表现为发热、寒战、胸痛、咳嗽和咳脓痰,X线胸片上可见至少一处不透光阴影。

【病因与发病机制】

当各种因素导致呼吸道局部和全身免疫防御系统受损时,病原体可经以下途径侵入下呼吸道引起肺炎:空气吸入、血行播散、邻近部位的感染直接蔓延、上呼吸道定植菌的误吸。

【分类】

1. 按病因分类　包括细菌性肺炎、非典型病原体所致肺炎、病毒性肺炎、肺真菌病、其他病原体所致肺炎、理化因素所致肺炎(放射性肺炎、化学性肺炎、类脂性肺炎)。

2. 按解剖分类　大叶性(肺泡性)肺炎、小叶性(支气管性)肺炎、间质性肺炎。

3. 按患病环境和宿主分类

(1)社区获得性肺炎(community-acquired pneumomia,CAP):也称院外肺炎。是指在医院外罹患的感染性肺实质炎症,包括具有明确潜伏期的病原体感染而在入院后平均潜伏期内发病的肺炎。

(2)医院获得性肺炎(hospital-acquired pneumonia,HAP):也称院内肺炎。是指病人入院时不存在、也不处于潜伏期,而于入院≥48小时后在医院内发生的肺炎,病人在入院时不用气管插管。HAP还包括呼吸机相关性肺炎(ventilator-associated pneumonia,VAP)(是气管插管后48~72小时以上发生的肺炎,也包括严重HAP需要气管插管治疗者)和医疗保健相关性肺炎(healthcare-associated pneumonia,HCAP)。

(3)免疫低下宿主肺炎(immunocompromised host pneumonia,ICHP):艾滋病(acquired immunodeficiency syndrome,AIDS)、肿瘤行放、化疗者,器官移植和接受免疫抑制剂治疗者等免疫低下宿主作为一组特殊人群对病原微生物极度易感,肺是最常见的感染靶器官。

【临床表现】

肺炎的症状变化较大,可轻可重,决定于3个主要因素:局部炎症程度、肺部炎症的播散和全身炎症反应程度。

1. 症状　常见症状为咳嗽、咳痰或原有呼吸道症状加重,并出现脓性痰或血痰,伴或不伴胸痛。重症病人有呼吸困难、呼吸窘迫。

2. 体征　肺实变时有典型的体征,如叩诊浊音、语颤增强和支气管呼吸音等。并发胸腔积液者,患侧胸部叩诊浊音、语颤减弱、呼吸音减弱。

第十五章 呼吸系统疾病的护理

【治疗要点】

抗感染治疗是肺炎治疗的关键环节,包括经验性治疗和抗病原体治疗。前者主要根据病人流行病学资料和临床表现与影像特征,选择可能覆盖病原体的抗菌药物;后者根据呼吸道或肺组织标本的培养和药物敏感试验结果,选择体外试验敏感的抗菌药物。肺炎的抗菌药物治疗应尽早进行,一旦怀疑为肺炎即马上给予首剂抗菌药物。

肺炎链球菌肺炎首选青霉素,葡萄球菌肺炎可选用耐青霉素酶的半合成青霉素或头孢菌素,肺炎支原体肺炎首选大环内酯类抗生素,肺炎衣原体肺炎首选红霉素,病毒性肺炎可选用利巴韦林、阿昔洛韦等病毒抑制剂。

青壮年和无基础疾病 CAP,常用青霉素类、第一代头孢菌素等。老年人、有基础疾病或住院的 CAP,常用氟喹诺酮类药物,第二、三代头孢菌素,β-内酰胺类/β-内酰胺酶抑制剂或厄他培南,可联合大环内酯类药物。HAP 常用第二、三代头孢菌素,β-内酰胺类/β-内酰胺酶抑制剂,氟喹诺酮类或碳青霉烯类药物。重症肺炎首选广谱强力抗生素,并应足量、联合用药。

【护理措施】

(一) 一般护理

1. 运动与休息 卧床休息,减少活动,以减少组织对氧的需要,帮助机体组织修复。应尽量将治疗和护理集中在同一时间内完成,以保证病人有足够的休息时间。

2. 饮食 给予高热量、高蛋白和富含维生素的流质或半流质饮食,并鼓励病人进食。对不能进食者,必要时用鼻饲补充营养,以弥补代谢的消耗。鼓励病人多饮水,每日摄入量在 1~2L。需静脉补液者,滴速不宜过快,以免引起肺水肿。

3. 口腔护理 高热病人,唾液分泌减少,口腔黏膜干燥,口腔内食物残渣易发酵,促使细菌繁殖。同时机体抵抗力下降及维生素缺乏,易引起口唇干裂、口唇疱疹、口腔炎症、溃疡。应在清晨、餐后及睡前协助病人漱口,或用漱口液清洁口腔,口唇干裂可涂润滑油保护。

(二) 病情观察

观察病人的神志、生命体征、皮肤、黏膜、尿量等变化,尤其是关注儿童、老人、久病体弱者的病情变化。及时发现早期休克征象,协助医生及时采取救治措施。准确记录出入液量,估计病人的组织灌流情况。按医嘱执行导尿术及做中心静脉压测定。

(三) 对症护理

1. 发热的护理 高热时一般先用物理降温,如枕部冷敷、温水擦浴,若体温未下降可给予药物降温,降温半小时后测体温。病人寒战时注意保暖,适当增加盖被,大量出汗者应及时更换衣服和盖被,并注意保持皮肤的清洁干燥。

2. 低氧的护理 根据血气分析结果给予吸氧,维持 $PaO_2 > 60mmHg$($1mmHg = 0.1333kPa$)有助于改善组织器官的缺氧状态。常用的吸氧方法包括鼻导管吸氧法、面罩吸氧法、正压给氧法。高浓度(>60%)长时间给氧可损害脑、心、肺、肾等器官,在肺部可引起肺泡间质水肿、肺泡上皮增生、肺透明膜形成、肺出血等,也可引起早产儿、新生儿眼晶状体后纤维增生症,影响视力,所以吸氧时应注意,防止氧中毒。

3. 咳嗽、咳痰的护理

(1)有效咳嗽:适用于清醒且配合的病人。①有效咳嗽的方法:病人尽可能采用坐位,先进行深而慢的腹式呼吸5~6次,深吸气至膈肌完全下降,屏气3~5秒,身体前倾,从胸腔进行2~3次短促有力的咳嗽,同时收缩腹肌,或用手按压上腹部或双手环抱一个枕头于腹部,有利于膈肌上升帮助痰液咳出。②也可取俯卧屈膝位,借助膈肌、腹肌收缩,增加腹压,咳出痰液。③指导病人经常变换体位有利于痰液咳出。④对于胸痛病人,可用双手或枕头轻压伤口两侧以减轻伤口带来的疼痛。疼痛剧烈时可遵医嘱给予镇痛药,30分钟后指导病人进行有效咳嗽。

(2) 气道湿化:适用于痰液黏稠不易咳出者。应用气道湿化的注意事项:①湿化时间不宜过长,一般以10~20分钟为宜,湿化时间过长可引起黏膜水肿和气道狭窄,甚至诱发支气管痉挛、加重水钠潴留。②湿化温度宜在35~37℃,温度过高易灼伤呼吸道,损害气道黏膜纤毛运动;温度过低可诱发哮喘、寒战反应。③吸入过程中避免降低吸入氧浓度。④治疗后及时鼓励病人咳嗽、咳痰或协助翻身、叩背。⑤湿化器应按照规定消毒,专人专用,以预防呼吸道疾病的交叉感染。

(3) 胸部叩击:适宜久病体弱、长期卧床、排痰无力者,禁用于未经引流的气胸、肋骨骨折、有病理性骨折史、咯血、低血压及肺水肿等病人。叩击者两手手指弯曲并拢,掌侧呈杯状,以手腕力量,从肺底自下而上,由外向内,迅速而有节律地叩击胸壁,震动气道,每一肺叶叩击1~3分钟,每分钟120~180次。注意事项:①叩击前查看影像资料或听诊肺部呼吸音明确痰液潴留部位。②用单层薄布保护胸廓部位,叩击时避开乳房、心脏、骨突部位(如脊柱、肩胛骨、胸骨)及衣物拉链、纽扣等。③叩击力量要适中,以不引起病人疼痛为宜,每次叩击5~15分钟,在餐后2小时至餐前30分钟进行,以避免治疗中发生呕吐。④操作后协助病人咳痰,复查肺部呼吸音及啰音的变化。

(4) 体位引流:适宜于有大量痰液排出不畅的病人;禁用于有明显呼吸困难和发绀者、近1~2周内曾有大咯血史、严重心血管疾病或年老体弱不能耐受者。原则上抬高病变部位,引流支气管开口向下。

(5) 机械吸痰:适用于无力咳痰,意识障碍或建立人工气道者。①在吸痰前、后适当提高吸氧浓度,使用密闭式吸痰系统,预防吸痰中出现低氧血症。②每次吸引时间小于15秒,两次抽吸间隔时间大于3分钟。③严格无菌操作,避免呼吸道交叉感染。

(四) 用药的护理

1. 抗生素治疗的护理　①用药前询问药物过敏史,严格遵照药品说明书进行药物皮肤试敏。②应严格遵照医嘱及药品说明书配制和使用抗生素,避免发生药物不良反应,如发热、皮疹、胃肠道不适、肝肾毒性、耳毒性等,发现异常及时报告。③用药过程中密切观察有无过敏反应,对于病人从未使用的抗生素,首次输液速度宜慢,以免发生过敏反应,如病人突然出现呼吸困难、血压下降、意识障碍,应立即停药并报告医生,做好抢救准备。④长期、大量使用抗生素的病人应监测肝肾功能。

2. 感染性休克病人治疗用药的护理

(1) 扩充有效循环血容量:①根据病人生命体征、年龄、基础疾病、心功能情况、出入液量及中心静脉压水平决定补液速度及补液量。若血压低、中心静脉压<5cmH$_2$O(1cmH$_2$O = 0.001kPa)应迅速补液;中心静脉压达到或超过10cmH$_2$O时,输液速度不宜过快,以免诱发急性心力衰竭。②下列证据提示血容量已经补足:口唇红润、肢端温暖、收缩压>90mmHg、脉压>30mmHg、尿量>30ml/h。③若血容量已经基本补足,尿比重<1.018及尿量<20ml/h应及时报告医生,警惕急性肾衰竭的发生。

(2) 纠正酸中毒：酸中毒是由于组织缺氧所致。纠正酸中毒可以加强心肌收缩力，增强血管对升压药的反应，改善微循环。常用5%碳酸氢钠溶液静脉滴注，因其配伍禁忌较多，应单独输入。

(3) 血管活性药物的应用：应用血管活性药物应根据血压的变化调整滴速，维持收缩压在90~100mmHg为宜，注意控制输液速度。输液过程中要防止药液外渗，以免局部组织缺血坏死。

（五）心理护理

高热、咳嗽、咳痰、呼吸困难等症状会给病人带来很大的精神压力。因此，要注意评估肺炎对病人日常生活、工作或学习的影响，以及病人能否适应疾病所带来的角色转变，观察其情绪变化，向病人讲解肺炎的患病及治疗过程、预后及防治知识，并列举成功的治疗案例，使病人树立康复的信心。

（六）健康指导

1. 住院期间健康指导　①向病人宣传有关肺炎的基本知识；②保证充足的休息时间，增加水和营养的摄入，以增加机体对感染的抵抗能力；③体温高或需要痰液引流的病人应给予相应的护理指导；④指导使用抗生素者若有不适应及时通知医护人员，以免发生过敏反应；⑤为减少唾液污染，指导病人漱口后采集深咳痰液，室温下2小时内送检。

2. 出院指导　①出院后继续用药者，应嘱其遵医嘱按疗程服药，若更换抗生素应注意迟发过敏反应，出现发热、心率增快、咳嗽、咳痰、胸痛等症状时，应及时就诊。②指导病人病情好转后，注意锻炼身体，加强耐寒锻炼；天气变化时随时增减衣服，避免受凉、淋雨、酗酒及吸烟，预防上呼吸道感染。③预防接种肺炎链球菌疫苗和（或）流感疫苗可减少某些特定人群罹患肺炎的机会。

第二节　慢性阻塞性肺疾病

慢性阻塞性肺疾病（chronic obstructive pulmonary disease，COPD）是一种具有气流受限特征的肺部疾病，气流受限不完全可逆，呈进行性发展，但是可以预防和治疗，主要累及肺部，也可以引起肺外各器官的损害。

【病因与发病机制】

1. 个体因素　遗传因素（如α_1-抗胰蛋白酶缺乏等）、哮喘和气道高反应性是慢性阻塞性肺疾病的危险因素。

2. 环境因素　吸烟、职业性粉尘和化学物质、空气污染、生物燃料烟雾、感染。

【临床表现】

1. 症状　本病起病缓慢、病程较长。主要症状是：①呼吸困难；②慢性咳嗽；③咳痰；④喘息和胸闷；⑤其他，如体重下降、食欲缺乏等。

2. 体征　早期体征可无异常，随着疾病进展出现桶状胸、呼吸浅快，严重者可有缩唇呼吸、胸腹矛盾运动、前倾坐位等；叩诊呈过清音、心浊音界缩小、肺下界和肝浊音界下降；听诊两肺呼吸音减弱，呼气延长，部分病人可闻及干性啰音和（或）湿性啰音。

3. 并发症　COPD可并发慢性呼吸衰竭、自发性气胸、慢性肺源性心脏病。

【分级与分期】

1. COPD 的严重程度分级 根据第一秒用力呼气容积占用力肺活量的百分比(FEV_1/FVC)、第一秒用力呼气容积占预计值百分比(FEV_1%预计值)将 COPD 的严重程度分为 I 级(轻度)、II 级(中度)、III 级(重度)和 IV 级(极重度)。

2. COPD 病程分期 ①急性加重期:指在短期内咳嗽、咳痰、气短和(或)喘息加重、脓痰量增多,可伴发热等症状。②稳定期:指咳嗽、咳痰、气短等症状稳定或轻微。

【治疗要点】

1. 稳定期治疗

(1)教育与劝导吸烟的病人戒烟,脱离粉尘环境。

(2)药物治疗:①支气管舒张药,短期应用可以缓解症状,长期规律应用可预防和减轻症状,常选用沙丁胺醇、沙美特罗、异丙托溴铵等定量吸入剂,茶碱缓(控)释片。②祛痰药,盐酸氨溴索或羧甲司坦。③对 FEV_1<50%预计值并有并发症或反复加重的 COPD 病人可规律性吸入糖皮质激素。

(3)长期家庭氧疗(long term oxygen therapy, LTOT):对 COPD 慢性呼吸衰竭者可提高生活质量和生存率。目标是在海平面水平、静息状态下,病人 PaO_2>60mmHg 和(或)SaO_2 升至 90%。LTOT 的指征是:①PaO_2≤55mmHg 或 SaO_2≤88%,有或没有高碳酸血症;②PaO_2 55~70mmHg 或 SaO_2<89%,并有肺动脉高压、心力衰竭所致的水肿或红细胞增多症,持续低流量鼻导管吸氧,1~2L/min,每天 15 小时以上。

(4)康复治疗:呼吸生理治疗、肌肉训练、营养支持、精神治疗和教育等。

(5)外科治疗:肺大疱切除、肺减容术、支气管镜肺减容术、肺移植术。

2. 急性加重期治疗 根据病情严重程度决定门诊或住院治疗。给予控制性氧疗;给予抗生素、糖皮质激素、支气管舒张药、祛痰药等;对症处理,必要时可使用机械通气治疗。

【护理措施】

1. 一般护理

(1)运动与休息:病人采取舒适的体位,如可取半卧位或坐位,以利于呼吸。视病情进行适当的活动,以不感到疲劳、不加重症状为宜;极重度病人宜采取身体前倾位,使辅助呼吸肌参与呼吸。

(2)饮食:①给予高热量、高蛋白、高维生素饮食;②正餐进食量不足时,应安排少食多餐,避免在餐前和进餐时过多饮水;③腹胀的病人应进软食,细嚼慢咽,避免进食产气食物,如汽水、啤酒、豆类、马铃薯和胡萝卜等;避免进食易引起便秘的食物,如油煎食物、坚果等。

2. 病情观察 观察咳嗽、咳痰的情况,呼吸困难的程度,监测动脉血气和水、电解质、酸碱平衡情况。

3. 对症护理

(1)低氧的护理:①呼吸困难伴低氧血症者,一般采用鼻导管持续低流量吸氧,氧流量 1~2L/min,应避免吸入氧气浓度过高而引起二氧化碳潴留;②提倡进行每天持续 15 小时以上的长期家庭氧疗,不但能改善缺氧症状,还有助于降低肺循环阻力,减轻肺动脉高压和右心负荷;③氧疗有效的指标,病人呼吸困难减轻、呼吸频率减慢、发绀减轻、心率减慢、活动耐力增加。

(2)咳嗽、咳痰的护理:详见本章第一节"肺炎"。

4. 用药的护理 ①观察抗生素、支气管舒张药和祛痰药物疗效及不良反应(详见本章

第三节"支气管哮喘病人的护理");②可待因具有麻醉性中枢镇咳作用,不良反应包括恶心、呕吐、便秘,有成瘾的可能,可因抑制咳嗽而加重呼吸道阻塞;③喷托维林是非麻醉性中枢镇咳药,不良反应有口干、恶心、腹胀、头痛等。

5. 呼吸无力的护理 呼吸生理治疗、肌肉训练可以改善病人活动能力,提高生活质量。

(1)缩唇呼吸:缩唇呼吸的技巧是通过缩唇形成的微弱阻力来延长呼气时间,增加气道压力,延缓气道塌陷。病人闭嘴经鼻吸气,然后通过缩唇(吹口哨样)缓慢呼气,同时收缩腹部。吸气与呼气时间比为1:2或1:3。缩唇大小程度与呼气流量:以能使距口唇15~20cm处,与口唇等高点水平的蜡烛火焰随气流倾斜又不至于熄灭为宜。

(2)膈式或腹式呼吸:病人可取立位、平卧位或半卧位,两手分别放于前胸部与上腹部。用鼻缓慢吸气时,膈肌最大限度下降,腹肌松弛,腹部凸出,手感到腹部向上抬起。呼气时用口呼出,腹肌收缩,膈肌松弛,膈肌随腹腔内压增加而上抬,推动肺部气体排出,手感到腹部下降。

另外,可以在腹部放置小枕头、杂志或书锻炼腹式呼吸。如果吸气时,物体上升,证明是腹式呼吸。缩唇呼吸和腹式呼吸每天训练3~4次,每次重复8~10次。腹式呼吸要增加能量消耗,因此指导病人只能在疾病恢复期如出院前进行训练。

(3)有效咳嗽:用力呼气以促进分泌物清除。

(4)全身性运动:包括步行、登楼梯、踏车等。

6. 健康指导

(1)住院指导:戒烟是预防COPD的重要措施,应劝导病人戒烟;避免粉尘和刺激性气体的吸入;避免和呼吸道感染病人接触。

(2)出院指导:①出院后继续用药者,应遵医嘱按疗程服药。定期随访进行肺通气功能的监测,识别使病情恶化的因素。②指导家庭氧疗病人和家属注意供氧装置周围严禁烟火,防止氧气燃烧爆炸;定期更换、清洁、消毒氧疗装置。③在呼吸道传染病流行期间,尽量避免去人群密集的公共场所,在潮湿、大风、严寒气候时,避免室外活动,根据气候变化及时增减衣物,避免受凉感冒,预防呼吸道感染。④教会病人和家属依据呼吸困难与活动之间的关系,判断呼吸困难的严重程度,学会自我控制病情的技巧,如腹式呼吸及缩唇呼吸锻炼等。

(3)接种疫苗:流行性感冒(流感)疫苗有灭活疫苗和减毒活疫苗,应根据每年预测的流感病毒种类制备,该疫苗可降低慢性阻塞性肺疾病病人的病情严重程度和病死率,可每年接种1次(秋季)或2次(秋、冬季)。

第三节 支气管哮喘

支气管哮喘(bronchial asthma)简称哮喘,是气道的一种慢性变态反应性炎症性疾病。气道炎症由多种炎症细胞、气道结构细胞和细胞组分参与。这种炎症常伴随引起气道反应性增强和出现广泛多变的可逆性气流受限,并引起反复发作性的喘息、气急、胸闷和(或)咳嗽等症状,常在夜间和(或)清晨发作、加剧,多数病人可自行缓解或经治疗缓解。

【病因与发病机制】

1. 病因

(1)遗传因素:哮喘病人亲属患病率高于群体患病率,且亲缘关系越近,患病率越高,具有家族积聚现象;病人病情越严重,其亲属患病率也越高。

(2) 环境因素:主要包括室内变应原(尘螨、家养宠物、蟑螂)、室外变应原(花粉、真菌)、职业性变应原(油漆、饲料、活性染料)、食物(鱼、虾、蟹、蛋类、牛奶)、药物(普萘洛尔、阿司匹林、抗生素)和非变应原性因素,如气候变化、运动、吸烟、肥胖、妊娠、胃食管反流等。

2. 发病机制 气道免疫-炎症机制、神经调节机制及其相互作用。

【临床表现】

1. 症状 ①发作性伴有哮鸣音的呼气性呼吸困难或发作性胸闷和咳嗽。严重者可呈坐位或端坐呼吸,干咳或咳大量白色泡沫痰,甚至出现发绀等。"日轻夜重"是哮喘的特征之一。②仅以咳嗽为唯一症状称为咳嗽变异性哮喘;运动时出现上述症状称为运动性哮喘;以胸闷为唯一症状的称为胸闷变异性哮喘。

2. 体征 发作时胸部呈过度充气状态,双肺可闻及广泛的哮鸣音,呼气音延长。但在轻度哮喘或非常严重哮喘发作时,哮鸣音可不出现,表现为"沉默肺"。

3. 并发症 气胸、纵隔气肿、肺不张,长期反复发作和感染可并发慢性支气管炎、肺气肿、支气管扩张症、间质性肺炎、肺纤维化和肺源性心脏病。

【分期及控制水平分级】

1. 哮喘分期 ①急性发作期:分为轻度、中度、重度和危重4级。②非急性发作期(慢性持续期):分为间歇期(第一级)、轻度持续期(第二级)、中度持续期(第三级)和严重持续期(第四级)。

2. 哮喘控制水平分级 分控制、部分控制和未控制3级。

【治疗要点】

防治哮喘最有效的方法是找到引起哮喘发作的变应原或其他非特异刺激因素,并立即脱离。使用控制和缓解哮喘发作的药物,如糖皮质激素、$β_2$受体激动剂、茶碱类、抗胆碱药、LT(白三烯)调节剂、抗IgE抗体等,还可采取特异性和非特异性免疫疗法,进行积极的哮喘管理,早日控制哮喘症状,提高病人生活质量。

哮喘治疗的目标是长期控制症状、预防未来风险的发生,即在使用最小有效剂量药物治疗或不用药物的基础上,能使病人与正常人一样生活、学习和工作。

【护理措施】

(一) 一般护理

1. 环境与休息 ①避免接触环境中的变应原,室内不宜摆放花草及使用羽毛枕头,避免尘埃飞扬;②发作时,协助病人取半卧位或坐位,并给予床旁小桌伏案休息以减轻体力消耗;③教会、鼓励病人缩唇呼吸或缓慢深呼吸,以改善通气量,缓解症状和有利于痰液排出。

2. 饮食护理 ①提供清淡、易消化、足够热量的饮食,避免进食硬、冷、油煎食物。②若能确定与哮喘发作有关的食物,如鱼、虾、蟹、蛋类、牛奶等,应避免食用。某些食物添加剂如酒石黄和亚硝酸盐可诱发哮喘发作,应引起注意。③有烟酒嗜好者应戒酒、戒烟。④哮喘发作的病人,应注意补充液体,有利于痰液的稀释和补充水分,应鼓励病人每天饮水2500~3000ml。

(二) 病情观察

注意观察哮喘发作的前驱症状,如鼻咽痒、打喷嚏、流涕、眼痒等黏膜过敏症状。哮喘发作时,应注意观察病人意识状态、呼吸频率、节律、深度及辅助呼吸肌是否参与呼吸运动等。监测呼吸音、哮鸣音、动脉血气分析和肺功能情况,了解病情、治疗和护理效果。加强对急性期病人的监护,哮喘在夜间和凌晨易发作,应严密监测病情变化。

(三) 对症护理

1. 低氧的护理 重症哮喘病人常伴有不同程度的低氧血症,应遵医嘱给予鼻导管或面罩吸氧,吸氧流量为 1~3L/min,若哮喘严重发作,经一般药物治疗无效,或病人神志改变,$PaO_2<60mmHg$,$PaCO_2>50mmHg$ 时,应准备进行机械通气。

2. 咳嗽、咳痰的护理 教会病人掌握深呼吸和有效咳嗽、咳痰的技巧,协助病人叩背。遵医嘱给予痰液稀释剂或雾化治疗,以促进痰液排出。必要时经鼻腔或口腔吸痰,出现呼吸困难,严重发绀,神志不清时,做好气管插管或气管切开的准备,建立人工气道以清除痰液(详见本章第一节"肺炎")。

(四) 用药护理

1. 糖皮质激素 ①激素吸入的主要不良反应为声音嘶哑、咽部不适和口腔念珠菌感染,应指导病人喷药后立即用清水漱口。长期高剂量吸入激素后可能出现的全身不良反应包括皮肤瘀斑、肾上腺功能抑制和骨密度降低等。已有研究表明吸入激素可能与白内障和青光眼的发生有关。②长期口服糖皮质激素可引起骨质疏松、高血压、糖尿病和下丘脑-垂体-肾上腺轴的抑制、肥胖症、白内障、青光眼、皮肤菲薄导致皮纹和挤斑、肌无力等不良反应。口服激素宜在饭后服用,以减少对胃肠道的刺激。③气雾吸入糖皮质激素减少其口服量,当用吸入剂替代口服剂时,通常需同时使用 2 周后再逐步减少口服量,指导病人应按医嘱进行阶梯式逐渐减量,不得自行减量或停药。

2. β_2 受体激动剂 ①指导病人按医嘱用药,间歇使用,不宜长期、单一使用,也不宜过量应用,以免引起 β_2 受体功能下降和气道反应性增强,出现耐药性。②指导病人正确使用雾化吸入器,以保证药物的疗效。③注意观察此类药物的不良反应如骨骼肌震颤、低血钾、心律失常等。

3. 茶碱类 ①茶碱首次剂量为 4~6mg/kg,维持剂量为 0.6~0.8mg/(kg·h),注射量一般不超过1.0g/d,有效、安全的血药浓度范围应在 6~15mg/L。②氨茶碱用量过大或静脉注射(滴注)速度过快可引起胃肠道症状、心血管症状,严重者可引起室性心动过速、癫痫样症状、昏迷甚至心脏骤停等,注射时间宜在 10 分钟以上,以防中毒症状发生。通常将氨茶碱加入葡萄糖溶液中,缓慢静脉注射,注射速度≤0.25mg/(kg·min)或静脉滴注,在有条件的情况下应监测其血药浓度,及时调整浓度和滴速。③发热性疾病、妊娠、抗结核治疗可以降低茶碱的血药浓度,而肝脏疾患、充血性心力衰竭、合用西咪替丁(甲氰咪胍)或喹诺酮类、大环内酯类等药物可使茶碱代谢减慢。④茶碱缓释片(舒弗美)或氨茶碱控释片由于药片内有控释材料,必须整片吞服。⑤联合应用茶碱、激素和抗胆碱药物具有协同作用,茶碱与 β_2 受体激动剂联合应用时易出现心率增快和心律失常,应慎用并适当减少剂量。

4. 其他 抗胆碱药对有吸烟史的老年哮喘病人较为适宜,但对妊娠早期妇女、患有青光眼或前列腺增生的病人应慎用;吸入后,少数病人有口苦或口干感。酮替芬有镇静、头晕、口干、嗜睡等不良反应。白三烯调节剂主要是胃肠道症状,少数有皮疹、血管性水肿、氨基转移酶升高,停药后可恢复正常。溴己新偶见恶心、氨基转移酶升高,胃溃疡者慎用。盐酸氨溴索是润滑性祛痰药,不良反应较轻。

(五) 教会病人正确使用吸入器

1. 定量雾化吸入器(MDI) ①介绍雾化吸入器具:根据病人文化水平、学习能力,提供雾化吸入器的学习资料。②演示 MDI 使用方法:打开盖子,摇匀药液,深呼气至不能再呼时张口,将 MDI 喷嘴置于口中,双唇包住咬口,以慢而深的方式经口吸气,同时以手指按压喷药,至吸气末屏气 10 秒,使较小的雾粒沉降在气道远端,然后缓慢呼气,休息 3 分钟后可再重复使用 1 次。对不易掌握 MDI 吸入方法的儿童或重症病人,可在 MDI 上加储药罐,以简化操作,减少雾滴在口咽部沉积而引起刺激,增加吸入到下呼吸道和肺部的药物量,提高雾化吸入疗效。③医护人员演示后,指导病人反复练习,直至病人完全掌握。

2. 都保装置的使用方法 旋转并拔出瓶盖,确保红色旋柄在下方,拿直都保,握住底部红色部分和都保中间部分,向某一方向旋转到底,再向相反方向旋转到底,即完成一次装药。病人先呼气(勿对吸嘴呼气),再将吸嘴含于口中,双唇包住吸嘴用力深长吸气,然后将吸嘴从嘴部移开,继续屏气 5 秒后恢复正常呼吸。

3. 准纳器的使用方法 一手握住准纳器外壳,另一手拇指向外推动准纳器的滑动杆直至发出咔嗒声(表明准纳器已做好吸药的准备),病人握住准纳器并使远离口含器,在保证平稳呼吸的前提下,尽量呼气。再将吸嘴放入口中,深深地平稳吸气,将药物放入口中,屏气约 10 秒。拿出准纳器,缓慢恢复呼气,关闭准纳器(听到咔嗒声表示关闭)。

(六) 心理护理

新近发生哮喘和重症发作的病人,通常会出现紧张、甚至惊恐不安的情绪,应多巡视病人,耐心解释病情和治疗措施,给予心理疏导和安慰,消除过度紧张情绪,对减轻哮喘发作的症状和控制病情有重要意义。通过医护人员、病人和家属的合作,使病人对本病有较正确的认识,增强信心,自觉与医生配合。

(七) 健康指导

1. 疾病预防指导 帮助病人确定、控制并避免接触各种变应原、职业致敏物和其他非特异性刺激因素,学会有效的环境控制,如减少与空气中抗原的接触、戒烟,避免冷空气刺激,注意保暖,避免被动吸烟和预防呼吸道感染,避免摄入引起过敏的食物,避免精神刺激和剧烈运动,避免接触宠物。

2. 学会评估哮喘控制情况 ①坚持记录哮喘日记,为疾病预防和治疗提供参考资料。②指导病人认识哮喘发作的先兆,如出现胸部发紧、呼吸不畅、喉部发痒、打喷嚏、咳嗽等症状,应及时告诉医护人员,及时采取预防措施。③学会利用峰速仪来监测自我的 PEFR 值(最大呼气峰流速)。峰流速仪的使用方法是:病人取站立或坐位(尽可能使用同一种体位),尽可能深吸一口气,然后用唇齿部分包住口含器后,以最快的速度,用 1 次最有力的呼气吹动游标滑动,游标最终停止的刻度,就是此次峰流速值。如果 PEFR 经常有规律地保持在 80%~100%,为安全区,说明哮喘控制理想;PEFR 50%~80% 为警告区,说明哮喘加重,需及时调整治疗方案;PEFR<50% 为危险区,说明哮喘严重,需要立即到医院就诊。④了解哮喘控制评估工具,如哮喘控制测试(ACT)、哮喘控制问卷(ACQ)、哮喘治疗评估问卷(ATAQ),学会使用 ACT。

ACT 仅通过回答有关哮喘症状和生活质量 5 个问题的评分进行综合判定,25 分为完全控制、20~24 分为部分控制、20 分以下为未控制,并不需要病人检查肺功能,适用于病人自我评估哮喘控制(病人可以在家庭或医院,就诊前就诊期间完成哮喘控制水平的自我评估,有助于增进医患双向交流,提供反复使用的客观指标,以便长期监测)。

第四节　支气管扩张症

支气管扩张症(bronchiectasis)是由于急、慢性呼吸道感染和支气管阻塞后,反复发生支气管炎症,致使支气管壁结构破坏,引起的支气管异常和持久性扩张。主要症状为慢性咳嗽,咳大量脓性痰和(或)反复咯血。

【病因与发病机制】

1. 支气管-肺组织感染和支气管阻塞　①支气管-肺组织感染包括细菌、真菌、分枝杆菌、病毒感染等。②支气管阻塞包括外源性压迫、肿瘤、异物、黏液阻塞等,可导致肺不张。两者相互影响,促使支气管扩张的发生和发展。

继发于肺结核的多见于上肺叶;继发于支气管肺组织感染病变的支气管扩张常见于下肺,尤以左下肺多见。

2. 先天性发育障碍和遗传因素　原发性免疫缺陷病或继发性免疫缺陷病、先天性疾病(α-抗胰蛋白酶缺乏、纤毛缺陷、囊性纤维化)、先天性结构缺损(黄甲综合征、软骨缺陷)、移植术后等会损伤宿主气道清除机制和防御功能,使其清除分泌物的能力下降,易发生感染和炎症。

3. 支气管外部的牵拉作用　肺组织的慢性感染或结核病灶愈合后的纤维组织牵拉,也可导致支气管扩张。

【临床表现】

1. 症状　持续或反复的咳嗽、咳痰或咳脓痰(痰量估计:轻度,少于10ml/d;中度,10~150ml/d;重度,多于150ml/d),反复咯血,如有反复肺部感染,可出现发热、乏力、食欲缺乏等慢性感染中毒症状。感染时痰液静置后分层:上层为泡沫,下悬脓性成分,中层为混浊黏液,下层为坏死组织沉淀物。如病人仅以反复咯血为唯一症状则为干性支气管扩张。

2. 体征　早期或干性支气管扩张肺部体征可无异常,病变重或继发感染时,在下胸部、背部可闻及固定而持久的局限性粗湿啰音,有时可闻及哮鸣音,部分病人伴有杵状指(趾)。出现肺气肿、肺源性心脏病等并发症时有相应体征。

【治疗要点】

支气管扩张症的治疗原则是保持呼吸道通畅,控制感染,改善气流受限,处理咯血,积极治疗基础疾病,必要时手术治疗。

【护理措施】

1. 一般护理

(1)环境:尽量避免搬动病人,减少肺活动度。小量咯血者以静卧休息为主,大量咯血病人绝对卧床休息。取患侧卧位,头偏一侧。痰量多或咯血的病人应保持口腔清洁、舒适,及时清理咳出物及污染的衣物、被褥。

(2)饮食护理:①提供高热量、高蛋白、高维生素饮食,避免冰冷食物诱发咳嗽,少量多餐;②鼓励多饮水,每日1500ml以上,以保证呼吸道黏膜的湿润与黏膜病变的修复,有利于痰液的排出;③大量咯血者应禁食;少量咯血者宜进少量温、凉流食,因过冷或过热食物均易诱发或加重咯血;④多吃富含纤维素的食物,以保持大便通畅,避免排便腹压增加而引起再度咯血。

2. 病情观察　①详细观察咳嗽和咳痰、咯血的情况,准确记录痰液的颜色、量、性状,痰液静置后是否有分层现象。②观察咯血频次、量、性质及出血的速度,生命体征及意识状态的变化。记录24小时咯血量。③观察病人有无胸闷、气促、呼吸困难、发绀、面色苍白、出冷汗、烦躁不安等窒息征象。

3. 对症护理

(1)咳嗽、咳痰的护理:指导病人有效咳嗽、更换卧位、叩背、正确的体位引流进行排痰。

体位引流:①引流前准备,向病人解释体位引流的目的、过程和注意事项,监测生命体征,肺部听诊以明确病变部位;引流前15分钟遵医嘱给予支气管扩张剂或进行雾化吸入稀释痰液。②引流体位,引流的体位取决于分泌物潴留的部位和病人的耐受程度;首先引流上叶,然后引流下叶后基底段,如果有两个以上需引流的部位,应引流痰液较多的部位。头外伤、胸部创伤、咯血、严重心血管疾病和病情不稳定者,不宜采取头低位进行体位引流。③引流时间,一般于晨起或饭前、饭后1~2小时进行;每天1~3次,每次15~20分钟。④引流中护理,引流时应有护士或家人协助,观察病人有无出汗、脉搏细弱、头晕、疲劳、面色苍白等,如病人出现心率超过120次/分、心律失常、高血压、低血压、眩晕或发绀,应立即停止引流并通知医生。在体位引流过程中,协助病人在保持引流体位时进行咳嗽,鼓励并指导病人做腹式深呼吸,辅以胸部叩击或震荡等措施,提高引流效果。⑤引流后护理,帮助病人取舒适位,处理污物,协助漱口,保持口腔清洁,观察病人咳痰的情况,听诊肺部呼吸音的改变,评价体位引流的效果。

(2)咯血的护理:①鼓励病人将气管内痰液和积血轻轻咳出,保持呼吸道通畅。咯血时协助轻轻拍击健侧背部,嘱病人不要屏气,以免诱发喉头痉挛,使血液引流不畅形成血块,导致窒息。②对大咯血及意识不清的病人,应在病床边备好急救的物品,一旦病人出现窒息的征象,应立即取头低脚高位,头偏向一侧,轻拍背部,迅速清除口咽部的血块,或直接刺激咽部以咳出血块,必要时用吸痰管进行机械吸引,并给予高流量吸氧。③做好气管插管或气管切开的准备和配合工作,以解除呼吸道阻塞。

4. 用药的护理 ①抗生素、支气管扩张药物等按照相应的内容进行护理。②垂体后叶素可收缩小动脉,减少肺血流量,从而减轻咯血,但也能引起子宫、肠道平滑肌收缩和冠状动脉收缩,故冠心病、高血压病人及孕妇忌用。静脉输液速度不宜过快,以免引起恶心、便意、心悸、面色苍白等不良反应。③年老体弱、肺功能不全者在应用镇静药和镇咳药后,应注意观察呼吸中枢和咳嗽反射受抑制情况,以早期发现因呼吸抑制导致的呼吸衰竭和不能咯出血块而发生窒息。

5. 心理护理 注意病人有无焦虑、忧郁等不良情绪。评估家属对疾病的认识程度和态度,以及家庭、社会的支持情况。痰量多或咯血的病人应安排专人护理并安慰病人。咯血后嘱病人漱口,擦净血迹,防止因口咽部异味刺激引起剧烈咳嗽而诱发再度咯血。及时清理病人咯出的血块及污染的衣物、被褥,有助于稳定情绪,增加安全感,避免因精神过度紧张而加重病情。对精神极度紧张、咳嗽剧烈的病人,可遵医嘱给予小剂量镇静药或镇咳剂。

6. 健康指导 教会病人清除痰液的方法。积极预防呼吸道感染,避免受凉、酗酒及吸烟,减少刺激性气体吸入等。

第十六章 循环系统疾病的护理

第一节 心力衰竭

心力衰竭(heart failure)是各种心血管疾病的最严重阶段。据国内50家住院病例调查,心力衰竭住院率只占同期心血管病的20%,但病死率却高达40%,根据病变部位可分为左心衰竭、右心衰竭和全心衰竭;根据发病情况可分为急性心力衰竭和慢性心力衰竭。

一、慢性心力衰竭

慢性心力衰竭是各种心脏结构或功能性疾病导致心室充盈和(或)射血能力受损而引起的一组综合征。由于心室收缩功能下降,射血功能受损,心排出量不能满足机体代谢的需要,器官、组织血液灌注不足,同时出现肺循环和(或)体循环瘀血,主要表现是呼吸困难和无力而致体力活动受限和水肿;由于心肌舒张功能障碍左心室充盈压异常增高,使肺静脉回流受阻,而导致肺循环瘀血。

【病因与诱发因素】

1. 病因

(1)原发性心肌损害:缺血性心肌损害,如冠心病心肌缺血和(或)心肌梗死,心肌炎和心肌病;心肌代谢障碍性疾病,如糖尿病心肌病,其他维生素B_1缺乏及心肌淀粉样变性。

(2)压力负荷过重:左心室压力负荷过重,常见于高血压、主动脉瓣狭窄;右心室压力负荷过重,常见于肺动脉高压、肺动脉瓣狭窄、肺栓塞。

(3)容量负荷过重:如二尖瓣、主动脉瓣关闭不全;先天性心脏病,如房室间隔缺损、动脉导管未闭。此外,伴有全身血容量增多或循环血量增多的疾病有慢性贫血、甲状腺功能亢进症。

2. 诱发因素 包括感染、心律失常、生理或心理压力过大、过度疲劳、情绪激动、精神过于紧张、妊娠和分娩、血容量增加,其他原因有疾病治疗不当,如风湿性心脏瓣膜病出现了风湿活动;合并甲状腺功能亢进或贫血;不恰当停用洋地黄制剂。

【临床表现】

1. 左心衰竭

(1)症状:①呼吸困难,是左侧心力衰竭的主要症状,可表现为劳力性呼吸困难、夜间阵发性呼吸困难或端坐卧位。②咳嗽、咳痰和咯血,开始常发生于夜间,由于肺泡和支气管黏膜瘀血导致咳嗽和咳痰,坐位或立位时可减轻或消失;慢性肺瘀血、肺静脉压力升高,导致肺循环和支气管血液循环之间形成侧支,支气管黏膜下形成扩张的血管,一旦破裂可引起大咯血。③疲倦、乏力、头晕、心悸,心排出量减少,器官、组织血液灌注不足及代偿性心率加快所致。④少尿及肾功能损害症状,可出现少尿,长期慢性肾血流量减少进一步导致血尿素氮、肌酐升高,并可伴有肾功能不全的全身症状。

(2)体征:①肺部湿啰音,随着病情加重,肺部啰音从局限性肺底部到全肺,双肺底可闻及细湿啰音,并伴有单侧或双侧胸腔积液和双下肢水肿。②心脏体征:心脏扩大、心率快≥100次/分,第一心音减弱心尖部可闻及 S_3 奔马律,肺动脉瓣区第二心音亢进,若有瓣膜病在各听诊区可闻及杂音。

2. 右心衰竭

(1)症状:①消化道症状,胃肠道及肝瘀血引起恶心、呕吐、腹胀、食欲缺乏;②劳力性呼吸困难。

(2)体征:①水肿首先出现在身体最低部位,如卧床患者背骶部、会阴或阴囊部,非卧床患者的足踝部、胫前部,为对称性压陷性水肿;重者可延及全身,出现胸、腹腔积液,同时伴有尿量减少和体重增加。②颈静脉征:颈静脉怒张、充盈,肝颈静脉反流征阳性。③肝脏体征:肝大伴压痛,肝硬化、黄疸,腹水。④心脏体征:右心室显著扩大出现三尖瓣关闭不全的反流性杂音。

(3)检查:①心电图:P 波高尖,电轴右偏、AVR 导联 R 波为主,Vl 导联 R/S>1,右束支阻滞等右心房、左心室肥厚扩大。②胸部 X 线:右心房、右心室扩大和肺动脉段凸(有肺动脉高压)或凹;上、下腔静脉增宽和胸腔积液症。③超声心动图:右心房、右心室扩大或增厚,肺动脉增宽和高压,二尖瓣和肺动脉狭窄或关闭不全及心包积液等。

3. 全心衰竭

(1)症状:先有左侧心力衰竭症状,随后出现右侧心力衰竭症状,由于右心排血量下降能减轻肺瘀血或肺水肿,故左侧心力衰竭症状可随右侧心力衰竭症状出现而减轻。

(2)体征:既有左侧心力衰竭体征又有右侧心力衰竭体征,全心衰竭时,由于右侧心力衰竭的存在,左侧心力衰竭的体征可因肺瘀血或水肿的减轻而减轻。

【常见并发症】

(1)心律失常:左心室扩大和左心室射血分数降低的患者常伴有室性心动过速,而所有的快速室性心律失常患者的猝死率很高。

(2)急性左心功能不全。

【治疗原则】

提高运动耐量,改善生活质量;阻止或延缓心室重构;防止心肌损害进一步加重;降低病死率。

1. 基本病因治疗 控制高血压,使用药物、介入或手术改善冠心病心肌缺血,心瓣膜病换瓣手术及先天畸形的纠治手术。

2. 消除诱因 控制感染;纠正心房颤动,房颤不能及时复律应尽快控制心室率;甲状腺功能亢进症、贫血的患者注意检查并予以纠正。

3. 一般治疗 ①休息:控制体力活动,避免精神刺激,降低心脏的负荷;②控制钠盐摄入:但应注意在应用强效排钠利尿药时,过分严格限盐可导致低钠血症。

4. 药物治疗

(1)利尿药的应用:利尿药是心力衰竭治疗中最常用的药物,常用的利尿药如下。①噻嗪类利尿药:注意补充钾盐,否则可因低血钾导致各种心律失常。②袢利尿药:以呋塞米(速尿)为代表,在排钠的同时也排钾,为强效利尿药。低血钾是这类利尿药的主要不良反应,必须注意补钾。③保钾利尿药:常用的有螺内酯(安体舒通)、氨苯蝶啶、阿米洛利。

(2)肾素-血管紧张素-醛固酮系统抑制药有三类:①血管紧张素转化酶抑制药;②血管紧张素受体阻滞药;③醛固酮受体拮抗药。

(3)β受体阻滞药。

(4)正性肌力药：①洋地黄类药物，如地高辛、洋地黄毒苷等；②非洋地黄类正性肌力药，肾上腺素能受体兴奋药。

5. 左心室射血分数降低的治疗

(1)药物治疗：常规合用利尿药、血管紧张素转化酶抑制药或血管紧张素受体拮抗药、β受体阻滞药、洋地黄。

(2)运功：运动锻炼可以减少神经激素系统的激活和减慢心室重塑的进程，因此建议锻炼与药物治疗相结合。

(3)心脏再同步化治疗：置入双心腔起搏装置，用同步化方式刺激右心室和左心室，从而治疗心脏的非同步收缩，缓解症状。

(4)室性心律失常与猝死的预防：采用减缓疾病进展的有效治疗方法、β受体阻滞药、醛固酮拮抗药、胺碘酮，可降低猝死率和总病死率，致命性的快速心律失常患者应置入心脏复律除颤器。

(5)其他治疗方法：重组人脑利钠肽、置入性血流动力学监测装置和体内心脏支持装置、体外反搏、心肌生长因子、干细胞移植等治疗方法仍在观察和实验阶段。

6. 左心室射血分数正常的治疗 心力衰竭但是左心室射血分数相对或接近正常的患者多达20%~60%。无瓣膜病时，认为心室顺应性降低是这种综合征的主要原因，主要是控制对心室舒张产生重要影响的生理学因素，如血压、心率、血容量和心肌缺血，通过降低静息和运动状态心脏充盈来减轻症状。

7. 难治性心力衰竭的治疗 纠正引起难治性心力衰竭的原因，加强治疗措施，严格控制液体入量，给予合理足量的血管扩张药，可考虑静脉应用非洋地黄类正性肌力药物和扩血管药物以减轻症状。

【护理】

1. 评估

(1)健康史和相关因素：①一般状况，患者的年龄、性别、职业、婚姻状态、营养状况、尤其注意与现患疾病相关疾病史和药物使用情况、过敏史、手术史、家族史。②发病特点，患者有无呼吸困难、水肿、尿少，夜间阵发性呼吸困难表现。③相关因素，包括既往史，心力衰竭病因和诱因、病情病程发展、精神状态，初步判断心功能分级，以及对生活质量的影响。

(2)身体状况

1)病情：①体温、心律、心率、有无交替脉、血压的高低、神志、精神、营养、皮肤色泽及缺氧程度。②水肿部位及程度。轻度水肿：距小腿关节以下；中度水肿：膝关节以下；重度水肿：膝关节以上，和(或)伴胸腔积液、腹水。③体位：是否平卧、半卧还是端坐。④心肺：心脏扩大，心尖冲动的位置和范围，有无心尖部舒张期奔马律，病理性杂音，双肺有无湿啰音或哮鸣音。⑤其他：有无颈静脉怒张、肝颈静脉回流征阳性，肝脏大小、质地，有无胸腹水，此外还要特别关注电解质、血气分析。

2)病情发展：有无劳力性呼吸困难，有无夜间憋醒、阵发性呼吸困难或端坐卧位，有无咳嗽、咳粉红色泡沫痰，有无疲乏、头晕、失眠等左心衰竭的表现；有无恶心、呕吐、食欲缺乏、腹胀、体重增加、身体低垂部位水肿等右心衰竭表现。

2. 护理要点及措施

(1)病情观察：①观察生命体征，心率、心律、血压、呼吸频率、节律、氧饱和度；②观察水肿的部位和程度并做好护理记录;③观察有无下肢肿胀、疼痛;④观察电解质平衡状况;⑤观察患者情绪,有无焦虑、抑郁和自杀等异常心理;⑥观察药物反应:地高辛和利尿药。

(2) 并发症的观察与护理

1) 下肢静脉血栓的护理。①评估发生下肢静脉血栓的危险因素:慢性心功能不全患者长期卧床、全身水肿、活动受限是导致下肢静脉血栓的直接因素;②协助患者床上翻身,被动活动四肢、抬高下肢;③原发病无使用抗凝药禁忌证的疾病,可预防性的口服抗凝血药或皮下注射低分子肝素;④密切观察下肢血液循环,天气寒冷时注意保暖;⑤避免在下肢输液。

2) 洋地黄中毒的治疗护理。①评估发生洋地黄中毒的危险因素,老年人、心肌缺血缺氧、重度心力衰竭、低钾低镁血症、肾功能减退的患者对洋地黄较敏感。②洋地黄与奎宁丁、胺碘酮、维拉帕米、阿司匹林等药物合用可增加中毒机会,避免合用。③地高辛治疗起始和维持剂量是每日 0.125~0.25mg,血浆药物浓度 0.5~1.0ng/ml。④发药前数脉搏,当心率<60 次/分或节律不规则,应暂停服药,报告医生并注意血压、心电图的变化。⑤观察洋地黄中毒的临床表现;常见的胃肠道反应有恶性、呕吐、食欲缺乏;神经系统表现有头痛、倦怠、视物模糊、黄视、绿视和复视。最重要的心电图表现是各类的心律失常,最常见的有室性期前收缩,多呈二联或三联。⑥发生洋地黄中毒时应立即停药,低钾患者可口服或静脉补钾,停用利尿药。⑦快速纠正心律失常可用利多卡因或苯妥英钠。⑧有传导阻滞或缓慢型心律失常患者静脉注射阿托品或安装临时起搏器治疗。

(3) 一般护理

1) 保持室内空气新鲜,温度、湿度适宜,防止感冒受凉加重心力衰竭。

2) 做好心理护理,鼓励患者表达内心感受,多与患者和家属沟通交流,使者和家属共同参与治疗护理。

3) 休息与卧位:卧床休息视病情而定,对呼吸困难、咳嗽、咳痰明显的者采取半卧位,持续或低流量吸氧,护士要督促患者翻身,变换体位。

4) 准确记录出入量,保持出入量平衡,每日下午观察尿量,如尿量少于 500ml,尽早使用利尿药。

5) 饮食饮水:遵医嘱低盐低脂饮食,给予高维生素、低热量、少盐、少油,富有钾、镁及适量纤维素的食物,宜少量多餐避免刺激性食物,对少尿患者应根据血钾水平决定食物中含钾量,每日钠盐摄入量控制在 4~5g,水肿和心功能Ⅲ~Ⅳ级的患者饮水量严格控制在 500~600ml。

6) 应用利尿药后注意有无低血钾症状。

7) 保持排便通畅,切忌排便用力,必要时服用缓泻药。

(4) 使用利尿药的护理:①利尿药从小剂量开始,然后剂量逐渐增加直至尿量增加,体重减轻,一般每日减轻体重 0.5~1kg。利尿药配合中度限制钠盐摄入(3~4g)。②每日记录患者体重,根据体重增加或减少情况调整用药量。

3. 健康教育

(1) 用药指导:慢性心功能不全的治疗是一个持久的过程,要向患者及家属讲解诱发心力衰竭的危险因素。遵医嘱按时服用药物,对于服用地高辛药物患者密切观察消化道、神经系统、心脏毒性反应,警惕地高辛中毒的前驱症状。

(2) 活动与休息:根据心功能受损的程度决定活动与休息。心功能Ⅰ级的患者应适当休息,保证睡眠,注意劳逸结合;心功能Ⅱ级的患者应增加休息,但能从事日常家务工作;心功能Ⅲ级的患者要限制活动,增加卧床休息时间。心功能Ⅳ级的患者要绝对卧床休息,原则上以不出现症状为限。家人要协助患者沐浴、更衣。

(3)饮食指导:给予高维生素、低热量、少盐、少油,富有钾、镁及适量纤维素的食物,宜少量多餐避免刺激性食物,对少尿患者应根据血钾水平决定食物中含钾量,每日钠盐摄入量控制在4g。

(4)保持出入量平衡:准确记录尿量,每日测量体重,若发现体重有隐匿性增加时,应警惕心力衰竭的复发。

(5)保持排便通畅,多食含纤维素的蔬菜和食物,每日排便1次,排便时切勿用力。

(6)重度水肿患者,应定时变换体位,保持床单位整洁、干燥,防止发生压疮。

(7)室内温度和湿度要适宜,空气新鲜,防止受凉感冒。有感染迹象时及时就医。

二、急性左侧心力衰竭

急性左侧心力衰竭是由于急性心脏病变引起心排血量显著、急骤降低导致的组织器官灌注不足和急性瘀血综合征,以急性肺水肿或心源性休克为主要表现。

【病因与发病机制】

导致急性左侧心力衰竭的病因是与冠心病有关的急性广泛前壁心肌梗死、乳头肌梗死断裂、室间隔破裂穿孔,感染性心内膜炎引起的瓣膜穿孔、腱锁断裂所致的瓣膜性急性反流,还有其他高血压心脏病血压急剧增高,原有心脏病的基础上快速心律失常或严重缓慢性心律失常,输液过多、过快,上述各种病因导致心脏解剖或功能的突发异常,使心排血量急剧降低和肺静脉压突然升高均可发生急性左侧心力衰竭。

【临床表现】

根据心脏排血功能减退的程度、速度和持续时间的不同,以及代偿功能的差别有4种不同表现。

1. 心源性昏厥 心脏本身排血功能减退,心排血量减少引起脑部缺血、发生短暂的意识丧失,发作持续时间数秒钟时可有四肢抽搐、呼吸暂停、发绀等表现,称为阿-斯综合征。

2. 休克 由于心排血功能低下,导致心排血量不足而引起的休克。临床上除一般休克的表现外,多伴有心功能不全、颈静脉怒张等表现。

3. 急性肺水肿 典型发作是突然、严重气急,伴严重呼吸困难,呼吸频率>30~40次,端坐呼吸,阵阵咳嗽,口唇青紫、大汗,咳出泡沫样痰,心率增快,血压在起始时增高,以后降至正常或降低,肺啰音和端坐呼吸,血脉氧饱和度<90%。

4. 心搏骤停 严重心功能不全的表现。

【治疗原则】

1. 一般治疗

(1)抗感染:有针对性选择抗生素治疗。

(2)控制血糖:根据血糖监测结果控制血糖。

(3)分解代谢产物:保证能量和氮平衡。

(4)保护肾功能:在合理治疗措施的情况下,实时监测肾功能。

2. 氧气和通气支持 开放气道,急性左心功能不全伴有低氧血症给予高流量吸氧,将氧饱和度维持在>95%~98%;无创性通气支持有2种,持续气道正压通气和(或)无创性正压机械通气,在这些措施无效的情况下,予以气管插管。

3. 药物治疗

(1)吗啡:静脉注射 3~5mg,必要时可重复 1 次,用药后注意观察有无呼吸抑制。

(2)血管扩张药:使用多功能重症监护设备,严密观察血压、心率、心律变化。

(3)利尿:静脉注射呋塞米后 15~30 分钟观察尿量。

(4)洋地黄制剂:毛花苷 C(西地兰)静脉注射需缓慢。

【护理】

1. 评估

(1)健康史和相关因素。①一般情况:患者的年龄、性别、职业、婚姻状态、营养状况,尤其注意与现患疾病相关疾病史和药物使用情况、过敏史、手术史、家族史。②发病特点:患者有无导致急性左侧心力衰竭的病因和诱因,病情严重性及心功能分级。③相关因素:是否合并其他脏器官功能不全的表现。

(2)身体状况。①生命体征:体温、心律、心率、血压、神志、精神、营养、皮肤色泽、尿量及缺氧程度。②水肿部位及程度,轻度水肿:距小腿关节以下;中度水肿:膝关节以下;重度水肿:膝关节以上和(或)伴胸腔积液、腹水。③体位:半卧位或端坐卧位,减轻呼吸困难。

2. 护理要点及措施

(1)心理护理:由于交感神经系统兴奋性增高,呼吸困难进行性加重,患者易产生恐惧心理。医护人员在抢救患者时应保持镇静、操作熟练、忙而不乱;注意保护性医疗措施,不在患者床旁谈论病情,做好护理记录。

(2)保持环境整洁、安静,室内温度适宜,避免增加感染的可能,限制探视人员出入。

(3)病情观察:患者劳力性或夜间阵发性呼吸困难,心率增快、乏力、尿量减少、心尖部闻及舒张期奔马律时,应及时与医师联系。出现急性肺水肿征兆,应立即救治,协助患者取端坐位,双腿下垂,肺水肿伴严重低氧血症和二氧化碳潴留,药物不能纠正者应考虑气管插管和呼吸机辅助呼吸。

(4)密切观察记录患者神志、面色、心率、心律、呼吸频率、血压、尿量、药物反应情况,检查血电解质、血气分析及缺氧程度,持续高流量、高浓度吸氧,氧流量为 6~8L/min,氧气湿化罐内加入 20%~30% 乙醇,病情严重者采用无气管插管通气支持,包括持续气道正压或无创正压机械通气,必要时行气管插管呼吸机辅助呼吸,通过氧疗将氧饱和度维持在 95%~98%。

(5)使用静脉留置针穿刺:迅速建立两条静脉通道,遵医嘱使用药物并观察药物不良反应。①吗啡:静脉注射 3~5mg,用药后注意观察有无呼吸抑制。②快速利尿:静脉注射呋塞米 20~40mg,4 小时后可重复 1 次,用后注意协助患者排尿。③血管扩张药:应用可采用微量输液泵控制药物速度。④洋地黄制剂:用于快速心房颤动的患者或已知有心脏扩大伴左心室收缩功能不全者,毛花苷 C 静脉注射,首次剂量是 0.4~0.8mg。氨茶碱对解除气管痉挛有效,注意缓慢注射。

3. 健康教育

(1)应向患者讲解各种诱因,嘱患者避免诱发因素,发生急性肺水肿时不要恐慌,保持情绪稳定极为重要。

(2)饮食指导。控制钠盐的摄入,给予低胆固醇、低动物脂肪、高蛋白质、高热量、富含高维生素、清淡易消化的饮食。

(3)强心药物:最常见洋地黄毒性反应是恶心、呕吐、黄视、心率加快或减慢等。应用洋地黄期间,应严密观察心率、心律、尿量变化及胃肠道症状。

(4)应用血管扩张药:如硝普钠、硝酸酯类等,输液过程中不能突然坐起或站立,以防出现低血压而晕倒。如果出现低血压表现时,应立即平卧,减慢或停止输液。

(5)教会患者控制饮水量,每天保持出入量平衡,切忌暴饮、暴食,以免加重心脏负担,诱发急性心功能不全。静脉输液时,速度不能超过40滴/分。

(6)告知患者和家属在静脉注射呋塞米后15~30分钟排尿,准确记录尿量。

(7)保持排便通常,必要时服用缓泻药,切忌用力。

第二节 冠心病

一、心绞痛

心绞痛是冠状动脉供血不足,导致心肌急剧的、暂时的缺血与缺氧所引起的临床综合征。其特点为阵发性的前胸压榨性疼痛感觉,主要位于胸骨后部,可放射至心前区和左上肢,常发生于劳动或情绪激动时,持续数分钟,休息或用硝酸酯制剂后消失。

【评估】

1. 一般评估 评估患者神志、生命体征、生活方式等。

2. 专科评估 心前区疼痛的部位及性质、持续时间、发作诱因及发作时间。

【护理要点】

1. 一般护理

(1)吸氧:给予氧气吸入,氧流量为2~4L/min,增加血液中的氧含量,利于缓解心绞痛。

(2)休息和活动:心绞痛发作时立即停止活动,卧床休息。指导患者适当活动,活动的强度以不诱发心绞痛的发作为限度。

(3)饮食护理:低盐、低脂、低胆固醇饮食。忌饱餐和刺激性食物,以免诱发心绞痛。

2. 病情观察

(1)疼痛部位:常见于胸骨中段或上段之后,其次为心前区,有手掌大小范围,界限不是很清楚,可放射至颈、咽部、左肩与左臂内侧。

(2)疼痛性质:突发的胸痛,常呈压榨、紧缩感、窒息感,常使患者停止原有动作。

(3)疼痛持续时间:疼痛出现后常逐渐加重3~5分钟逐渐消失,可数天或数周发作一次,也可一天内多次发作。

(4)诱发因素:多发于体力劳动、情绪激动、饱餐、受寒冷刺激等情况下。

(5)缓解方式:休息或含服硝酸甘油后可缓解。

3. 用药护理

(1)硝酸酯类:应用硝酸酯类药物可出现面部潮红、头部胀痛、头晕、心悸等症状,服用时宜坐位或卧位,以免引起直立性低血压。

(2)β受体拮抗药:服用时监测心率和脉率的变化,若小于每分钟50次时应立即停用。

(3)钙通道阻滞药:需严密观察药物不良反应,如下肢水肿、头晕、头痛、失眠等。

硝酸甘油:①含服时,外出可随身携带,避光保存,开瓶后有效期为6个月。胸痛发作时每隔5分钟舌下含服0.5mg,如疼痛持续15~30分钟仍未缓解(或连续含服3片后),应警惕急性心肌梗死的发生。含服后最好平卧位,必要时吸氧。②静脉滴注时,监测患者心率、血压的变化,掌握好用药浓度和输液速度,防止低血压的发生。青光眼、低血压时忌用。

4. 心理护理 心绞痛发作时安慰患者,解除紧张不安情绪,以减少心肌耗氧量。发作时应专人守护,给予心理安慰,增加患者的安全感。必要时可遵医嘱给予镇静药。

【健康教育】
(1)禁食烟、酒、浓茶。
(2)保持大便通畅,避免用力排便,多食水果及高纤维性食物。
(3)避免寒冷刺激,注意保暖。
(4)保持情绪稳定,避免各种诱发因素如情绪激动、剧烈活动、暴饮暴食等。
(5)指导患者合理用药,外出时随身携带硝酸甘油。

二、心肌梗死

心肌梗死是指在冠状动脉病变的基础上,供应心肌某一节段的冠状动脉血流急剧减少或中断,而引起相应心肌的缺血性坏死。临床表现为持续而剧烈的胸痛、特征性心电图动态演变、心肌酶增高,可发生心律失常、心力衰竭或心源性休克。

【评估】
1. 一般评估 评估患者神志、生命体征等。
2. 专科评估 疼痛的部位及性质,面色苍白、皮肤发冷或出汗,发作诱因及发作时间等。

【护理要点】
1. 一般护理
(1)吸氧:给予间断或持续性吸氧,氧流量为2~4L/min,以增加心肌氧的供应。
(2)休息与活动:发病24小时内绝对卧床休息,第1周生命体征平稳可协助患者进行床上洗漱,使用床边便椅,在床上进行轻微的四肢活动,第2~3周可在病区内缓慢行走,独立上厕所。
(3)饮食护理:发作时应禁食,缓解时给予低热量、低脂、低盐、低胆固醇、少产气的食物,少食多餐,避免过饱。

2. 病情观察
(1)先兆症状:患者在发病前数日有乏力、胸部不适,活动时心悸、气急、心绞痛等前驱症状。
(2)疼痛:为最早出现的症状,疼痛部位和性质与心绞痛相似,但常发生在安静或睡眠时,疼痛程度更重,范围更广,持续时间较长,休息和含服硝酸甘油多不能缓解。
(3)急性期的护理:患者入住监护病房连续心电监护,严密监测生命体征的变化,详细记录患者监护情况,随时监测心肌酶谱及电解质的变化,备抢救车和除颤器于患者床旁。
(4)并发症:心脏破裂、心律失常、栓塞、心室壁瘤等。

3. 用药护理
(1)溶栓药物:溶栓药物的共同不良反应为易造成组织或器官出血,使用前应详细询问患者有无出血病史及近期有无出血倾向或潜在的出血危险。如常用的尿激酶(UK),应用时需保证药物在30分钟内滴完。
(2)抗凝药物:有肝素或低分子肝素、阿司匹林、华法林等,用药期间均应密切观察患者的出血情况,如牙龈出血、血尿等。

4. 心理护理 急性心肌梗死患者病情危急,疼痛剧烈,伴有濒死感,常存在紧张、恐惧心理,护士在配合医生抢救的同时,应做好患者及家属的安慰工作,关心体贴患者,并重视患者及家属的感受,允许他们表达自己的感受。保持周围环境安静,避免不良刺激加重患者的心理负担。不要在患者面前讨论其病情,用积极的态度和语言开导患者,帮助其树立战胜疾病的信心。

【健康教育】

(1)调整生活方式,缓解压力,克服不良情绪,养成良好的生活习惯。

(2)合理饮食,预防便秘。戒烟、酒,控制体重,积极防治危险因素,如高血压、高血脂、糖尿病等。

(3)日常生活中避免过度疲劳,避免剧烈运动或观看刺激性的电影、球赛,洗澡时间不宜过长,卫生间不宜上锁。

第三节 原发性高血压

原发性高血压(primary hypertension)是以血压升高为主要临床表现伴或不伴有多种血管危险因素的综合征,通常简称为高血压病。原发性高血压是临床最常见的心血管疾病之一,也是多种心、脑血管疾病的重要危险因素,长期高血压状态可影响重要脏器如心、脑、肾的结构与功能,最终导致这些器官的功能衰竭。原发性高血压应与继发性高血压相区别,后者约占5%,其血压升高只是某些疾病的临床表现之一,如能及时治疗原发病,血压可恢复正常。

【流行病学】

高血压患病率有地域、年龄、种族的差别,总体上发达国家高于发展中国家。我国流行病学调查显示,高血压患病率呈明显上升趋势,估计我国每年新增高血压病患者1000万。城市高于农村,北方高于南方。男、女患病率差别不大,女性更年期以前略低于男性,更年期以后高于男性,两性原发性高血压患病率均与年龄呈正比。近年来,我国高血压人群的知晓率、治疗率、控制率虽略有提高,但仍处于较低水平,尤其是城市与农村存在较大差别。

【病因】

原发性高血压为多因素疾病,是在一定的遗传易感性基础上,多种后天环境因素综合作用的结果。一般认为遗传因素占40%,环境因素约占60%。

1. 遗传因素 本病有较明显的家族聚集性,约60%高血压患者可询问到有高血压家族史。双亲均有高血压的正常血压子女,成年后发生高血压的比例增高。这些均提示本病是一种多基因遗传病,有遗传学基础或伴有遗传生化异常。

2. 环境因素

(1)饮食:人群中钠盐(氯化钠)摄入量与血压水平和高血压患病率呈正相关,而钾盐摄入量与血压水平呈负相关。高钠、低钾膳食是我国大多数高血压患者发病的主要危险因素。但改变钠盐摄入并不能影响所有患者的血压水平,摄盐过多导致血压升高主要见于对盐敏感的人群中。低钙、高蛋白质摄入、饮食中饱和脂肪酸或饱和脂肪酸与不饱和脂肪酸比值较高也属于升压饮食。吸烟、过量饮酒或长期少量饮酒也与血压水平线性相关。

(2)超重与肥胖:超重与肥胖是血压升高的另一重要危险因素。身体脂肪含量、体重指数(BMI)与血压水平呈正相关。BMI≥24kg/m^{2}者发生高血压的风险是正常体重指数者的

3~4倍。身体脂肪的分布与高血压发生也相关,腹部脂肪聚集越多,血压水平就越高。腰围男性≥90cm,女性≥85cm,发生高血压的危险比正常腰围者大4倍以上。

(3) 精神应激:人在长期精神紧张、压力、焦虑或长期环境噪声、视觉刺激下也可引起高血压,因此,城市脑力劳动者高血压患病率超过体力劳动者,从事精神紧张度高的职业和长期噪声环境中工作者患高血压较多。

3. 其他因素　服用避孕药、阻塞性睡眠呼吸暂停综合征(SAHS)也与高血压的发生有关。口服避孕药引起的高血压一般为轻度,并且停药后可逆转。SAHS患者50%有高血压。

【发病机制】

高血压的发病机制,即遗传与环境通过什么途径和环节升高血压,至今还没有一个完整统一的认识。高血压的血流动力学特征主要是总外周阻力相对或绝对增高。从总外周血管阻力增高出发,目前高血压的发病机制较集中在以下几个环节。

1. 交感神经系统亢进　长期反复的精神应激使大脑皮质兴奋、抑制平衡的功能失调,导致交感神经系统活性亢进,血浆儿茶酚胺浓度升高,从而使小动脉收缩,周围血管阻力增强,血压上升。

2. 肾性水钠潴留　各种原因引起肾性水钠潴留,机体为避免心排血量增高使器官组织过度灌注,则通过血流自身调节机制使全身阻力小动脉收缩增强,而致总外周血管阻力和血压升高。也可能通过排钠激素分泌释放增加,如内源性类洋地黄物质,在排泄水钠同时使外周血管阻力增高。

3. 肾素-血管紧张素-醛固酮系统(RAAS)激活　肾脏球旁细胞分泌的肾素可激活肝脏合成的血管紧张素原(AGT)转变为血管紧张素Ⅰ(ATⅠ),后者经过肺、肾等组织时在血管紧张素转换酶(ACE,又称激肽酶Ⅱ)的活化作用下转化成血管紧张素Ⅱ(ATⅡ)。后者还可在酶的作用下转化成ATⅢ。此外,脑、心脏、肾、肾上腺、动脉等多种器官组织可局部合成ATⅡ、醛固酮,成为组织RAAS系统。ATⅡ是RAAS的主要效应物质,它作用于血管紧张素Ⅱ受体(AT_1),使小动脉平滑肌收缩;可刺激肾上腺皮质球状带分泌醛固酮,引起水钠潴留;通过交感神经末梢突触前膜的正反馈使去甲肾上腺素分泌增加而升高血压。总之,RAAS过度激活将导致高血压的产生。

4. 细胞膜离子转运异常　血管平滑肌细胞有许多特异性的离子通道、载体和酶,组成细胞膜离子转运系统,维持细胞内外钠、钾、钙离子浓度的动态平衡。遗传性或获得性细胞离子转运异常,可导致细胞内钠、钙离子浓度升高,膜电位降低,激活平滑肌细胞兴奋-收缩耦联,使血管收缩反应性增强和平滑肌细胞增生与肥大,血管阻力增高。

5. 胰岛素抵抗　大多数高血压患者空腹胰岛素水平增高,而糖耐量有不同程度降低,提示有胰岛素抵抗现象。胰岛素抵抗致血压升高的机制可能是胰岛素水平增高使:①肾小管对钠的重吸收增加;②增强交感神经活动;③使细胞内钠、钙浓度增加;④刺激血管壁增生肥厚。

【病理】

小动脉病变是本病最重要的病理改变,早期是全身小动脉痉挛,长期反复的痉挛最终导致血管壁的重构,即管壁纤维化、变硬,管腔狭窄,导致重要靶器官如心、脑、肾、视网膜组织缺血损伤。高血压后期可促进动脉粥样硬化的形成及发展,该病变主要累及体循环大、中动脉而致主动脉夹层或冠心病。全身小动脉管腔狭窄导致外周血管阻力持续上升引起的心脏结构改变主要是左心室肥厚和扩大。

【临床表现】

根据起病和病情进展的缓急及病程的长短,原发性高血压可分为两型:缓进型和急进性。前者又称良性高血压,绝大部分患者属于此型,后者又称恶性高血压,仅占患病率的1%~5%。

(一)缓进型(或良性)高血压

1. 临床特点 缓进型高血压多在中年以后起病,有家族史者发病可较早。起病多数隐匿,病情发展慢,病程长。早期患者血压波动,血压时高时正常,在劳累、精神紧张、情绪波动时易有血压升高。休息、去除上述因素后,血压常可降至正常。随着病情的发展,血压可趋向持续性升高或波动幅度变小。患者的主观症状和血压升高的程度可不一致,约半数患者无明显症状,只是在体检或因其他疾病就医时才发现有高血压,少数患者则在发生心、脑、肾等器官的并发症时才明确高血压的诊断。

2. 症状 早期患者由于血压波动幅度大,可有较多症状。而在长期高血压后即使在血压水平较高时也可无明显症状。因此,无论有无症状,都应定期检测患者的血压。

(1)神经精神系统表现:头痛、头晕和头胀是高血压常见的神经系统症状,也可有头枕部或颈项扳紧感。高血压直接引起的头痛多发生在早晨,位于前额、枕部或颞部。经降压药物治疗后头痛可减轻。高血压引起的头晕可为暂时性或持续性,伴有眩晕者较少,与内耳迷路血管障碍有关,经降压药物治疗后症状可减轻。但要注意有时血压下降得过快过多也可引起头晕。部分患者有乏力、失眠、工作能力下降等。

(2)靶器官受损的并发症

脑血管病:包括缺血性脑梗死、脑出血。

心脏:出现高血压性心脏病(左心室肥厚、扩张)、冠心病、心力衰竭。

肾脏:长期高血压致肾小动脉硬化,肾功能减退,称为高血压肾病,晚期出现肾衰竭。

其他:主动脉夹层、眼底损害。

3. 体征 听诊可闻及主动脉瓣区第二心音亢进、主动脉瓣区收缩期杂音(主动脉扩张致相对主动脉瓣狭窄)。长期高血压可有左心室肥厚,体检心界向左下扩大。左心室扩大致相对二尖瓣关闭不全时心尖区可闻及杂音及第四心音。

(二)急进型(或恶性)高血压

此型多见于年轻人,起病急骤,进展迅速,典型表现为血压显著升高,舒张压持续≥130mmHg。头痛且较剧烈、头晕、视力模糊、心悸、气促等。肾损害最为突出,有持续蛋白尿、血尿与管型尿。眼底检查有出血、渗出和视盘水肿。如不及时有效降压治疗,预后很差,常死于肾衰竭,少数因脑卒中或心力衰竭死亡。

(三)高血压危象

因紧张、疲劳、寒冷、嗜铬细胞瘤发作、突然停服降压药等诱因下,全身小动脉发生暂时性强烈痉挛,周围血管阻力明显增加,血压急剧上升,累及靶器官缺血而产生一系列急诊临床症状,称为高血压危象(hypertensive crisis)。在高血压早期与晚期均可发生。临床表现血压显著升高,以收缩压突然升高为主,舒张压也可升高。心率增快,可大于110次/分。患者出现头痛、烦躁、多汗、尿频、眩晕、耳鸣、恶心、呕吐、心悸、气急及视力模糊等症状。每次发作历时短暂,持续几分钟至数小时,偶可达数日,祛除诱因或及时降压,症状可逆转,但易复发。

（四）高血压脑病

产生的机制可能是由于过高的血压突破了脑血流自动调节范围，导致脑部小动脉由收缩转为被动性扩张，脑组织血流灌注过多引起脑水肿。临床表现除血压升高外，有脑水肿和颅内高压表现，表现为弥漫性剧烈头痛、呕吐、继而烦躁不安、视力模糊、黑矇、心动过缓、嗜睡甚至昏迷。如发生局限性脑实质损害，可出现定位体征，如失语、偏瘫和病理反射等。眼底检查视盘水肿、渗出和出血。颅部CT检查无出血灶或梗死灶。经积极降压治疗后临床症状和体征消失，一般不会遗留脑损害的后遗症。

【诊断要点】

1. 高血压诊断 主要依据诊室血压，采用经核准的水银柱或电子血压计，测量安静休息坐位时上臂肱动脉部位血压。在未使用降压药的情况下，非同日（一般间隔2周）3次测量血压，收缩压≥140mmHg和（或）舒张压≥90mmHg即诊断为高血压。收缩压≥140mmHg和舒张压<90mmHg为单纯收缩期高血压。患者既往有高血压病史，目前正在使用降压药，血压虽然低于140/90mmHg，也诊断为高血压。根据血压升高的水平，可进一步分为高血压1、2、3级（表16-1）。排除继发性高血压。

表16-1 血压水平的定义和分类

类别	收缩压(mmHg)	关系	舒张压(mmHg)
正常血压	<120	和	<80
正常高值	120~139	和(或)	80~89
高血压	≥140	和(或)	≥90
1级高血压(轻度)	140~159	和(或)	90~99
2级高血压(中度)	160~179	和(或)	100~109
3级高血压(重度)	≥180	和(或)	≥110
单纯收缩期高血压	≥140	和	<90

注：以上分类适用于男、女性和18岁以上的成人。当收缩压与舒张压分属于不同级别时，则以较高的作为定级标准。单纯收缩期高血压也可按照收缩压水平分为1、2、3级。

2. 高血压的危险分层 高血压病的严重程度并不单纯与血压的高度成正比，必须结合患者所具有的心血管疾病危险因素、靶器官的损害及并存的临床情况做出全面的评价（表16-2）。

(1) 心血管疾病危险因素：①高血压1~3级；②吸烟；③男性>55岁，女性>65岁；④糖耐量异常和（或）空腹血糖升高；⑤血脂异常；⑥早发心血管疾病家族史（一级亲属发病年龄女性<50岁）；⑦腹型肥胖（腰围：男性≥90cm，女性≥85cm）或肥胖（BMI≥28kg/m^2）。

(2) 靶器官损害：①左心室肥厚（心电图或超声心动图）；②蛋白尿和（或）血肌酐轻度升高（106~177μmol/L）；③超声或X线证实有动脉粥样硬化斑块（颈、髂、股或主动脉）；④视网膜动脉局灶或广泛狭窄；⑤颈、股动脉脉搏波速度>12m/s（选择使用）；⑥踝/臂血压指数<0.9（选择使用）。

(3) 并存临床情况：①心脏疾病：心肌梗死、心绞痛、冠状动脉血运重建术后、心力衰竭。②脑血管疾病：脑出血、缺血性脑卒中、短暂性脑缺血发作。③肾脏疾病：糖尿病肾病、肾功能受损（血肌酐：男性>133μmol/L，女性>124μmol/L；蛋白尿>300mg/24h）。④血管疾病：主动脉夹层、外周血管病。⑤视网膜病变：出血或渗出、视盘水肿。⑥糖尿病：空腹血糖≥

7.0mmol/L;餐后血糖≥11.1mmol/L。

表 16-2　中国高血压防治指南对高血压患者的危险分层

其他危险因素和病史	血压(mmHg)		
	1级(收缩压140~159或舒张压90~99)	2级(收缩压160~179或舒张压100~109)	3级(收缩压≥180或舒张压≥110)
Ⅰ 无其他危险因素	低危	中危	高危
Ⅱ 1~2个其他危险因素	中危	中危	极高危
Ⅲ ≥3个危险因素或靶器官损害	高危	高危	极高危
Ⅳ 并存临床情况	极高危	极高危	极高危

【治疗要点】

(一)治疗目的

高血压治疗的最终目的是降低高血压水平,减少高血压患者心、脑血管病的发病率和死亡率。

(二)血压控制目标

采取综合治疗措施(干预患者存在的危险因素或并存的临床情况),将血压降到患者能耐受的水平,目前主张一般高血压患者血压控制目标值至140/90mmHg以下,血压达标时间4~12周。65岁或以上的老年人单纯收缩期高血压的降压目标水平是收缩压(SBP)140~150mmHg,舒张压(DBP)<90mmHg但不低于65~70mmHg。老年人对药物耐受性差,血压达标时间可适当延长。伴有糖尿病、慢性肾脏病、病情稳定的冠心病或脑血管疾病的高血压患者,治疗更应个体化,一般血压控制目标值<130/80mmHg。

(三)治疗内容

高血压的治疗包括非药物治疗和药物治疗两大类。

1. 非药物治疗　即改变不良的生活方式,是治疗高血压的首要和基本措施,对全部高血压病患者均适用。

2. 药物治疗　凡高血压2级或以上患者;高血压合并糖尿病,或者已有心、脑、肾靶器官损害和并发症的患者;血压持续升高6个月以上,非药物治疗手段仍不能有效控制血压者,必须使用降压药物治疗。

(1)常用降压药:目前常用降压药物可归纳为5类,即利尿药、β受体阻滞药、钙通道阻滞药、血管紧张素转换酶抑制药及血管紧张素Ⅱ受体拮抗药。α受体阻滞药或其他中枢性降压药有时亦可用于某些高血压患者。

(2)用药原则:概括为"小剂量开始,联合用药,优先选用长效降压药,个体化降压,降压达标,长期维持"。

小剂量:选用的降压药应从小剂量开始,逐步递增剂量,达到满意血压水平所需药物的种类与剂量后进行长期维持降压治疗。

推荐应用长效制剂:可以有效控制夜间血压和晨峰血压,减少血压的波动,降低主要心血管事件的发生危险和防治靶器官损害,并提高用药的依从性。

联合用药:以增强降压疗效又减少不良反应,在低剂量单药降压效果不理想时,可以采用两种或多种药物联合治疗。

个体化:根据患者具体情况和耐受性及个人意愿或长期经济承受能力,选择适合患者的降压药。

(3)常见药物组合:目前优先推荐的2种降压药物联合治疗方案是二氢吡啶类钙通道阻滞药(D-CCB)与ARB/ACEI;ARB/ACEI/D-CCB与噻嗪类利尿药;D-CCB与β受体阻滞药。3种降压药物合理的联合治疗方案除有禁忌证外必须包含利尿药。

(4)有并发症和并发症的降压治疗(见表16-3)。

表16-3 高血压有并发症和并发症的降压治疗

并发症、并发症	降压药物
合并脑血管病	ARB、长效钙通道阻滞药、ACEI或利尿药
合并心肌梗死	β受体阻滞药和ACEI
合并稳定型心绞痛	β受体阻滞药和钙通道阻滞药
并发心力衰竭	ACEI或ARB、β受体阻滞药和利尿药
并发慢性肾衰竭	3种或3种以上降压药
合并糖尿病	ACEI或用ARB,必要时用钙通道阻滞药和小剂量利尿药

3. 高血压急症的治疗

高血压急症是指短时期内(数小时或数天)血压急骤升高,收缩压>200mmHg和(或)舒张压>130mmHg,同时伴有心、脑、肾、视网膜等重要的靶器官功能损害的一种严重危及生命的临床综合征,其发生率占高血压患者的5%左右。

(1)一般处理:见高血压急症的护理措施内容。

(2)迅速降压:静脉给予适宜有效的降压药物,并加强血压监测。

(3)控制性降压:短时间血压骤降,可能造成重要器官的血流灌注明显减少,应采取逐步控制性降压的方式,即开始的24小时内血压降低20%~25%,再将血压逐步降到适宜水平,48小时内血压不低于160/100mmHg。

(4)降压药物选择:①硝普钠为首选药物,适用于大多数高血压急症。为动脉和静脉扩张剂,可即刻起效,静脉滴注停止后作用持续时间1~2分钟。剂量0.25~10μg/(kg·min)。②其他:硝酸甘油、尼卡地平、地尔硫䓬、拉贝洛尔、乌拉地尔、肼屈嗪、酚妥拉明可根据病情选择使用。

(5)降低颅内压:有高血压脑病时宜给予脱水剂,如甘露醇;或选择快速利尿药如呋塞米静脉注射。

(6)镇静止痉:伴烦躁、抽搐者应用地西泮、巴比妥类药物肌内注射或水合氯醛灌肠。

【主要护理诊断/问题】

(1)疼痛:头痛与血压升高有关。

(2)有受伤的危险与头晕、视力模糊、意识改变或发生直立性低血压有关。

(3)潜在并发症:高血压急症。

(4)营养失调:高于机体需要量与摄入过多、缺少运动有关。

(5)焦虑:与血压控制不满意、已发生并发症有关。

(6)知识缺乏:缺乏疾病预防、保健知识和高血压用药知识。

【护理措施】

1. 休息与活动 高血压初期可不限制一般的体力活动,但应避免重体力劳动,保证充足的睡眠。血压较高、症状频繁或有并发症的患者应多卧床休息,避免体力或脑力过度兴奋。

2. 病情观察 观察患者头痛情况,如疼痛程度、持续时间,是否伴有头晕、耳鸣、恶心、呕吐等症状。一旦发现血压急剧升高、剧烈头痛、呕吐、大汗、视力模糊、面色及神志改变、肢体运动障碍等症状,立即通知医生。

3. 对症护理

(1)头痛:及时进行头痛原因解释,指导使用放松方法,如听柔和音乐法、缓慢呼吸等。协助患者卧床休息,抬高床头,改变体位的动作应缓慢。保持病室安静,减少声光刺激,限制探视人员。遵医嘱使用降压药,并半小时后监测血压。症状缓解后告知患者平时避免劳累、情绪激动、精神紧张、环境嘈杂等不良因素;教会患者及家属采取肩颈部按摩及放松等技巧,以改善头痛。

(2)视力模糊:保证患者安全,应清除活动范围内的障碍物,保持地面干燥、室内光线良好。外出时有人陪伴。

(3)体位性低血压:又称直立性低血压,是由于体位的改变,如从平卧位突然转为直立,或长时间站立发生的脑供血不足引起的低血压。通常认为,在改变体位为直立位的3分钟内,收缩压下降>20mmHg或舒张压下降>10mmHg,同时伴有肢软乏力、头晕目眩、站立不稳、视物模糊、心悸、出汗、恶心、呕吐等,即为体位性低血压。措施:①告知患者直立性低血压的表现。应特别注意在联合用药、服首剂药物或加量时容易发生体位性低血压,服药后不要突然站起,最好静卧1~2小时再缓慢起床活动。②指导患者预防体位性低血压的方法:避免长时间站立,尤其在服药后最初几个小时;改变姿势,特别是从卧、坐位起立时,动作宜缓慢;服药时间可选在平静休息时,服药后继续休息片刻再活动;如有睡前服药,夜间起床排尿时应注意体位性低血压的发生;大量出汗、热水浴或蒸汽浴、饮酒等都是发生体位性低血压的诱因,应该注意避免。③发生体位性低血压时可平卧并抬高下肢,以促进下肢血液回流。

(4)高血压急症:①患者绝对卧床休息,抬高床头,避免一切不良刺激和不必要的活动,协助生活护理。②保持呼吸道通畅:有抽搐者用牙垫置于上下磨牙间防止舌咬伤;呕吐时头偏向一侧,以防止误吸;呼吸道分泌物较多患者无法自行排出时,应及时用吸引器吸出。③吸氧4~5分钟,连接床边心电监护仪,实时监测心电、血压、呼吸。④安定患者情绪,必要时用镇静剂。⑤迅速建立静脉通路,遵医嘱应用降压药物,尽早将血压降至安全范围。⑥严密观察病情:定时观察并记录生命体征、神志、瞳孔、尿量,特别注意避免出现血压骤降;观察患者头痛、烦躁等症状有无减轻,有无肢体麻木、活动不灵、语言不清、嗜睡等情况。⑦硝普钠使用注意事项:本药对光敏感,溶液稳定性较差,滴注溶液应现配现用并注意避光。新配溶液为淡棕色,如变为暗棕色、橙色或蓝色应弃去重新配制。溶液内不宜加入其他药品,应单独使用一条静脉通路,以微量泵控制注入滴速,若静脉滴注已达 $10\mu g/(kg \cdot min)$,经10分钟降压仍不满意,应通知医生考虑停用本药,更换降压药。持续静脉滴注一般不超过72小时,以免发生氰化物中毒。

4. 用药护理 遵医嘱应用降压药物,测量血压的变化以判断疗效,观察药物不良反应。

【健康教育】

高血压病病程很长,发展也不平衡,为了使患者血压控制在适当水平,应教育患者严格遵循自我护理计划,从而延缓或逆转高血压所造成的靶器官损害。具体如下:

(一) 改变生活方式

合理膳食、限盐少脂、戒烟限酒;适量运动、控制体重;心理平衡(表 16-4)。

表 16-4 高血压治疗中生活方式的改善措施及成效

措施	推荐方法	相当的收缩压降低范围
减轻体重	保持正常体重	5~10mmHg/减轻 10kg 体重
采用 DASH 饮食计划	选用富含水果、蔬菜、低脂肪(低饱和脂肪酸和总脂肪含量)饮食	8~14mmHg
低钠饮食	减少每日钠摄入量不超过 2.4g 钠或 6g 氯化钠水平	2~8mmHg
体育锻炼	规律的有氧体育运动,如慢跑(每天至少 30 分钟,每周不少于 3 次)	4~9mmHg
限酒	男性每日饮酒不超过 2 杯(白酒<50g、葡萄酒<100g、啤酒<250g),女性和体重较轻者每日饮酒不超过 1 杯	2~4mmHg

1. 食物的选择建议 以控制总热量为原则。

(1)主食:提倡三餐中有两餐吃未精制的全谷类,如糙米饭、全麦面包、全麦馒头等。豆类和根茎淀粉类食物可搭配食用,如红豆粥、绿豆粥、地瓜、马铃薯等。少吃葡萄糖、果糖及蔗糖,这类糖属于单糖,易引起血脂升高。

(2)钠盐:尽量减少烹调用盐,建议使用可定量的盐勺,每日食盐量以不超过 6g 为宜。减少味精、酱油等含钠盐的调味品。少食或不食含钠盐较高的加工食品,如各种腌制品或各类炒货。肾功能良好者可使用含钾的烹饪盐。

(3)蔬菜水果、奶类:可保证充足的钾、钙摄入。每天吃新鲜蔬菜、水果可预防便秘,以免用力排便使血压上升,诱发脑血管破裂。奶类以低脂或脱脂奶及乳制品为好,可单独饮用或搭配其他食物,如蔬菜、果汁食用。油菜、芹菜、蘑菇、木耳、虾皮、紫菜等食物含钙量较高,可适度选食。

(4)脂肪:烹调时选用植物油,如橄榄油、麻油、花生油、茶油等,动物油、奶油尽量不用。尽量不吃油炸食物,有条件者可吃深海鱼油,其含有较多的亚油酸,对增加微血管的弹性、防止血管破裂,防止高血压并发症有一定的作用。

(5)蛋白质:以豆制品、鱼、不带皮的家禽为主,少吃红肉(即家畜类)。鱼以外的海产品、动物内脏、蛋类胆固醇含量高,尽量避免食用或少食。

2. 控制体重 适当降低升高的体重,减少体内脂肪含量,可显著降低血压。最有效的减重措施是控制能量摄入和增加体力活动。减重的速度因人而异,体重以每周减重 0.5~1.0kg 为宜。重度肥胖者还可在医生指导下选用减肥药降低体重。

3. 合理运动 根据年龄和血压水平选择适宜的运动方式,对中老年人应包括有氧、伸展及增强肌力 3 类运动,具体项目可选择步行、慢跑、太极拳、气功等。运动强度因人而异,常用的运动强度指标为运动时最大心率=170-年龄,如 50 岁的人运动心率为 120 次/分钟,运动频率一般每周3~5次,每次持续30~60分钟。注意劳逸结合,运动强度、时间和频度以不出现不适反应为度,避免竞技性和力量型运动。

4. 心理平衡 情绪激动、精神紧张、精神创伤等可使交感神经兴奋,血压上升,故应指导患者减轻精神压力,保持心态平和。工作时保持轻松愉快的情绪,避免过度紧张,在工作1小时后最好能休息5~10分钟,可做操、散步等调节自己的神经。心情郁怒时,要学会转移注意力,通过轻松愉快的方式来松弛自己的情绪。忌情绪激动、暴怒,防止发生脑溢血。生活环境应安静,避免噪音刺激和引起精神过度兴奋的活动。

(二) 自我病情监测

1. 定时测量血压 家庭测量血压多用上臂式全自动或半自动电子血压计,应教会患者和家属正确的测量血压方法及测压时注意事项。家庭血压值一般低于诊室血压值,高血压的诊断标准为≥135/85mmHg,与诊室血压的140/90mmHg相对应。建议每天早晨和晚上测量血压,每次2~3遍,取平均值。血压控制平稳者,可每周测量1次。详细记录每次测量的日期、时间及血压读数,每次就诊携带记录,作为医生调整药量或选择用药的依据。对于精神高度焦虑的患者,不建议自测血压。

2. 测量血压时的注意事项

(1) 血压计要定期检查,以保持其准确性,并应放置平稳,切勿倒置或震荡。

(2) 应尽量做到四定:定时间、定部位、定体位、定血压计。

(3) 对偏瘫患者,应在健侧手臂上测量。

(4) 选择合适的测压环境,应在安静、温度适当的环境里休息5~10分钟后进行血压测量,避免在应激状态下如膀胱充盈或吸烟、受寒、喝咖啡后测量血压。

(三) 用药指导

1. 合理降压 尽量将血压降至目标血压水平,但应注意温和降压,而非越快越好。

2. 坚持服药 强调长期药物治疗的重要性,用降压药物使血压降至理想水平后,应继续服用维持量,以保持血压相对稳定,对无症状者更应强调。告知有关降压药物的名称、剂量、用法、作用及不良反应,并提供书面材料。

3. 遵医嘱服药 指导患者必须遵医嘱按时按量服药,不要随意增减药物、漏服或频繁更换降压药,更不能擅自突然停药,以免引起血压波动,诱发高血压危象。高血压伴有冠心病的患者若突然停用β受体阻滞药还可诱发心绞痛、心肌梗死。

4. 长期用药 要注意药物不良反应的观察。

(四) 定期复诊

根据患者的总危险分层及血压水平决定复诊时间。危险分层属低危或中危者,可安排患者每1~3个月随诊1次;若为高危者,则应至少每1个月随诊1次。

第四节 心脏瓣膜病

心脏瓣膜病(valvular heart disease)是心脏瓣膜及其附属结构(如瓣叶、瓣环、腱索及乳头肌等)因各种原因造成的以瓣膜增厚、粘连、纤维化、缩短为主要病理改变,以单个或多个瓣膜狭窄和(或)关闭不全为主要临床表现的一组心脏病。若瓣膜互相粘连、增厚、变硬、畸形致瓣膜开放受到限制,从而阻碍血液流通,称瓣膜狭窄;若瓣膜因增厚、缩短,以致不能完全闭合,导致部分血液反流,则称瓣膜关闭不全。二尖瓣最常受累,其次为主动脉瓣;若两个或两个以上瓣膜同时累及,临床上称为多瓣膜病。

引起本病的病因有炎症、黏液瘤样变性、退行性改变、先天性畸形、缺血性坏死、结缔组织疾病及创伤等。其中风湿性心脏病(rheumatic heart disease)(简称风心病)是我国常见的心脏瓣膜病之一,它是由反复风湿热发生所造成的心脏瓣膜损害。风湿热是一种自身免疫性结缔组织疾病,主要累及心脏和关节,也可侵犯皮下组织、脑、浆膜及小血管等,与甲族乙型溶血性链球菌感染密切相关,患者多有反复链球菌扁桃体炎或咽峡炎病史。多发于冬春季节,寒冷潮湿环境下及医疗较差的地区。主要累及40岁以下人群,女性居多。最常累及的瓣膜是二尖瓣。急性风湿热后,至少需2年始形成明显二尖瓣狭窄。目前随着风湿热的减少,其发生率有所降低,而非风湿性的瓣膜病,如瓣膜黏液样变性和老年人的瓣膜钙化,日益增多。

一、二尖瓣狭窄

【病理生理】

二尖瓣狭窄主要累及左心房和右心室。正常人的二尖瓣口面积为 $4\sim6cm^2$,当瓣口面积减少一半即出现狭窄的相应表现。瓣口面积 $1.5cm^2$ 以上为轻度狭窄、$1\sim1.5cm^2$ 为中度狭窄、小于 $1cm^2$ 为重度狭窄。其病理演变经历3个阶段:

1. 左心房代偿期 瓣口面积减至 $2cm^2$ 以下,左心房压升高,左心房代偿性扩大、肥厚以加强收缩,此时患者多无症状。

2. 左心房失代偿期 瓣口面积小于 $1.5cm^2$ 时,左心房扩大超过代偿极限,左心房内压力持续升高,使肺静脉和肺毛细血管压力相继增高,导致肺顺应性减低,临床出现劳力性呼吸困难。

3. 右心受累期 左心房压和肺静脉压升高,引起肺小动脉反应性收缩,最终导致肺小动脉硬化,肺血管阻力增高,肺动脉压力升高,可引起右心室肥厚、扩张,直至右心衰竭。

【临床表现】

1. 症状 轻度二尖瓣狭窄和二尖瓣关闭不全者,可无明显症状。当二尖瓣中度瓣狭窄(瓣口面积小于 $1.5cm^2$)时始有症状出现。

(1)呼吸困难:为最常见的早期症状。最先为劳力性呼吸困难,常因运动、精神紧张、性交、感染、妊娠或心房颤动而诱发。随着狭窄加重,出现静息时呼吸困难、阵发性夜间呼吸困难和端坐呼吸,严重狭窄者可反复发生急性肺水肿。

(2)咯血:可表现为痰中带血伴有夜间阵发性呼吸困难。突然咯出大量鲜血,通常见于严重二尖瓣狭窄,可为首发症状。它主要是薄而扩张的支气管静脉破裂所致,常由于左心房压力突然升高引起。急性肺水肿时咳粉红色泡沫痰。肺梗死伴咯血为晚期伴有心力衰竭时少见的并发症。

(3)咳嗽:常见,尤其在冬季明显,有的患者在平卧时干咳,可能与支气管黏膜瘀血水肿易引起支气管炎,或左心房增大压迫左主支气管有关。

(4)声嘶:较少见,由于扩大的左心房和肺动脉压迫左喉返神经所致。

(5)右心受累症状可表现为食欲下降,恶心、呕吐、腹胀、少尿、水肿等。

2. 体征 重度二尖瓣狭窄常有"二尖瓣面容",双颧多呈紫红色,口唇轻度发绀。

(1)心脏体征:心尖冲动正常或不明显。心浊音界在胸骨左缘第3肋间向左扩大,心腰消失,形成"梨形心"。心尖区有低调的隆隆样舒张中晚期杂音,局限,不传导,常伴舒张期震颤,为二尖瓣狭窄的特征性体征。心尖区可闻第一心音亢进和开瓣音,提示前叶柔顺、活动度好;如瓣叶钙化僵硬,则第一心音减弱,开瓣音消失。

(2)肺动脉高压和右心室扩大的体征:肺动脉高压时肺动脉瓣区第二心音亢进或伴分裂。当肺动脉扩张引起相对性肺动脉瓣关闭不全时,可在胸骨左缘第2肋间闻及舒张早期吹风样杂音,称 Graham Steell 杂音。右心室扩大伴相对性三尖瓣关闭不全时,在三尖瓣区闻及全收缩期吹风样杂音,吸气时增强。

【并发症】

(1)心房颤动:为相对早期的常见并发症。心房颤动可使心排血量减少20%,可为首次呼吸困难发作的诱因或患者活动受限的开始。突发快速房颤常为心力衰竭甚至急性肺水肿的主要诱因。

(2)急性肺水肿:为重度二尖瓣狭窄的严重并发症,如不及时救治,可能致死。

(3)右心衰竭:是晚期常见并发症。临床表现为右心衰竭的症状和体征。

(4)血栓栓塞:20%的患者发生体循环栓塞,以脑动脉栓塞最多见,其余依次为外周动脉和内脏(脾、肾和肠系膜)动脉栓塞。心房颤动、大左心房(直径>55mm)、栓塞史或心排血量明显降低为体循环栓塞的危险因素。

(5)肺部感染:常见,可诱发或加重心力衰竭。

(6)感染性心内膜炎:较少见。

二、二尖瓣关闭不全

【病理生理】

二尖瓣关闭不全常与二尖瓣狭窄同时存在,也可单独存在。此病变主要累及左心房左心室,最终影响右心。

二尖瓣关闭不全时,左心室收缩期部分血液反流回左心房,加上肺静脉回流的血液,使左心房压力升高和容量增加,引起左心房扩大;左心室舒张期过多的左房血液流入左心室,使左心室因负荷过大而代偿性扩张、肥大。在代偿期,左心室可维持正常心搏量,使左心房压和左心室舒张末期压力不致明显上升,故不出现肺瘀血。但持续严重的过度容量负荷终致左心衰竭,左心房压和左心室舒张末压明显上升,出现肺瘀血,最终导致肺动脉高压和右心衰竭发生。故单纯二尖瓣关闭不全发生心力衰竭较迟,但一旦发生,病情进展迅速。

【临床表现】

1. 症状　轻度二尖瓣关闭不全可终生无症状。严重反流时有心排血量减少,患者最突出的主诉是疲乏无力。肺瘀血的症状如呼吸困难等出现较晚。

2. 体征　心尖冲动明显,左心室增大时向左下移位,呈抬举性搏动。第一心音减弱。心尖区可闻及全收缩期吹风样高调一贯型杂音,向左腋下和左肩胛下区传导,常伴震颤,为二尖瓣关闭不全的特征性体征。

【并发症】

与二尖瓣狭窄相似。体循环栓塞较二尖瓣狭窄少见,而感染性心内膜炎较二尖瓣狭窄多见。心力衰竭仅在晚期出现。

三、主动脉瓣狭窄

【病理生理】

主动脉瓣狭窄主要累及左心室和左心房。成人主动脉瓣口≥3.0cm²。当瓣口面积减少一半时,收缩期仍无明显跨瓣压差。瓣口≤1.0cm²时,左心室收缩压明显升高,跨瓣压差显著增大。主动脉瓣狭窄导致左心室射血受阻,左心室发生代偿性向心性肥厚,以维持正常收缩期室壁应力和左心排出量。肥厚的左心室顺应性降低,引起左心室舒张末压进行性升高,因而使左心房的后负荷增加,左心房代偿性肥厚。左心室射血受阻致心室收缩压升高和射血时间延长,加之左心室肥厚、舒张期心腔内压力增高,压迫心内膜下冠状动脉可引起冠状动脉血流减少,引起心肌缺血。最终由于室壁应力增高、心肌缺血和纤维化等导致左心衰竭。

【临床表现】

1. 症状 由于左心室代偿能力较强,症状出现较晚,有的在50~70岁才产生症状。典型的症状是呼吸困难、心绞痛和运动时晕厥三大主症。

(1) 呼吸困难:劳力性呼吸困难为晚期肺瘀血引起的首发症状,见于90%的有症状患者。进而可发生夜间阵发性呼吸困难和端坐呼吸,甚或急性肺水肿。

(2) 心绞痛:常见,随年龄增长,发作更频繁,由运动或体力劳动所诱发,休息缓解,主要由心肌缺血所致。

(3) 晕厥:见于1/3有症状的患者。常在直立、体力活动中或之后立即发生。由急性脑缺血引起。

2. 体征 心尖冲动相对局限、持续有力,如左心室扩大,可向左下移位。主动脉瓣区可闻及粗糙而响亮的收缩期喷射性杂音,向颈动脉、胸骨左下缘及心尖区传导,常伴震颤,为特异性体征。第一心音正常,第二心音减弱或消失。动脉脉搏上升缓慢、细小而持续(细迟脉)。严重主动脉瓣狭窄时心排血量降低,收缩压和脉压均下降。

【并发症】

1. 心脏性猝死 占10%~20%。猝死前常有晕厥、心绞痛或心力衰竭史,也可发生于无任何症状者。

2. 心律失常 约10%患者并发心房颤动。主动脉瓣钙化侵及传导系统可致房室传导阻滞。左心室肥厚、心内膜下心肌缺血或冠状动脉栓塞可致室性心律失常。心律失常是导致晕厥甚至猝死的主因。

3. 心力衰竭 多数死于左心衰竭。患者左心衰竭后,自然病程明显缩短,故终末期右心衰竭少见。

4. 其他 感染性心内膜炎和体循环栓塞,较少见。

四、主动脉瓣关闭不全

【病理生理】

此病变可导致主动脉内血流在舒张期反流入左心室,左心室在舒张期要同时接受左心房流入的血液和主动脉反流的血液,左心室舒张末容量增加,因此收缩期心搏出量增加,导致左心室代偿性肥厚与扩张,后期可发生左心衰竭。由于心脏收缩时射血增多,故收缩压升高,而舒张早期主动脉瓣口的反流导致舒张压降低,出现脉压增大和周围血管征。若反流量大,可引起外周动脉灌注不足,导致重要脏器灌注不足而出现相应的临床表现。

【临床表现】

1. 症状 轻度者可多年无症状,甚至可耐受运动。一旦心功能失代偿,则病情常迅速恶化。最先的主诉为心排血量增加和心脏收缩力增强而发生心悸、心尖冲动增强、左胸不适、颈部和头部动脉强烈搏动感等。晚期出现左心衰竭表现。

2. 体征

(1)心脏体征:心尖冲动向左下移位,呈抬举性搏动。第一心音减弱,第二心音减弱或缺如。胸骨左缘第3、4肋间可闻及与第二心音同时开始的高调叹气样递减型舒张早期杂音,向心尖部传导,坐位并前倾和深呼气时易听到,为特征性体征。轻度反流时,杂音限于舒张早期,音调高;中或重度反流时,杂音粗糙,为全舒张期隆隆样杂音(Austin Flint 杂音)。杂音为音乐性(鸽叫声)时,提示瓣叶脱垂、撕裂或穿孔。

(2)血管:收缩压升高,舒张压降低,脉压增大。严重主动脉瓣关闭不全时可出现周围血管征:随心脏搏动的点头征、颈动脉和桡动脉扪及水冲脉、股动脉枪击音及毛细血管搏动征。主动脉根部扩大者,在胸骨右缘第2、3肋间可扪及收缩期搏动。

【并发症】

1. 感染性心内膜炎 较常见,常导致瓣膜穿孔和断裂而加重主动脉瓣反流,加重心力衰竭的发生。

2. 室性心律失常 较常见,但少见心脏性猝死。

3. 心力衰竭 在急性者出现早,慢性者于晚期始出现。

五、心脏瓣膜病的辅助检查及治疗要点

【治疗要点】

1. 内科治疗

(1)一般治疗:无症状、心功能正常者无须特殊治疗,但应避免剧烈体力活动,定期随访。无症状的轻度瓣膜狭窄或关闭不全患者每1~2年复查一次;无症状的中度和重度瓣膜狭窄或关闭不全的患者每6~12个月复查1次。出现症状或发现心脏扩大时,应及时治疗。积极预防上呼吸道感染及感染性心内膜炎。

(2)抗风湿治疗:有风湿活动者应给予抗风湿治疗,特别重要的是预防风湿热复发,一般应坚持至患者40岁甚至终生应用苄星青霉素。

(3)并发症治疗:

1)心力衰竭:呼吸困难者应减少体力活动,限制钠盐摄入,使用利尿药,但主动脉瓣狭窄者应慎用利尿药,避免强效利尿药及血管扩张剂,以免左心室舒张末压下降和心排血量减少,发生直立性低血压。

2)咯血:大量咯血应取坐位,用镇静剂,静脉注射利尿药,以降低肺静脉压。

3)心绞痛:主动脉瓣狭窄者出现心绞痛可试用硝酸酯类和钙拮抗药治疗。

4)心房颤动:治疗目的为满意控制心室率,争取恢复和保持窦性心律;服用阿司匹林或华法林预防血栓栓塞。主动脉狭窄患者不能耐受心房颤动,一旦出现,应及时转复为窦性心律。

5)急性肺水肿:避免和控制诱发急性肺水肿的因素,其处理原则与急性左心衰竭所致

的肺水肿相似。但应注意：①避免使用以扩张小动脉为主、减轻心脏后负荷的血管扩张药物，应选用扩张静脉系统、减轻心脏前负荷为主的硝酸酯类药物；②正性肌力药物对二尖瓣狭窄的肺水肿无益，仅在心房颤动伴快速心室率时可静注毛花苷C，以减慢心室率。

6）栓塞：慢性心房颤动、有栓塞史或超声检查有左心房血栓者，如无禁忌证，均应长期进行抗凝治疗。

2. 介入治疗 包括经皮球囊导管二尖瓣成形术、经皮球囊导管主动脉瓣成形术。前者为缓解单纯二尖瓣狭窄的首选方法。在瓣叶（尤其是前叶）活动度好，无明显钙化，瓣下结构无明显增厚的患者效果更好。

3. 外科手术治疗 有闭式分离术、直视分离术、瓣膜修补术、人工瓣膜置换术。对于二尖瓣关闭不全的患者，手术为恢复二尖瓣瓣膜关闭完整性的根本措施，应在发生不可逆的左心室功能不全之前施行，可选择瓣膜修补术或人工瓣膜置换术。人工瓣膜置换术也是治疗成人主动脉狭窄和严重主动脉瓣关闭不全的主要方法。

六、心脏瓣膜病的护理

【一般护理】

1. 休息与活动 按心功能分级安排活动量，如心功能Ⅰ级主要避免重体力活动；心功能Ⅱ级中度限制体力活动；心功能Ⅲ级严格限制体力活动；心功能Ⅳ级应该绝对卧床休息。有风湿活动或并发急性心力衰竭者，需卧床休息，以减少机体消耗。待风湿活动征象消失，血沉正常后再逐渐增加活动。

2. 饮食 指导患者合理进食摄入清淡、高热量、富含维生素及蛋白质的食物。少量多餐、晚餐宜少，避免引起腹部胀气的食物。适当进食蔬菜、水果及高纤维饮食，防止便秘，以免用力排便增加心脏负担。有心力衰竭者给予低盐饮食。

3. 预防感染 保持皮肤清洁，做好口腔护理。出汗多的患者勤换衣裤、被褥，防止受凉感冒。

【病情观察】

（1）定时测量并记录生命体征，注意心脏大小、杂音情况，以及心房颤动发生时有无脉搏短绌的变化。

（2）观察有无风湿热活动，如发热、皮肤环形红斑、皮下结节、关节红肿及疼痛不适等。

（3）加强并发症的观察。本病最易出现的并发症是心力衰竭，护士应注意评估患者是否出现呼吸困难、乏力、食欲减退、腹胀不适、尿少等症状，检查有无肺部湿啰音、颈静脉怒张、肝脏肿大、下肢水肿等体征。对于心电图示有心房颤动及超声心动图报告有附壁血栓者，应注意有无体循环栓塞的表现。本病患者还可合并感染性心内膜炎，除了加强体温的监测外，还需特别注意检查皮肤黏膜有无出血点、手掌和足底是否存在无痛性出血性红斑等。

【对症护理】

1. 发热 定时测量并记录体温，体温超过38.5℃时给予物理降温，半小时后测量体温并记录降温效果。

2. 关节肿痛 肿痛关节垫软枕，避免受压、碰撞，进行局部制动、热敷等。

3. 呼吸困难 协助患者半卧位休息并给予氧气吸入（3~4L/min），以保证心、脑的血氧供应，改善呼吸困难。

4. 栓塞 遵医嘱给予抗血小板聚集药物,预防血栓形成。左心房内有巨大附壁血栓者应限制活动,静卧休息,避免用力咳嗽、用力排便及情绪激动,以免引起血栓脱落造成体循环栓塞。卧床期间,应协助患者翻身、做肢体的被动运动、按摩及温水泡足,防止下肢深静脉血栓形成。密切观察患者有无胸痛、咯血、头痛、肢体活动及感觉障碍、腰痛、血尿等肺、脑、肾栓塞表现。一旦发生,应配合医生给予溶栓、抗凝治疗。

【用药护理】

遵医嘱正确使用苄星青霉素(苄星青霉素120万U,每4周肌内注射1次)、阿司匹林、华法林、地高辛、呋塞米、氢氯噻嗪等药物,注意疗效及不良反应。

【心理护理】

向患者介绍疾病的相关知识,使患者能正确认识自己的病情,树立战胜疾病的信心,积极配合治疗;鼓励家属探视,缓解紧张、焦虑、恐惧心理;对高度焦虑、情绪波动大的患者可遵医嘱给予少量镇静药物。

【健康教育】

本病各类瓣膜病病程长短不一,有的可长期处于代偿期而无明显症状,有的则病情发展迅速。最常见的死亡原因是心力衰竭。手术治疗可显著提高患者的生活质量和存活率。出院后需注意:

(1) 坚持服药,定期复查,了解病情进展。有手术适应证者建议尽早择期手术以提高生活质量。

(2) 避免诱因:日常生活中根据心功能情况适当活动,避免重体力劳动、剧烈运动和情绪激动。育龄妇女根据心功能情况在医生指导下选择妊娠与分娩时机,如心功能Ⅰ~Ⅱ级可以妊娠,Ⅲ~Ⅳ级则不宜妊娠。

(3) 预防感染:改善居住环境中潮湿、阴暗等不良条件,保持室内空气流通、温暖、干燥,阳光充足,以防止风湿热活动。注意防寒保暖,避免呼吸道感染。一旦发生感染,应立即就诊治疗,不拖延。有扁桃体反复发炎时在风湿活动控制后2~4个月手术摘除扁桃体。

(4) 加强营养:进易消化、多维生素类饮食,适当限制食盐的摄入量,不宜过饱,保持大便通畅。

(5) 避免医源性因素:在拔牙、内镜检查、导尿术、分娩、人工流产等手术前,应告知医生以上病史,以便预防性使用抗生素。

(6) 不适随诊:当出现明显的乏力、胸闷、心悸等症状,休息后不能好转;或出现腹胀、纳差、下肢水肿;或风湿热活动,如发热、关节肿痛、皮肤环形红斑时,应及时就诊。

第五节 感染性心内膜炎

感染性心内膜炎(infective endocarditis,IE)指因细菌、真菌和其他微生物(如病毒、立克次体、衣原体、螺旋体等)直接感染而产生心瓣膜或心室壁内膜的炎症。有别于由于风湿热、类风湿关节炎、系统性红斑狼疮等所致的非感染性心内膜炎,IE伴有赘生物形成,赘生物为大小不等、形状不一的血小板和纤维素团块,内含大量微生物和少量炎症细胞。瓣膜为最常受累部位,也可以发生在间隔缺损部位、腱索或心壁内膜。本病可分为自体瓣膜、人工瓣膜和静脉药瘾者的心内膜炎。

发生IE的患者平均年龄多大于40岁,近年来随着医学发展,对本病的警惕性提高,在积极防治下本病的发生率有所降低。

根据病程,本病分为急性和亚急性。急性感染性心内膜炎特征:①中毒症状明显;②病程进展迅速,数天至数周引起瓣膜破坏;③感染迁移多见,可引起转移性脓肿,如心肌脓肿、脑脓肿和化脓性脑膜炎;④病原体主要为金黄色葡萄糖球菌。

亚急性感染性心内膜炎特征:①中毒症状轻;②病程数周至数月;③感染迁移少见;④病原体以草绿色链球菌多见,其次为肠球菌。

一、自体瓣膜心内膜炎

【病因与发病机制】

自体瓣膜心内膜炎(native valve endocarditis)中亚急性病例至少占 2/3 以上,主要发生于器质性心脏病的基础上,以心脏瓣膜病为主,其次为先天性心脏病。

此病主要累及正常心瓣膜,主动脉瓣受累常见。病原菌来自皮肤、肌肉、骨骼或肺部等部位的活动性感染灶,循环中细菌量大,细菌毒力强,具有高度侵袭性和黏附于内膜的能力。在心瓣膜病损的部位,存在异常的血液压力阶差,引起局部心内膜的内皮受损,形成非细菌性血栓性(无菌赘生物)心内膜病变,为细菌定植在瓣膜表现创造了条件,涡流可使细菌沉淀于无菌性赘生物上,从而转变成感染性心内膜炎。

【临床表现】

1. 急性感染性心内膜炎 此病常有急性化脓性感染、近期手术、外伤、产褥热、器械检查史。呈暴发性败血症过程,起病急骤,进展迅速,有高热、寒战、呼吸急促等毒血症症状。IE 症状常被掩盖,由于瓣膜和腱索的急剧损害,可迅速发展为急性充血性心力衰竭而死亡。

2. 亚急性感染性心内膜炎

(1)症状

1)发热:是最常见的症状。热型以不规则者为最多,可为间歇型或弛张型,伴有畏寒和出汗。体温大多在 37.5~39℃,可高达 40℃ 以上,也可仅为低热。3%~15% 的患者体温正常或低于正常,多见于老年伴有栓塞或真菌性动脉瘤破裂引起脑出血和蛛网膜下隙出血,以及严重心力衰竭、尿毒症的患者。此外未确诊本病前已应用过抗生素、退热药、激素者也可暂不发热。

2)贫血:是本病常见的症状之一,70%~90% 的患者有进行性贫血,多为轻、中度贫血,晚期患者有重度贫血。有苍白、无力和多汗等表现。主要与感染抑制骨髓相关。

3)疼痛:是另一常见表现,关节痛、低位背痛和肌痛在起病初期时较常见,主要累及腓肠肌和股部肌肉,踝、腕等关节,也可呈多部位关节受累表现。病程较长者常有全身疼痛。若有严重的骨痛,应考虑可能由于骨膜炎、骨膜下出血或栓塞、栓塞性动脉瘤压迫骨部或骨血管动脉。

(2)体征

1)心脏杂音:可听到原来正常的心脏出现杂音或原有心脏病的杂音发生变化。由于瓣叶或瓣膜支持结构的损害,多出现瓣膜关闭不全的反流性杂音。

2)周围体征:多为非特异性,近年已不多见,可能的原因是微血管炎或微栓塞。①瘀点:发生率最高,可成群或个别出现,见于任何部位,以锁骨以上皮肤、口腔黏膜及睑结膜多见;②甲床下出血:指和趾甲床下有线状出血,远端不到达甲床前端边缘,可伴有压痛;③Roth斑:为视网膜的卵圆形出血斑,中心呈白色;④Osler 结节:为指和趾垫出现的豌豆大的红色或紫色痛性结节;⑤Janeway 损害:为手掌和足底处直径 1~4mm 无痛的出血性或红斑性损害,由化脓性栓塞引起;⑥杵状指(趾):仅见于 20% 病程超过 6 周的患者,无特异性。

3)脾大:见于 15%~50%,病程>6 周的患者。

【并发症】

1. 心脏并发症　心力衰竭为最常见并发症,是本病首要致死原因。如病变累及心肌或心脏传导组织,可致心律失常(多数为室性期前收缩)。其他可见心肌脓肿、心肌炎、化脓性或非化脓性心包炎、栓塞性心肌梗死等。

2. 动脉栓塞　动脉栓塞是仅次于心力衰竭的常见并发症。发生率为 15%~35%。受损瓣膜上的赘生物被内皮细胞完全覆盖需 6 个月,故栓塞可在发热开始后数天起至数月内发生。早期出现栓塞者大多起病急,病情凶险。栓塞最常见部位是脑、肾、脾和冠状动脉。心肌、肾和脾栓塞不易察觉,多于尸检中发现。本病痊愈后 1~2 年内仍有发生栓塞的可能,并不一定就是复发,需密切观察。

3. 细菌性动脉瘤　细菌性动脉瘤多见于亚急性患者,以真菌性动脉瘤最常见。受累动脉依次为近端主动脉、脑、内脏和四肢动脉。

4. 迁移性脓肿　迁移性脓肿多见于急性患者,常发生于肝、脾、骨髓和神经系统。

5. 神经系统并发症　神经系统并发症发生率为 10%~15%,患者可有脑栓塞、脑细菌性动脉瘤、脑出血、中毒性脑病、脑脓肿、化脓性脑膜炎等不同神经系统受累表现。

6. 肾脏　大多数患者有肾损害,包括肾动脉栓塞和肾梗死、肾小球肾炎、肾脓肿等。

【诊断要点】

阳性血培养对本病诊断有重要价值,超声心动图为显示心内膜损伤和赘生物的重要诊断手段。根据临床表现、实验室及超声心动图检查制订了感染性心内膜炎的 Duke 诊断标准,凡符合 2 项主要诊断标准,或 1 项主要诊断标准和 3 项次要诊断标准,或 5 项次要诊断标准可确诊。

主要诊断标准:①2 次血培养阳性,而且病原菌完全一致,为典型的感染性心内膜炎致病菌;②超声心动图发现赘生物,或新的瓣膜关闭不全。

次要诊断标准:①基础心脏病或静脉滥用药物史;②发热,体温≥38℃;③血管征象:动脉栓塞、细菌性动脉瘤、颅内出血、结膜瘀点及 Janeway 损害;④免疫反应:肾小球肾炎、Osler 结节、Roth 斑及类风湿因子阳性;⑤血培养阳性,但不符合主要诊断标准;⑥超声心动图发现符合感染性心内膜炎,但不符合主要诊断标准。

【治疗要点】

及早治疗可提高本病的治愈率。明确病原体,采用最有效的抗生素是治愈本病的关键,需在抗生素治疗前抽取足够的血进行培养。

1. 抗生素治疗原则　①早期应用,在连续送 3~5 次血培养后即可开始治疗;②充分用药,大剂量和长疗程,一般需要达到体外有效杀菌浓度的 4~8 倍以上,疗程至少 6~8 周,旨在完全消灭藏于赘生物内的致病菌;③静脉用药为主,保持高而稳定的血药浓度;④联合用药,以增强杀菌能力。

2. 药物选择　当病原微生物不明时,急性者选用对金黄色葡萄球菌、链球菌和革兰阴性杆菌均有效的广谱抗生素治疗;亚急性者采用针对大多数链球菌(包括肠球菌)的抗生素;已分离出病原体时,应根据药敏试验结果选择抗生素。本病大多数致病菌对青霉素敏感,可作为首选药物。常静脉给予青霉素 600 万~1800 万 U/d,并与庆大霉素合用,若治疗

3天,发热仍不退,可加大青霉素剂量至2000万U/d,维持治疗6周。耐青霉素酶菌株所致者可选用第一代头孢菌素类和各种抗青霉素酶的青霉素。真菌感染者选两性霉素B。

3. 手术治疗 对抗生素治疗无效、严重心内并发症者应考虑手术治疗。

二、人工瓣膜和静脉药瘾者心内膜炎

1. 人工瓣膜心内膜炎 发生于人工瓣膜置换术后60天以内者为早期人工瓣膜心内膜炎,60天以后发生者为晚期人工瓣膜心内膜炎。除赘生物形成外,常致人工瓣膜部分破裂、瓣周漏、瓣环周围组织和心肌脓肿。最常累及主动脉瓣。术后发热、出现新杂音、脾大或周围栓塞征,血培养同一种细菌阳性结果至少2次,可诊断本病。预后不良,早期与晚期者的病死率分别为40%~80%和20%~40%。

本病难以治愈。应在自体瓣膜心内膜炎用药基础上,将疗程延长为6~8周。任一用药方案均应加庆大霉素。有瓣膜再置换适应证者,应早期手术。

2. 静脉药瘾者心内膜炎 此病多见于年轻男性,致病菌最常来源于皮肤,药物污染所致者少见。金黄色葡萄球菌为主要致病菌。大多累及三尖瓣。急性发病者多见,常伴有迁移性感染灶。预后尚可,总死亡率不足10%,但多种致病菌或铜绿假单胞菌性心内膜炎预后极差。

三、感染性心内膜炎患者的护理

【主要护理诊断/问题】
(1)体温过高与感染有关。
(2)潜在并发症:栓塞。
(3)焦虑与发热、出现并发症、疗程长或病情反复有关。
(4)营养失调:低于机体需要量与食欲下降,长期发热导致机体消耗过多有关。

【护理措施】
1. 休息与活动 病情严重者应卧床休息,限制活动,保持环境安静、空气清新,减少探视。亚急性者可适当活动,但应避免剧烈运动及情绪激动。

2. 饮食护理 给予清淡、高蛋白、高热量、高维生素、易消化的半流质饮食或软食,以补充发热引起的机体消耗。鼓励患者多饮水,做好口腔护理。有心力衰竭征象的患者按心力衰竭患者饮食进行指导。

3. 正确采集血标本 告知患者及家属为提高血培养结果的准确率,需多次采血,且采血量较多,在必要时甚至需暂停抗生素,以取得理解和配合。急性患者宜在应用抗生素前1~2小时内抽取2~3个血标本,亚急性患者在应用抗生素前24小时采集3~4个血标本。先前应用过抗生素的患者应至少每天抽取血培养共3天,以期提高阳性率。本病的菌血症为持续性,无需严格在体温升高时采血。每次采血10~20ml,并更换静脉穿刺的部位,皮肤严格消毒。应用抗生素治疗的患者,取血量不宜过多,避免血液中过多的抗生素不能被培养基稀释,影响细菌的生长。常规做需氧菌和厌氧菌培养,在人工瓣膜置换、较长时间留置静脉插管、导尿管、有药瘾者,应加做真菌培养。血培养观察时间至少2周,当培养结果阴性时应保持到3周。

4. 病情观察

(1) 体温及皮肤黏膜变化:动态监测体温变化情况,每 4~6 小时测量体温 1 次并准确绘制体温曲线,判断病情进展及治疗效果。观察患者有无皮肤瘀点、指(趾)甲下线状出血、Osler 结节和 Janeway 损害等及消退情况。

(2) 心力衰竭:心力衰竭多在瓣膜被破坏、穿孔及其支持结构,如腱索、乳头肌受损导致瓣膜功能不全时出现,应加强心力衰竭临床表现观察并结合超声心动图检查结果予以判断。

(3) 脏器栓塞:观察瞳孔、神志、肢体活动及皮肤温度等,早期发现栓塞征象。出现可疑征象,应尽早报告医生并协助处理。

1) 脑栓塞:发生率约 30%,好发于大脑中动脉及其分支,常致偏瘫、失语等。

2) 肺栓塞:多见于右侧心脏心内膜炎。如果左侧心瓣膜上的赘生物小于未闭的卵圆孔时,则可到达肺部造成肺梗死,患者往往突然出现胸痛、气急、发绀和咯血等症状,但较小的肺梗死可无明显症状。

3) 冠状动脉栓塞:可引起突发胸痛、心肌缺血或梗死、休克、心力衰竭、严重的心律失常甚至猝死。

4) 其他:较大的脾栓塞可突然发生左上腹或左肩部疼痛,少量左侧胸腔积液和脾肿大,并有发热和脾区摩擦音。偶可因脾破裂而引起腹腔内出血或腹膜炎和膈下脓肿。肾栓塞时可有腰痛或腹痛、血尿或菌尿,但较小的栓塞不一定引起症状。四肢动脉栓塞可引起肢体疼痛、软弱、苍白而冷、发绀甚至坏死。中心视网膜动脉栓塞可引起突然失明。

5. 用药护理 严格遵医嘱按时按量使用抗生素,现配现用;输液时滴速要适宜,一般 20~30 滴/分;密切观察药物的不良反应。应用大剂量青霉素,需注意脑脊液浓度,过高可导致神经毒性,出现青霉素中毒性脑病,表现为意识障碍、幻想、神经错乱、反射亢进、抽搐、惊厥甚至昏迷等。氨基糖苷类损害第Ⅷ对脑神经,引起耳鸣、眩晕、耳聋,注意询问患者听力变化。

6. 对症护理

(1) 高热:按发热护理措施进行。

(2) 栓塞:心脏超声示巨大赘生物的患者,应绝对卧床休息,防止赘生物脱落。一旦出现可疑征象,应遵医嘱尽快予以溶栓治疗。

(3) 心力衰竭。

(4) 恐惧、焦虑:加强与患者的沟通,耐心解释治疗的目的及意义,安慰鼓励患者,给予心理支持,使其积极配合治疗。

【健康教育】

大多数患者可获得细菌学治愈,但易复发或再发,近期和远期病死率仍较高,故 IE 的高度危险性使其预防显得尤为重要。

(1) 疾病知识指导:向患者和家属讲解本病的病因与发病机制、致病菌侵入途径、坚持足够剂量和足够疗程抗生素治疗的重要性。在实行口腔手术如拔牙、扁桃体摘除术、上呼吸道手术或操作、泌尿、生殖、消化道侵入性诊治或其他外科手术治疗前,应说明自己患有心瓣膜病、心内膜炎等病史,以便预防性使用抗生素。

(2) 生活指导:IE 与暴露于日常活动引起的菌血症密切相关,故应告诫患者必须保持良好的口腔健康和卫生,注意皮肤清洁、防寒保暖,避免感冒。勿挤压痤疮、疖、痈等感染病灶,减少病原体入侵的机会。加强营养,合理休息,增强机体抵抗力。

(3)病情自我监测指导:教会患者自我监测体温变化及栓塞表现,定期门诊随访。

第六节 心 肌 病

心肌病(cardiomyopathy)是指伴有心肌功能障碍的心肌疾病。心肌病可划分为原发性和继发性两大类。根据心室形态和功能一般把心肌病分为5型:扩张型心肌病、肥厚型心肌病、限制型心肌病、致心律失常性右室心肌病和不定型心肌病。本小节主要介绍扩张型心肌病和肥厚型心肌病。

一、扩张型心肌病

扩张型心肌病(dilated cardiomyopathy,DCM)主要特征是左心室或双心室心腔扩大和收缩期功能障碍减退,常伴有心律失常,伴或不伴充血性心力衰竭。病死率高,死亡可发生于疾病任何阶段。死亡原因多为心力衰竭和严重心律失常。本病是心肌病中最常见的类型,男性多于女性。

【病因】

病因迄今不明,目前发现本病的发生与病毒感染、自身免疫功能异常、遗传基因、交感神经系统异常等有关。

【病理】

心腔增大扩张,尤以左心室扩大为甚;室壁变薄,且常伴有附壁血栓;瓣膜、冠状动脉多无改变;心肌纤维化常见。

【临床表现】

扩张型心肌病起病缓慢,初期可因心功能代偿而无症状,逐渐发展,出现以充血性心力衰竭为主的临床表现,其中以呼吸困难(气促/气短)和水肿最为常见,患者常感疲乏无力。主要心脏体征为心浊音界扩大,常可闻及第三或第四心音,心率快时呈奔马律;常合并各种类型心律失常。此外,可有肺、脑、肾、四肢等的栓塞。

【诊断要点】

本病缺乏特异性诊断指标,临床上看到心脏增大、心律失常和充血性心力衰竭的患者时,如超声心动图证实有心腔扩大与心脏弥漫性搏动减弱,即应考虑有本病的可能,但应除外各种病因明确的器质性心脏病。

【治疗要点】

因本病原因未明,尚无特殊的防治方法。主要是对症治疗,针对充血性心力衰竭和各种心律失常采取相应治疗措施。需要注意的是本病患者易出现洋地黄中毒,故洋地黄类药物剂量宜偏小。根治性的方法是进行心脏移植术。

二、肥厚型心肌病

肥厚型心肌病(hypenrophic cardiomyopathy,HCM)是以心室肌肥厚为特征,以室间隔为甚,常呈非对称性肥厚。根据左心室流出道有无梗阻又可分为梗阻性肥厚型和非梗阻性肥厚型心肌病。本病常为青年猝死的原因。后期可出现心力衰竭。

【病因】

病因不完全清楚。目前认为是常染色体显性遗传疾病,依据是本病常有明显家族史(约占 1/3),肌节收缩蛋白基因如心脏肌球蛋白重链及心脏肌钙蛋白 T 基因突变是主要的致病因素。儿茶酚胺代谢异常、细胞内钙调节异常、高血压、高强度运动等均可作为本病发病的促进因子。

【病理】

肥厚型心肌病主要病理变化为心肌肥厚,以左心室流出道处尤为明显,室腔变窄,常伴有二尖瓣叶增厚。显微镜下可见心肌纤维粗大、交错排列。

【临床表现】

部分患者可无自觉症状,而因猝死或在体检中被发现。多数患者有心悸、胸痛、劳力性呼吸困难。伴有流出道梗阻的患者可在突然起立、运动时出现眩晕,甚至晕厥、猝死,主要是由于左心室舒张期充盈不足,心排血量减少所致。33% 患者出现频发的一过性晕厥,可以是患者的唯一主诉。严重心律失常是肥厚型心肌病患者猝死的主要原因。长期左心室过度压力负荷,晚期可见心力衰竭。

梗阻性肥厚型心肌病患者心尖部内侧或胸骨左缘中下段可闻及收缩中期或晚期喷射性杂音。心脏杂音的特点:增加心肌收缩力因素(运动、Valsava 动作、异丙肾上腺素、取站立位、含服硝酸甘油片、应用强心药)可使杂音增强;降低心肌收缩力因素(如使用 β 受体阻滞药、取下蹲位、Mueller 动作)可使杂音减弱。非梗阻性肥厚型心肌病的体征不明显。

【诊断要点】

患者有明显家族史,出现劳力性胸痛和呼吸困难,晕厥等症状时,如果胸骨左缘中下段闻及喷射性收缩期杂音可考虑本病,用生理性动作或药物影响血流动力学而观察杂音改变有助于诊断。确诊有赖于心电图、超声心动图和心导管检查。

【治疗要点】

本病的治疗目标为减轻左心室流出道梗阻,缓解症状,控制心律失常。治疗以 β 受体阻滞药和钙拮抗药为主。β 受体阻滞药可减慢心率,降低左心室收缩力和室壁张力,降低心肌需氧量,从而减轻流出道梗阻。如普萘洛尔、美托洛尔等,可从小剂量开始逐渐加量。钙拮抗药可降低左心室收缩力,改善左心室顺应性,常用药物维拉帕米、地尔硫䓬。胺碘酮对防治肥厚型心肌病合并室性心律失常有效,还能减轻症状和改善运动耐量。

重症梗阻性肥厚型心肌病可试行双腔心脏起搏治疗或室间隔化学消融术。也可寻求外科进行室间隔部分心肌切除术和室间隔心肌剥离扩大术。

三、护 理 要 点

(1)扩张性心肌病病程长短不一,总体预后不良,死亡原因主要是心力衰竭和严重心律失常。

1)尚未进展为心力衰竭的患者应限制活动量,注意合理休息,避免劳累。注意预防上呼吸道感染,戒烟酒,女性患者不宜妊娠。

2)给予充足营养,以促进心肌代谢,增强机体抵抗力。坚持服药,以延缓病情恶化。

3)注意观察有无心力衰竭的临床表现,如胸闷、气短、夜间阵发性呼吸困难、水肿等,出现胸痛、四肢疼痛、肢体活动障碍应怀疑栓塞的可能,应及早就医。

4)心力衰竭症状明显,伴有严重心律失常时,应卧床休息,避免一切加重心脏负荷的因素,如情绪激动或焦虑、饱餐、用力排便等,注意低盐饮食,不吃含钠高的食物。

(2)肥厚型心肌病进展缓慢,预后因人而异,可从无症状到心力衰竭、猝死。

1)坚持长期限制活动量,避免情绪激动、剧烈运动、持重、屏气动作等,以免诱发晕厥和猝死。有晕厥史者应避免独自外出活动,以免发作时无人在场而发生意外。

2)坚持服用缓解症状,控制心律失常的药物,如β受体阻滞药和钙拮抗药等,以提高存活年限。用药期间注意监测血压、心率,注意低血压、心动过缓等药物不良反应。遵医嘱用药,不宜用洋地黄、硝酸酯类制剂。

3)定期门诊随访,注意有无左心室心排血量减少引起的心绞痛、头晕、晕厥等症状。监测心脏节律的变化情况,早期发现心律失常。症状加重时应及时就诊,防止病情进展、恶化。

第七节 主动脉和周围血管疾病

一、主动脉夹层

主动脉夹层(aortic dissection,AD)指主动脉腔内血液从主动脉内膜撕裂处进入主动脉中膜并使中膜分离,沿主动脉长轴方向扩展形成主动脉壁的二层分离状态,又称主动脉壁间动脉瘤或主动脉夹层动脉瘤。

本病少见,发病率每年每百万人口 5~10 例,高峰年龄 50~70 岁,男女比例为(2~3):1。其发病多急剧,65%~70% 在急性期死于心脏压塞、心律失常等,故早期诊断和治疗非常必要。

【常见病因及发病机制、分型】

1. 易患因素

(1)高血压,主动脉粥样硬化。

(2)主动脉中层病变。

(3)内膜撕裂:二叶主动脉瓣、主动脉狭窄。

(4)妊娠、主动脉炎、创伤。

2. 发病机制

(1)主动脉内膜的退行性变,内膜、中膜层撕裂后高压血流进入中膜层与外膜层之间,将血管中外膜层剥离,形成瘤样血管假腔。

(2)中层囊性坏死,中层滋养动脉破裂产生血肿后压力增高导致中膜层撕裂。

(3)撕裂口好发于主动脉应力最强部位。

3. 分型

(1)DeBakey 等根据病变部位和扩展范围将本病分为 3 型。

Ⅰ型:内膜破口位于升主动脉,扩展范围超越主动脉弓,直至腹主动脉,此型最为常见。

Ⅱ型:内膜破口位于升主动脉,扩展范围局限于升主动脉或主动脉弓。

Ⅲ型:内膜破口位于降主动脉峡部,扩展范围累及降主动脉或腹主动脉。

(2)Stanford 分型

A 型:凡升主动脉受累者为 A 型(包括Ⅰ型和Ⅱ型)又称近端型。

B 型:未累及升主动脉者为 B 型(相当于 DeBakey Ⅲ型)又称远端型。

【临床表现】

1. 疼痛 患者首发症状为突发性剧烈疼痛,可呈"撕裂样"或"刀割样"胸痛、腹部剧痛。疼痛的位置反映了主动脉的受累部位,疼痛有迁移的特征,提示夹层进展的途径。

2. 休克与血压异常 患者多有在短时间内血压突然、异常增高史。不少患者原有高血压,起病后剧痛使血压更加增高。剧烈疼痛、瘤体破裂、血管内膜撕裂累及主动脉瓣膜撕裂导致心脏压塞,均可导致低血压,甚至休克。患者可有焦虑不安、大汗淋漓、面色苍白、心率加速等表现。

3. 心血管系统

(1)主动脉瓣关闭不全:夹层血肿涉及主动脉瓣环时发生,故可突然在主动脉瓣区出现舒张期吹风样杂音,脉压增宽,急性主动脉瓣反流可以引起心力衰竭。

(2)脉搏改变:一般见于颈、肱或股动脉,一侧脉搏减弱或消失,反映主动脉的分支受压迫或内膜裂片堵塞其起源。

(3)胸锁关节处出现搏动或在胸骨上窝可触到搏动性肿块。

(4)可有心包摩擦音:夹层破裂入心包腔可引起心脏压塞。

(5)胸腔积液:夹层瘤破裂入胸膜腔内引起。

4. 神经症状 当主动脉夹层沿无名动脉或颈总动脉向上扩展时或因发生休克,均可引起脑或脊髓急性供血不足,可出现头晕、意识模糊、定向力障碍、失语、嗜睡、晕厥、昏迷或对侧偏瘫、腱反射减弱或消失、病理反射(+)、同侧失明、眼底检查呈现视网膜苍白等。

5. 压迫症状 主动脉夹层压迫腹腔动脉、肠系膜动脉时可引起恶心、呕吐、腹胀、腹泻、黑便等症状;压迫颈交感神经节引起霍纳综合征;压迫喉返神经致声嘶;压迫上腔静脉致上腔静脉综合征;撕裂累及肾动脉可有血尿、尿闭及肾缺血后血压增高。

【治疗原则】

1. 内科非手术治疗 减慢心率、镇静镇痛、控制血压。

2. 外科手术治疗 根部替换、人工血管移植。

3. 介入治疗 覆膜支架植入术。

【护理】

1. 护理评估

(1)评估疼痛部位、性质、时间程度。

(2)评估血压水平及降压治疗效果。

(3)评估患者心理状态。

(4)评估患者有无压迫症状,如头晕恶心、呕吐、声音嘶哑、脉搏改变等。

(5)知识缺乏:与缺乏有关疾病的信息来源有关。

2. 护理要点及措施

(1)病情观察

1)严密观察疼痛的部位、性质、时间、程度。疼痛不缓解或进行性加重提示夹层进行性扩展。部分度过急性期的 Stanford 分型 B 型患者,夹层进行性扩展也可能无疼痛症状,此时仍要警惕夹层破裂。随着夹层瘤的进行性增大,破裂的风险愈发加剧,猝死风险增大。如遵医嘱使用镇痛药,则需根据临床表现判断夹层有否扩展,以免掩盖病情。

2)严密监测心电、血压、心率、呼吸等生命体征变化。立即进行持续心电监护、血压监测。测量四肢血压。

3) 观察意识状态、判断定向力,观察面部、口角,肢体活动、运动状况。如发现异常,应观察瞳孔变化。

4) 观察有无头晕、恶心、呕吐、声音嘶哑、脉搏、上肢麻木等症状。准确记录出入量。新发的或进行性加重的头晕、肢体麻木、尿少等临床表现,提示夹层瘤有进行性撕裂可能。

(2) 症状护理

1) 疼痛护理:疼痛刺激导致交感神经张力增加,血压升高,加速夹层瘤体破裂。需认真倾听患者对疼痛的主诉,及时协助减少疼痛刺激。协助患者对舒适的需求。帮助选取舒适的姿势,保持病床单位整洁。必要时遵医嘱使用镇静镇痛药物。用药后观察疼痛是否改善。

2) 高血压护理:遵医嘱使用起效快的降压药物,血压应维持在 90~120/60~90mmHg。尽可能在最短时间内将血压降至目标值。血压忽升、忽降会增加血流对破裂口的撕裂,应尽可能避免。应严格控制药物的输入速度,严谨调整药物输入浓度,严密观察血压变化。

3) 低血压的护理:患者出现低血压是急救的指征。如低血压伴休克表现,应立即呼叫医生,根据低血压发生的原因进行急救。如药物升压、心包穿刺等。如低血压不伴休克表现,需排除锁骨下动脉受累,应测量对侧肢体血压,进行确认。

4) 应严密观察有无呼吸困难、咳嗽、咯血,如发作呼吸困难,应立即给予吸氧,遵医嘱使用药物终止咳嗽。如有头痛、头晕、晕厥、偏瘫、失语、视物模糊、肢体麻木无力、大小便失禁、意识丧失等征象应按脑血管意外常规护理。定时观察双侧颈动脉、桡动脉压、股动脉、足背动脉搏动情况。新发的异常,应通知患者制动,并立即报告医生,进行判断。

(3) 一般护理

1) 绝对卧床休息,严密监测心电、血压、心率、呼吸等生命体征变化。

2) 心理护理:因剧烈的疼痛,患者易产生烦躁不安、精神紧张、焦虑心理,应加强心理护理,及时与患者沟通。消除紧张情绪。

3) 避免剧烈咳嗽,饮食以清淡、易消化、富含维生素的流质或半流质食物为宜;做好口腔护理,鼓励患者多饮水,进食新鲜水果、蔬菜和低盐低脂的食物。

4) 协助患者采取舒适体位。定时协助患者床上翻身,翻身时动作应轻柔,尽量减少用力,以免加重病情。同时用软垫保护受压部位,预防褥疮;适当增加粗纤维素的摄入,保持排便通畅,减少便秘,必要时给予通便药物,以减少因排便用力致血压骤升,导致夹层瘤体的破裂。

(4) 用药护理:遵医嘱使用 α 受体、β 受体拮抗药。使用 α 受体拮抗药,如血压较低,应测量中心静脉压,定期观察下肢有无水肿;患者使用 β 受体拮抗药时应观察心率、心律的变化,及时发现传导阻滞等心律变化。目前国内尚多使用硝普钠控制血压,硝普钠遇光易分解变质,应注意避光使用,现用现配,超过 6 小时应重新配制;大剂量或使用时间长时应注意观察患者面色,有无恶心、呕吐、头痛、精神错乱、震颤、嗜睡、昏迷等不良反应。

3. 健康教育

(1) 按时休息,活动量要循序渐进,注意劳逸结合。

(2) 嘱患者低盐低脂饮食、戒烟、酒,多食新鲜水果、蔬菜及富含粗纤维的食物,以保持排便通畅。

(3) 按医嘱坚持服药,控制血压,不擅自调整药量,教会患者自测心率、脉搏、血压。

(4) 指导患者学会自我调整心理状态,调控不良情绪,保持心情舒畅,避免情绪激动。

(5)定期门诊复查,若出现胸、腹、腰痛症状及时就诊。

二、动脉粥样硬化性周围血管病

外周动脉疾病(peripheral arterial disease,PAD)是指冠状动脉以外的动脉血管发生了病变,其主要原因是动脉发生了粥样硬化。粥样硬化累及脑动脉、肾动脉、和肢体动脉等时,可使患者发生残疾,生活质量下降或日常生活不能自理,重者可导致死亡。本小节重点介绍动脉粥样硬化累及主动脉及其分支导致的周围血管病。

【病因和发病机制】

动脉粥样硬化引起动脉管腔不同程度的狭窄和堵塞,使受阻动脉远端缺血、组织坏死,引起组织器官一系列的临床表现。如脑动脉的病变可导致脑组织供血不足而发生萎缩,严重者有智力减退甚至发生痴呆;肾动脉病灶导致的肾动脉供血不足可致肾血管性高血压,下肢动脉缺血时,患者会出现跛行等;锁骨下动脉缺血,会导致上肢无脉和(或)脑部供血不足。

动脉管腔狭窄或闭塞继发血栓形成时,血栓脱落会造成栓塞,如脑动脉粥样硬化斑块继发血栓形成可导致脑梗死(软化),肾动脉血栓形成造成肾组织梗死。

严重的粥样斑块部位血管萎缩,局部形成动脉瘤。如主动脉病灶可形成主动脉瘤。脑动脉病灶可形成小动脉瘤,在血压突然升高时并发脑出血。

导致动脉粥样硬化的临床因素主要有:血脂异常、吸烟、高血压、糖尿病、早发冠心病史和年龄。代谢因素包括高三酰甘油血症、凝血和纤溶功能异常、炎症反应、氧化应激、同型半胱氨酸和代谢综合征等。生活因素包括导致动脉粥样硬化性饮食、超重和肥胖、缺乏运动、心理社会因素、遗传影响、性别等。

【临床表现】

1. 肢体动脉缺血 下肢动脉发生动脉粥样硬化斑块的概率高于上肢动脉。

(1)下肢动脉缺血的早期表现为患肢麻木,运动后易疲劳。局部皮肤温度较对侧偏凉。随着动脉管腔狭窄的加重,患者可出现间歇性跛行,是一种特征性的运动障碍。表现为运动(行走)时局部疼痛,停止运动(行走)即可缓解,再次运动(行走)疼痛可反复出现。为狭窄的血管腔内血流不能满足运动肌群的灌注需求所致。随着动脉管腔狭窄的进一步加重,患者会在静息状态下感到下肢局部疼痛、麻木、感觉异常,部分患者会出现夜间加重的静息痛。下肢动脉管腔完全堵塞而无法代偿时,可引起坏疽。

(2)上肢缺血多以上肢乏力、桡动脉搏动消失、双上肢血压明显不等为就诊原因。可伴有上肢皮肤温凉、上肢麻木、活动后上肢易疲劳等症状。如合并锁骨下动脉窃血,可有头晕、耳鸣、视力下降等症状。

2. 肾动脉缺血 肾动脉狭窄可引起肾性高血压,患者可有头痛、头晕、视力减退等表现。患者血压升高进程较急骤,药物难以控制。肾区可闻及血管杂音。

3. 腹主动脉瘤 动脉粥样硬化侵袭使动脉形成动脉瘤,腹主动脉瘤较常见。

腹主动脉瘤多为查体发现的腹部搏动性肿物,部分患者会有脐周及中上腹部的胀痛不适。由于动脉瘤瘤体的压迫或破裂会引起相关部位的疼痛、出血。粥样硬化斑块继发血栓形成,血栓脱落会引起斑块远端栓塞。如肠系膜动脉栓塞,患者会出现剧烈腹痛、腹胀。如肠壁组织缺血梗死引起便血和麻痹性肠梗阻。腹主动脉瘤的急性破裂可导致失血性休克。

【治疗原则】

1. 二级预防和药物治疗

(1)控制动脉硬化的危险因素:戒烟、饮食结构调整、降低血压、控制血糖、增加运动、控制体重。

(2)肢体动脉闭塞患者应使用抗凝血、扩血管药物,根据疼痛程度使用镇痛药物。常用药物有阿司匹林、硫酸氢氯吡格雷、华法林、低分子肝素、前列地尔等。

(3)腹主动脉瘤患者避免瘤体破裂。主要应注意:①控制血压,避免血压值的剧烈波动;②限制活动,避免腹部受到外力挤压;③控制情绪;④防止便秘;⑤减少导致腹压骤然增高的因素,如剧烈咳嗽等。

2. 介入治疗 是局限性动脉狭窄的首选方法。锁骨下动脉狭窄、肾动脉等介入治疗技术已广泛应用于临床。方法为将造影导管送入狭窄部位,通过造影了解狭窄有关的信息后,沿指引导丝送入球囊导管,通过高压球囊的挤压作用在狭窄部位进行球囊扩张。扩张后如残余狭窄高于预期,则放置血管内支架。腹主动脉瘤则需行腔内隔绝术。

3. 手术治疗 下肢动脉闭塞有严重的间歇跛行、静息痛、缺血性坏疽及长期不愈合的缺血性溃疡,应考虑血管重建,以挽救肢体。常见手术方式:动脉内膜剥脱术、人工血管旁路移植术或自体静脉旁路移植术、静脉动脉化。

肾动脉病变常见手术包括:肾动脉病变内膜剥脱术、肾动脉狭窄段切除吻合术、血管壁成形术、冠状动脉旁路移植术、脾肾动脉吻合术、自体肾移植。

腹主动脉瘤手术方法是切除肾动脉瘤的同时,进行人工血管重建腹主动脉。

【护理】

1. 评估

(1)健康史及相关因素

1)一般情况:患者的年龄、性别、职业、婚姻状况、营养。

2)疼痛与运动:疼痛的部位、性质、程度、发作的诱因和持续时间,有无麻木、肢冷、针刺感,有无运动后肢体疲乏,有无间歇跛行及静息痛。了解跛行距离和跛行时间。静息痛有无夜间加重。

3)既往史:①吸烟史,应详细询问烟龄、每日吸烟量;②生活史:应是否长期在湿冷的环境中工作或生活;③感染和外伤史。

(2)查体:①观察患者四肢皮肤颜色、温度、弹性,有无肌肉萎缩、坏疽、溃疡和感染并详细记录;②触摸双侧肱动脉、桡动脉、双侧胫后动脉、足背动脉搏动;③测量四肢血压并记录;④测量跛行距离和跛行时间;⑤肾动脉粥样狭窄患者听诊肾区有无血管杂音;⑥了解患者心理,家庭成员是否能给予足够支持。

2. 护理要点及措施

(1)饮食护理:控制饮食,给予清淡、易消化、低脂饮食。禁止酗酒,绝对禁烟。

(2)皮肤护理

1)注意观察患肢的肤色及温差、远端动脉搏动情况,保持足部清洁干燥,避免足部受伤,注意肢体保温,禁止局部热敷或冷敷。未明确患肢局部无血栓形成时,不建议局部按摩,避免挤压患肢的按摩动作。

2)有坏疽或溃疡时,应制动。抬高患肢30°~50°密切观察溃疡伤口有无异味、创面有无出血及分泌物。保持伤口清洁干燥,及时清除坏死组织及分泌物,局部换药,1次/日。也可用过氧化氢溶液、生理盐水依次清洗,应用祛腐药及生肌药,必要时切开引流,注意伤口包扎不能过紧,避免软组织损伤。如发生干性坏疽,应每日换药时评估伤口,仔细修剪干痂,减少创面棱角,减少坏死物质吸收。

(3)活动与休息:及时消除患肢疼痛,因疼痛不能入睡或不思饮食,应选择药物镇痛。加强肢体活动,促进侧支循环。根据患者运动能力,以运动后无疼痛感觉为标准,指导合理运动。避免因疼痛引起的畏惧运动情绪。如怀疑合并局部血栓形成,则不宜增加患肢运动。

(4)一般护理

1)合并糖尿病者,严格控制血糖,维持在 5~8mmol/L。需要行截肢手术的患者,术前空腹血糖应控制在<6.7mmol/L,术后血糖应控制在<10mmol/L。

2)积极控制血压,避免血压波动。

3)消除患者紧张情绪,促进患者积极配合治疗。

4)老年患者,合并有高血压、冠心病等疾病者,应警惕伴发的心脑血管意外。做好相应的观察护理。

(5)预防感染:控制局部及全身感染,预防合并全身感染。

(6)行介入术治疗或人工血管旁路移植术者,按相关术后护理常规护理。重点是严密观察生命体征,预防再灌注损伤。及时发现患肢疼痛、非凹陷性水肿、关节僵硬等。严密观察术口渗血情况。注意观察远端动脉搏动恢复及肢体温度的变化,同时应注意观察患肢疼痛、肤色、感觉平面、足趾、距小腿关节活动等情况。及时发现下肢动脉旁路移植术后早期血栓形成等并发症的发生。

3. 健康教育

(1)指导患者坚持遵医嘱服药,不能随意停用或漏服。嘱患者如服用华法林,定期复查凝血功能,以调整华法林的剂量。

(2)嘱患者坚持进低脂、清淡饮食,禁烟,减轻血液黏滞度。

(3)加强身体锻炼,加速周围循环的血液流动,减少血栓的形成。

(4)防止坏疽肢体再损伤。教会患者选择正确体位,避免局部感染避免双膝交叠动作,加强患肢保暖,避免受凉,选择平底软布鞋、软布棉袜,勤换鞋袜,预防真菌感染。

(5)指导患者增强自我防护意识,如服用抗凝血药物则更应防止跌碰伤、摔伤,刷牙时用软毛刷,动作轻柔。不要抠鼻,减少黏膜受损。若有牙龈出血、鼻出血、便血、女患者月经量过多等情况,应及时到医院复诊。

三、静脉血栓症

静脉血栓形成是静脉的一种急性非化脓性炎症,并伴有继发性血管腔内血栓形成的疾病,病变主要累及四肢浅表静脉或下肢深静脉。其临床特点为患者局部肿痛,皮下可扪及有压痛的条索状物或伴有病变远端浅表静脉曲张等静脉回流受阻现象。可因血栓脱落而造成肺栓塞。

【常见病因】

静脉血栓是血管内的沉积物,由不同程度的纤维蛋白、红细胞和血小板构成,因血管系统、血液成分、血流动力学(Virchow 三联征)异常所导致。

1. 静脉壁损伤 完整的静脉内膜是防止深静脉血栓形成的前提,内皮细胞表面的覆盖物中含有大量的肝素,具有良好的抗凝作用,并能防止血小板的黏附。薄弱内膜上发生极为微小的裂伤,会使血小板黏附,出现纤维蛋白沉积。

2. 静脉血流缓慢　静脉血流缓慢时可因组织缺氧导致细胞代谢障碍,产生凝血酶积聚;并由于细胞的破坏而释出血清素和组胺,使血流中的血小板黏附其上,引起凝血物质的释放和激活。

3. 异常的血液高凝状态　血细胞和血浆蛋白的改变,如血小板黏附性增高,血小板数增加,血浆纤维蛋白原增加,有助于静脉血栓形成。

【临床表现】

1. 血栓性浅静脉炎　多发生于四肢浅表静脉,如大隐静脉、小隐静脉、头静脉或贵要静脉。急性期时患肢局部疼痛,肿胀,沿受累静脉的行径可摸到一条有压痛的索状物,其周围皮肤温度增高、稍红肿,一般无全身症状,1~3周及以后静脉炎症状逐渐消退,局部遗留有硬条索状物和皮肤棕色色素沉着,经久不褪,本病有复发倾向。

2. 深部静脉血栓形成　有些患者可全无症状,而以大块肺栓塞表现成为第一症状,其炎症和血栓形成多发生于小腿静脉或腘静脉内,局部疼痛,走路时加重。轻者仅有局部沉重感、站立式明显。患肢肿胀,小腿肌肉、腘窝、腹股沟内侧等处有压痛。

【治疗原则】

1. 血栓性浅表静脉炎的治疗

(1)一般治疗:卧床休息、抬高患肢,必要时可穿弹力袜。

(2)药物治疗:保泰松、阿司匹林。

2. 深部静脉血栓形成的治疗

(1)一般治疗:应用卧床休息1~2周,保持排便通畅,穿弹力袜。

(2)抗凝血治疗:阿司匹林、低分子肝素、华法林。

(3)溶栓治疗:应用链激酶、尿激酶。

(4)介入治疗:下腔静脉滤网置入。

(5)手术治疗:静脉血栓摘除术。

【护理】

1. 护理评估

(1)评估患者有无易患因素:年龄、近期卧床制动、手术史、外伤史、口服避孕药、中心静脉插管、静脉血栓史、恶性肿瘤。

(2)评估患者发生肿胀的时间、部位,肢体皮肤温度与色泽及脉搏的变化。

(3)评估抗凝治疗期间有无出血倾向,及时报告医师。

2. 护理要点及措施

(1)病情观察。观察患者是否出现呼吸困难、胸痛、气促、心动过速、晕厥、发绀,如出现上述症状,立即给予平卧,避免剧烈咳嗽,给予心电监护,高浓度吸氧,观察生命体征和氧饱和度。测量肿胀肢体,并与对侧肢体对比,一般选膝关节上下各10cm处测量并记录,观察肢体皮肤颜色、温度的变化。

(2)症状护理。①心理护理:向患者宣教疾病相关知识,消除恐惧心理。②深静脉血栓形成急性期患者绝对卧床休息1~2周,床上活动避免动作幅度过大,患肢禁止热敷、按摩,抬高患肢高于心脏水平20~30cm,促进静脉回流。③抗凝血治疗期间,严密观察有无眼底、牙龈、胃肠道出血,皮肤紫癜,有创伤刺点按压止血时间要适当延长。

(3)一般护理。①严密观察患者呼吸、脉搏、心率、心律、血压及氧饱和度,并详细记录。

②加强生活基础护理,保持床单位及患者衣服干净整洁。将呼叫器置于患者触手可及处,及时满足患者合理生活需要。加双床档保护防止坠床。③粗纤维低脂饮食,适量饮水,保持排便通畅。④保持情绪稳定,适当床上运动。

3. 健康教育

(1)保持良好心态,情绪稳定,告知患者禁烟的重要性,正确使用弹力袜,避免长距离行走及久站,当患肢不适时,及时卧床休息,抬高患肢高于心脏水平20~30cm。

(2)平衡膳食,饮食清淡,以低脂、高纤维素食物为主,保持排便通畅,多饮水,降低血液浓度,增加血流速度。

(3)严格遵医嘱按时服用抗凝药,切忌擅自停药、漏服。

(4)定期门诊复查凝血功能,下肢血管超声检查,如发现有牙龈出血、胃肠道出血症状,及时就诊。

第八节 心搏骤停与心脏性猝死

绝大多数心脏性猝死发生在有器质性心脏病的患者。心脏性猝死中约80%由冠心病及其并发症引起,而这些冠心病患者中约75%有心肌梗死病史。心肌梗死后左心室射血分数降低是心脏性猝死的主要预测因素;频发性与复杂性室性期前收缩的存在,亦可预示心肌梗死存活者发生猝死的危险。各种心肌病引起的心脏性猝死占5%~15%。心脏性猝死主要为致命性心律失常所致,包括致死性快速性心律失常、严重缓慢性心律失常和心室停顿。

心搏骤停(cardiac arrest)是指心脏射血功能的突然终止。导致心搏骤停的病理生理机制最常见为室性快速性心律失常(心室颤动和室性心动过速),其次为缓慢性心律失常或心室停顿。心脏骤停发生后,由于脑血流的突然中断,10秒左右患者即可出现意识丧失,经及时救治可获存活,否则将发生生物学死亡。心搏骤停常是心脏性猝死的直接原因。

心脏性猝死(sudden cardiac death)是指急性症状发作后1小时内发生的以意识骤然丧失为特征的、由心脏原因引起的自然死亡。美国每年约有30万人发生心脏性猝死,占全部心血管病死亡人数的50%以上,而且是20~60岁男性的首位死因。

【常见病因】

心脏结构性异常是发生致命性心律失常的基础,常见以下4种改变:①急性和(或)陈旧性心肌梗死;②原发或继发性心室肌肥厚;③心肌病变(扩张、纤维化、浸润性病变、炎症等);④结构性心电异常。

功能性因素也可影响心肌的电稳定性,常常是一些致命性心律失常的促发因素,包括冠状动脉血流的暂时性改变(冠状动脉内血栓形成、冠状动脉痉挛导致急性缺血、缺血后再灌注等)、全身性因素(血流动力学因素、低氧血症、酸中毒、电解质紊乱等)、神经生理性因素、毒性作用(药物的致心律失常作用、心脏毒性反应等)等。

严重缓慢性心律失常和心室停顿是心脏性猝死的另一重要原因。

【临床表现】

心脏性猝死的临床经过可分为4个时期,即前驱期、终末事件期、心搏骤停与生物学死亡。

1. 前驱期 在猝死前数天至数月,有些患者可出现胸痛、气促、疲乏、心悸等非特异性症状。但亦可无前驱表现,瞬即发生心搏骤停。

2. 终末事件期 是指心血管状态出现急剧变化到心脏骤停发生前的一段时间,自瞬间至持续 1 小时不等。心脏性猝死所定义的 1 小时,实质上是指终末事件期的时间在 1 小时内。典型的表现包括:严重胸痛、急性呼吸困难、突发心悸或眩晕等。若心搏骤停瞬间发生,事先无预兆,则绝大部分是心源性。在猝死前数小时或数分钟内常有心电活动的改变,其中以心率加快及室性异位搏动增加最为常见。因心室颤动猝死的患者,常先有室性心动过速。另有少部分患者以循环衰竭发病。

3. 心搏骤停 心搏骤停后脑血流量急剧减少,可导致意识突然丧失,伴有局部或全身性抽搐。

4. 生物学死亡 从心搏骤停至发生生物学死亡时间的长短取决于原发病的性质,以及心搏骤停至复苏开始的时间。心搏骤停发生后,大部分患者将在 4~6 分钟开始发生不可逆脑损害,随后经数分钟过渡到生物学死亡。

【心搏骤停的处理】

心搏骤停的生存率很低,根据不同的情况,其生存率为 5%~60%。抢救成功的关键是尽早进行心肺复苏和尽早进行复律治疗,心肺复苏术的步骤如下。

1. 判定患者有无意识、反应(步骤 A)

方法:目击有人倒地,可重唤轻拍患者,可呼喊患者,轻轻摇动患者肩部,在患者双耳旁高声喊叫:"喂,你怎么啦?"

报告:"患者无反应!"

2. 判断是否需要复苏(步骤 B)

(1)呼吸:是无正常呼吸节律。

(2)心搏:触摸颈动脉,感觉有无搏动(先触及患者喉结再滑向一侧 2cm,颈动脉搏动点即在此水平面的胸锁乳突肌前缘的凹陷处)。

报告:"患者无心搏、呼吸!"

(3)紧急呼叫:大叫"来人啊!快打电话!快取除颤器,通知上级医生"。

(4)将患者去枕平卧于硬板床或地上,摆成复苏体位(俯卧患者要翻身),打开上衣、松开裤带。

3. 胸外按压

(1)部位:胸骨中段或两侧乳头连线与胸骨交叉处。

(2)方法:以一手的掌根放于按压部,另一手掌根重叠于下一手背上,两手手指交叉翘起(上手指紧扣下手指防止移位),使手指端离开胸壁,术者的双臂与患者胸骨垂直(肩、肘、腕关节呈一线),向下用力按压,使胸骨明显地压下至少 5cm。

(3)按压频率:成年人不少于 100 次/分(不宜超过 120 次/分)。

4. 打开气道 完成 30 次胸外按压后,打开气道,方法如下。

(1)仰头抬颏法:抢救者一手掌(小鱼肌)按于患者前额,使患者头后仰,另一手中指和示指抬起下颏/颌。

(2)仰面托颈法:抢救者一手掌(小鱼肌)按于患者前额,一手托起患者颈部。对疑有头、颈部外伤者不宜使用。

(3)托颌法:头、颈部外伤者,抢救者站在患者头后,双手中指和示指轻轻托起下颌。

5. 口对口或口对面罩(隔膜、导管)**呼吸** 术者用按于前额一手的拇指与示指捏闭患者鼻翼下端,将口紧贴患者口唇(或面罩、导管),用力吹气,直至患者胸廓抬起。术者口离开,手松开鼻。共吹气2次,每次1~2秒。人工呼吸与心脏按压比例:成年人为2∶30,儿童为2∶15。

评估:连续5个周期后检查复苏有效指征。①能扪及颈动脉搏动;②呼吸改善或自主呼吸恢复;③患者颜面、口唇、皮肤、指端颜色由紫转红;④散大的瞳孔缩小;⑤心电监护见规律自主心率,可测量血压(此时应报告:"自主循环恢复")。

【高级生命支持】

主要措施包括气管插管建立通气,除颤转复心律成为血流动力学稳定的心律,建立静脉通路并应用必要的药物维持已恢复的循环。

1. 纠正低氧血症 如果患者自主呼吸没有恢复应尽早行气管插管,充分通气的目的是纠正低氧血症。院外患者通常用简易气囊维持通气,医院内的患者常用呼吸机,开始可给予纯氧,然后根据血气分析结果进行调整。

2. 除颤和复律 心搏骤停时最常见的心律失常是心室颤动。及时的胸外按压和人工呼吸虽可部分维持心脑功能,但极少能将室颤转为正常心律,而迅速恢复有效的心律是复苏成功至关重要的一步。中止心室颤动最有效的方法是电除颤,时间是治疗室颤的关键,每延迟除颤1分钟,复苏成功率下降7%~10%。一旦心电监测显示为心室颤动,应立即用200J能量进行直流电除颤,若无效可立即进行第2次和第3次除颤,能量分别增至200~300J和360J。如果连续3次除颤无效提示预后不良,应继续胸外按压和人工通气,并同时给予1mg肾上腺素静脉注射,随之再用360J能量除颤1次。如仍未成功,肾上腺素可每隔3~5分钟重复1次,中间可给予除颤。此时应努力改善通气和矫正血液生化指标的异常,以利重建稳定的心律。

3. 药物治疗 心搏骤停患者在进行心肺复苏时应尽早开通静脉通道。周围静脉通常选用肘前静脉或颈外静脉,手部或下肢静脉效果较差尽量不用。中心静脉可选用颈内静脉、锁骨下静脉和股静脉。首选肾上腺素,严重低血压可以给予去甲肾上腺素、多巴胺、多巴酚丁胺。

【复苏后处理】

1. 心肺复苏后的处理原则和措施 包括维持有效的循环和呼吸功能,预防再次心搏骤停,维持水、电解质和酸碱平衡,防治脑水肿、急性肾衰竭和继发感染等,以上对所有心肺复苏后患者均适用,其中重点是脑复苏。①维持有效循环;②维持呼吸;③防治脑缺氧和脑水肿:脑复苏是心肺复苏最后成功的关键。

主要措施包括:①降温;②脱水;③防治抽搐;④高压氧治疗。

2. 防治急性肾衰竭 防治急性肾衰竭时应注意维持有效的心脏和循环功能,避免使用对肾脏有损害的药物。若注射呋塞米后仍然无尿或少尿,则提示急性肾衰竭。此时应按急性肾衰竭处理。

3. 其他 及时发现和纠正水电解质紊乱和酸碱失衡,防止继发感染。对于肠鸣音消失和机械通气伴有意识障碍患者,应该留置胃管,并尽早地应用胃肠道营养。

【急救护理】

1. 抢救措施

(1)争分夺秒就地进行抢救,立即行胸外心脏按压,同时施行人工呼吸,加压给氧,行气管插管。

(2)取平卧头侧位,及时清除呼吸道分泌物,保持呼吸道通畅。

(3)建立两条静脉通道。根据医嘱给予升压药物,维持血压稳定,并保证其他药物及时输入。

(4)迅速备好各种抢救药品、物品。如阿托品、肾上腺素、利多卡因、吸引器、除颤器、人工呼吸机等。有条件者立即安装人工心脏起搏器。

(5)心脏复苏后,将病员移至监护室,做好心电监护,有室颤者立即除颤。

(6)严密观察呼吸变化,发现异常及时报告医师,并做好应急处理。

2. 心脏复苏后护理

(1)积极保护脑组织,防治脑水肿。一般采用头部降温,配合冬眠疗法,以减少脑细胞耗氧量。同时,适当选用脱水药,降低颅内压,减轻脑水肿。

(2)详细记录体温、脉搏、呼吸、血压、心率及心律的变化,观察每小时尿量,防止心、肾功能不全。

(3)观察病员神志、瞳孔、对光反射,及时发现病情变化。

(4)预防耳郭及枕部冻伤,随时调换冰袋中的冰块,每半小时至1小时测体温1次。

(5)加强口腔、眼及皮肤护理,预防压疮等并发症。

(6)给予高热量饮食,昏迷者给予鼻饲饮食。

(7)预防呼吸道感染,清除呼吸道分泌物,保持呼吸道通畅,定时翻身叩背。

(8)气管切开者按气管切开护理常规护理。

(9)预防泌尿道感染,留置导尿患者,保持尿道口、外阴部清洁,每日更换袋1次。

(10)维持水、电解质及酸碱平衡,严格执行输液计划,准确记录出入量。

第九节 先天性心血管病

一、房间隔缺损

房间隔缺损(ASD)是先天性心血管病中最常见的一种,占先心病总数的15%~25%。根据缺损部位的不同,一般分为以下3种类型:①第二孔型缺损,占90%~95%,缺损常较大;②第一孔型缺损,占5%~10%;③房间隔缺如(或共同心房),极少见。左心房的压力一般略高于右心房,故有房间隔缺损时左心房的血流可经缺损而分流入右心房。分流量的多少与缺损的大小、左右室顺应性及阻力之比呈正相关。左向右分流的结果使右心房、右心室及肺循环的血流量明显增加而扩张。

【临床表现】

轻症者可无症状;缺损较大或伴有心脏其他畸形者则多有气急、心悸、咳嗽、乏力及易患呼吸道感染。症状一般多在青年期后逐渐明显,壮年后或病程的后期可继发肺高压或心律失常而出现晕厥、咯血及心力衰竭。心脏浊音界扩大,心前区搏动增强。胸骨左缘第2~3肋间有2~4级喷射性收缩期杂音,多无震颤,第二心音(S_2)明显分裂及肺动脉瓣成分(P_2)亢进,此种分裂于吸气时不再增宽(称固定性分裂)。缺损在中度以上者,心前区可听到三尖瓣相对性狭窄的短促低调舒张期杂音,或伴有三尖瓣相对性关闭不全的收缩期反流性杂音。伴有重度肺高压者肺动脉瓣区的S_2分裂反而减轻,而P_2亢进显著,可听到有肺动脉瓣相对性关闭不全的舒张早期反流性杂音,脉搏常较细弱。

【预后】

第二孔型的预后一般较佳,平均寿限可为40~50岁,少数轻型病例可达70岁以上,患者多能胜任一般工作,妇女多能耐受妊娠及生育而不发生心力衰竭。但在病程后期可并发严重肺高压、右侧心力衰竭及房性心律失常,进而导致死亡。

【治疗原则】

凡有症状,X线及心电图有明显的改变或右心导管检查示左向右分流达肺循环血流量的20%~30%者宜手术治疗。第二孔型手术的成功率高达99%;第一孔型手术危险性较大。肺动脉压力及肺循环阻力显著增高者为手术禁忌。手术年龄以6岁以下为理想;若病情进展快,则应早期手术。

二、室间隔缺损

单纯性室间隔缺损(VSD)约占先心病总数的20%,男性稍多见。

【病理解剖及病理生理改变】

病理解剖一般可分为以下5型。①室上嵴上缺损:缺损位于室上嵴上方、肺动脉瓣下方,约占10%。②室上嵴下缺损:位于室上嵴下方的膜部室间隔,占60%~70%。③隔瓣后缺损:缺损的全部或部分位于三尖瓣隔瓣的后方,约占20%。④肌部缺损:位于肌部室间隔,较少见。⑤共同心室:其室间隔阙如,较少见。本病缺损大多为单发,亦可为多发,缺损直径大小不一,而以1.0cm左右为最常见。

本病经缺损的血液分流方向及大小,取决于缺损的大小、左右心室的压力及体肺循环的阻力之比。缺损小对血液分流的阻力大,故分流量少;反之,缺损大对血流分流的阻力小,故左向右分流量大,使左心室、右心室、肺循环血管及左心房的负荷增加而扩大。当肺循环压力增高而阻力无或仅轻度增高者,称动力性肺高压;若肺循环阻力亦增高至接近或超过体循环阻力而出现双向或右向左分流者,称阻塞性肺高压,即艾森门格综合征。

【临床表现】

轻型缺损者多无自觉症状,于胸骨左缘第3、4肋间可听到响亮(3~4级)的收缩期反流性杂音,持续时间长,可掩盖S_2,多伴有震颤。中、重型缺损者常感劳累后心悸、气急、咳嗽、胸闷、乏力,易患呼吸道感染,发育较迟缓;严重者可有左侧心力衰竭。体检示心浊音界增大,心前区搏动增强,收缩期杂音的强度更响(4~5级),多可扪及震颤,肺动脉瓣区的S_2分裂、P_2亢进,心尖部有相对性二尖瓣狭窄的短暂、低调舒张期杂音。伴有重度肺高压时,肺充血的症状减轻,呼吸道感染的发生率减少,但心悸、胸闷、乏力的症状加重,且可有头晕、胸痛、咯血、心律失常及发绀等。体检示上述典型杂音的强度减轻或消失,肺动脉瓣区的S_2分裂亦较不明显,但P_2亢进显著,且有因肺动脉扩张所引起的收缩早期喷射音、相对性肺动脉瓣关闭不全的舒张早期杂音和(或)相对性三尖瓣关闭不全的收缩期杂音;严重者有发绀、杵状指(趾)、颈静脉怒张、肝大及水肿等。

【预后】

轻型者预后较好,在儿童期中,缺损有自然闭合可能,但可合并感染性心内膜炎(IBE)。重型缺损者可于1岁内死于心力衰竭或肺部感染;但若能存活至2岁以上者可继续有数年好转,很少并发感染性心内膜炎,生长及发育较差。并发肺高压者预后较差。

【治疗原则】

中度以上缺损者应及时手术,手术的理想年龄为6岁以下。若左向右分流量大、婴儿期即出现心力衰竭者应及时手术矫治;若无条件可先做肺动脉环扎术,使肺充血及肺高压减轻,以防继发肺小动脉阻塞性病变,待长大至学龄前做缺损修补术。对无需手术、未手术及不适于手术者,需注意随访及防治并发症。

三、动脉导管未闭

动脉导管未闭(PDA)发病率占先天性心脏病总数的 10%~15%,女高于男 2~3 倍。

【病理解剖及病理生理】

胎儿期肺的呼吸功能尚未开始进行,由上腔静脉流入右心房、右心室的血流绝大部分经由动脉导管而流入主动脉中。出生后,随着呼吸功能的进行,肺血管扩张,压力降低,动脉导管的功能即丧失而自行关闭,约 95% 婴儿在 1 岁内关闭,如仍开放即称为动脉导管未闭。未闭导管多呈管状型,亦可为漏斗型、窗型或动脉瘤型。

由于主动脉的收缩压及舒张压均明显高于肺动脉,故本病的主动脉血流在整个心动周期中均持续经未闭导管而分流入肺动脉中。使肺循环血管、左心房、左心室及升主动脉的血流增多及扩大。若继发肺高压,肺循环阻力增高,则右心室压力负荷增高而肥大,使自左向右分流量减少,甚而呈双向分流或右向左分流而出现发绀。

【临床表现】

轻型者可无症状,中、重型者多有心悸、气急、咳嗽、乏力,易患呼吸道感染,生长及发育迟缓。严重者可有左侧心力衰竭症状;继发重度肺高压者可有发绀、胸痛、心律失常及咯血。本病发绀的特征为下肢较上肢明显,左上肢较右上肢明显。典型者胸骨左缘第 1~2 肋间有机械样连续性杂音(因整个心动周期中,主动脉的血流持续向肺动脉分流所产生的),响度 2~4 级,多伴有收缩期或连续性震颤;P_2 有不同程度亢进,但除伴有肺高压者外多被淹没在杂音之中;血压增高,脉压增大;有周围血管征。

【预后】

轻型而无并发症者预后尚佳。重型病例,在婴儿期即可有频发呼吸道感染而引起心力衰竭。伴重度肺高压出现右向左分流者预后较差。

【治疗原则】

手术结扎或切断缝合未闭导管为目前公认的根治本病的方法,手术疗效较好,一般凡诊断确立后都应考虑手术治疗;年龄 35 岁以上者,若有症状亦应考虑手术矫治。并发感染性导管内膜炎或心力衰竭者,于控制后亦应手术治疗。严重肺高压及有发绀者则为手术的禁忌。

介入性导管法治疗,即将特制的导管装置,使通过未闭动脉导管进行非外科手术的永久性封闭未闭动脉导管。对婴儿病例应用抗前列腺素药物(如吲哚美辛或水杨酸)治疗,可使未闭导管在 1~2 天闭合。

伴有连续性杂音的自左向右分流,病变中的其他主要病种有:主动脉窦动脉瘤穿破入右心,主、肺动脉隔缺损和冠状动脉瘘等。

四、肺动脉瓣狭窄

肺动脉瓣狭窄(PS)是由于各种原因致心脏肺动脉瓣结构改变,造成右心室收缩时,肺动脉瓣无法完全张开,导致心脏一系列病理、生理改变。

【病理解剖及病理生理】

本病主要病理变化在肺动脉瓣及其上下,可分为 3 型。瓣膜型表现为瓣膜肥厚,瓣口狭窄,重者瓣叶可融合成圆锥状;瓣下型为右心室流出道漏斗部肌肉肥厚造成梗阻;瓣上型指肺动脉主干或主要分支有单发或多发性狭窄,此型较少见。

主要的病理生理为右心室的排血受阻,右心室压力增高,右心室代偿性肥厚,最终右心室扩大致衰竭。一般根据右心室压力高低来判断病情轻重,如右心室收缩压<50mmHg 为轻型;>50mmHg 但未超过左心室收缩压者为中型;超过左心室收缩压者为重型。右心室压力越高表明肺动脉瓣狭窄越重,而狭窄上下压力阶差也必然越大。

【临床表现】

(1)轻度狭窄可无症状,只在重体力劳动时出现心悸、气促等症状。

(2)狭窄程度较重者,日常体力劳动可引起呼吸困难、心悸、乏力、胸闷、咳嗽,偶有胸痛或晕厥。

(3)后期出现腹胀、食欲缺乏、双下肢水肿等。

(4)心界向左、上扩大,胸骨左缘第 2 肋间可触及收缩期震颤。

(5)胸骨左缘第 2 肋间有 2~5 级粗糙收缩期杂音,呈喷射性,向左锁骨下区传导,肺动脉瓣区第二心音减轻并分裂。

【治疗原则】

1. 对症治疗 纠正心力衰竭、减轻右心室负荷。

2. 手术治疗 肺动脉瓣扩张术。

【用药原则】

(1)早期轻型病例用药以口服硝酸异山梨酯(消心痛)、利尿药为主。

(2)中期病例口服药物加静脉滴注呋塞米、硝酸甘油疗效较佳。

(3)晚期重症病例以静脉用药为主,另可给予少量洋地黄类强心药。

(4)本病主要且最有效的治疗手段是施行肺动脉瓣扩张术或瓣膜替换术。

五、常见先天性心血管病的护理

【护理评估】

(1)病史:了解母亲妊娠史,在孕期最初 3 个月有无病毒感染、放射线接触和服用过影响胎儿发育的药物,孕母是否有代谢性疾病。患儿出生时有无缺氧、心脏杂音,出生后各阶段的生长发育状况及是否有下列常见表现:喂养困难、哭声嘶哑、易气促、咳嗽、潜伏性青紫或持续性青紫,青紫的程度及与活动的关系,有无蹲踞现象和突发性晕厥,是否常急呼吸道感染或出现心功能不全等。

(2)身心状况:患儿的一般情况与心脏畸形的部位和严重程度有关。检查患儿是否有体格发育落后、皮肤发绀、眼结合膜充血、杵状指(趾)、脉搏增快、呼吸急促、鼻翼扇动和三凹征等。

(3)大多数先天性心脏病患儿均需要接受心导管检查及心脏手术,以确立诊断及治疗,这对患儿除造成组织的损伤外,对其生命、生长发育及情绪亦带来威胁。

(4)患儿住院处于陌生环境、检查治疗过程中的危险状况、难以预测的预后,以及高额医疗费用对家庭经济造成的压力,都可使患儿及其家长感到恐慌、紧张和手足无措。

【护理要点与措施】

(1)制订适合的患儿活动量。轻型无症状者应与正常儿童一样生活;有症状患儿应限制活动,避免情绪激动,以免加重心脏负担;重型患儿应卧床休息,给予妥善的生活照顾。

(2)预防感染。向患儿及家长介绍防止感染的知识,应避免与感染性疾病患者接触。

病室要空气新鲜,穿着衣服冷热要适中,防止受凉。

(3)给予高蛋白质、高热量、高维生素饮食,以增强体质。适当限制食盐摄入,还要给予适量的蔬菜类粗纤维食品,以保证排便通畅,重型患儿喂养困难,应特别细心、耐心、少食多餐,以免导致呛咳、气促、呼吸困难等,必要时从静脉补充营养。

(4)观察病情变化,防止并发症发生。

1)注意心率、心律、脉搏、呼吸、血压及心杂音变化,必要时使用监护仪监测。

2)合并贫血者,可加重缺氧,导致心力衰竭,需及时纠正,饮食中宜补充含铁丰富的食物。

3)合并心力衰竭者。

(5)做好心理护理。关心患儿,建立良好护患关系,充分理解家长及患儿对检查、治疗、预后的期望心情,介绍疾病的有关知识、诊疗计划、检查过程、病室环境,消除恐惧心理,说服家长和患儿主动配合各项检查和治疗,使诊疗工作顺利进行。

【健康教育】

指导患儿及家长根据病情建立合理的生活制度和活动量,维持营养,增强抵抗力,防止各种感染,掌握观察病情变化的知识。行扁桃体摘除术与拔牙时,给予足量的抗生素。防止发生感染性心内膜炎。心功能较好者可按时预防接种。定期到医院就诊检查使患儿能安全达到适合手术的年龄。

第十节　病毒性心肌炎

病毒性心肌炎是病毒感染,尤其是柯萨奇B组病毒,引起的心肌局限性或弥漫性炎症病变。大多数患者可以自愈。部分患者因病情迁延而遗留各种心律失常,如期前收缩、房室传导阻滞等,严重者则需安装永久人工心脏起搏器。极少数患者病情演变为扩张型心肌病,可导致心力衰竭甚至猝死。

病毒性心肌炎可以发生任何年龄段,以儿童、青少年多见。一般发病率以夏季最高,冬季最少。但在居住条件拥挤的地区和国家,病毒性心肌炎的发生季节性不明显。

【病因及发病机制】

各种病毒均可引起,以可引起肠道和呼吸道感染的病毒最常见,如柯萨奇病毒A、B及艾柯病毒、脊髓灰质炎病毒、流感斑疹病毒。尤其是柯萨奇病毒B。

当各种因素所致机体抵抗力降低时,病毒直接侵犯心肌,造成心肌细胞溶解,由于免疫反应主要是T细胞,以及细胞因子和一氧化氮等介导的心肌损伤和微血管的损害,均使心脏功能和结构受损。组织学特征为心肌细胞的溶解、间质水肿、炎性细胞浸润。

【临床表现】

1. 症状　病前1~3周患者常有发热、疲倦、呕吐、腹泻等呼吸道或肠道感染病史。轻者可无症状,多数患者可有疲乏、胸闷、心悸、心前区隐痛等心肌受累的表现。重症者可发生严重心律失常、心力衰竭、心源性休克,甚至猝死。

2. 体征　可有与体温不成比例的心动过速、各种心律失常。听诊可闻第一心音低钝,心尖区可闻及舒张期奔马律,有交替脉。也可有水肿、颈静脉怒张、可闻及肺部湿啰音、心脏扩大。

【实验室检查】

1. 实验室检查　血清肌酸激酶增高、肌钙蛋白增高;白细胞增高、红细胞沉降率增快、C

反应蛋白增高;病毒中和抗体效价测定恢复期较急性期增高4倍。

2. 心电图检查 常见心电图 ST-T 段改变和各种心律失常,特别是室性心律失常、房室传导阻滞。

【治疗原则】

1. 一般治疗 急性期卧床休息,注意补充蛋白质、维生素等营养食物。

2. 药物治疗 使用改善心肌营养与代谢的药物如大剂量维生素 C、ATP、辅酶 A、极化液、复方丹参等。

3. 对症治疗 主要是针对心力衰竭、心律失常等情况,进行治疗。如心力衰竭可使用利尿药、血管紧张素转换酶抑制药、血管扩张药等;频发期前收缩或快速心律失常可使用抗心律失常药物;高度房室传导阻滞、快速室性心律失常或是窦房结功能损害,并出现晕厥、低血压时可使用临时心脏起搏器。

【护理措施】

1. 一般护理 活动期或伴有严重心律失常、心力衰竭者要绝对卧床休息4周至3个月,限制探视,保证休息和睡眠。待症状消失、化验及体征恢复正常后,方可逐渐增加活动量,同时严密监测活动时心律、心率、血压变化,如果出现心悸、胸闷、呼吸困难、心律失常等,应立即停止活动,这个活动量作为最大活动量的限制指标。

2. 饮食护理 给予高蛋白质、富含维生素和易消化的饮食,尤其补充维生素 C 的食物如新鲜蔬菜、水果,以促进心肌代谢与修复。心力衰竭者限制钠盐摄入,避免刺激性食物,戒烟、酒。

3. 病情观察

(1)预防心律失常:注意有无心律失常的改变,必要时进行心电监护,注意心率、心律及心电图变化,做好急救物品的准备。

(2)预防心力衰竭:密切观察生命体征、意识、尿量、皮肤黏膜颜色,注意观察有无呼吸困难、咳嗽、咳痰、易疲劳、颈静脉怒张、水肿症状,注意检查有无肺部啰音、心脏有无奔马律的体征。一旦发生,立即报告医师,及时处理。

4. 健康教育

(1)注意休息,1年内避免重体力劳动。

(2)指导患者尽量避免呼吸道感染,剧烈运动、情绪激动、饱餐、妊娠、寒冷、用力排便等诱因。

(3)要食用高蛋白质、富含维生素和易消化的饮食,多食新鲜蔬菜、水果等高维生素 C 的食物。

(4)坚持药物治疗,定期随访。

第十一节 心 包 炎

国内临床资料统计表明,心包疾病占心脏疾病住院患者的 1.5%~5.9%。心包炎按病因分类,分为感染性心包炎和非感染性心包炎。非感染性心包炎多由肿瘤、代谢性疾病、自身免疫性疾病、尿毒症等所致。按病情进展可分为急性心包炎(伴或不伴心包积液)、亚急性渗出性缩窄性心包炎、慢性心包积液、粘连性心包炎、慢性缩窄性心包炎等。临床上以急性心包炎和慢性缩窄性心包炎为最常见。

一、急性心包炎

急性心包炎是心包脏层与壁层间的急性炎症,可由细菌、病毒、自身免疫、物理、化学等因素引起。心包炎亦常是某种疾病的一部分表现或为某种疾病的并发症,为此常被原发病掩盖,但也可独立表现。根据急性心包炎病理变化,可以分为纤维蛋白性或渗出性两种。

【病因、病理、病理生理】

1. 病因 急性心包炎的病因有:

(1)原因不明者,称为急性非特异性。

(2)病毒、细菌、真菌、寄生虫、立克次体等感染。

(3)自身免疫反应:风湿热、结缔组织疾病如系统性红斑狼疮、类风湿关节炎、结节性多动脉炎、白塞病、艾滋病;心肌梗死后综合征、心包切开后综合征;某药物引发如普鲁卡因胺、青霉素等。

(4)肿瘤性:原发性如间皮瘤、脂肪瘤、纤维肉瘤,继发性如乳腺癌、肺癌、白血病、淋巴瘤等。

(5)内分泌、代谢性疾病:如尿毒症、痛风、甲状腺功能减低、淀粉样变。

(6)物理因素:如放射性、外伤如心肺复苏后、穿透伤、钝伤、介入治疗操作相关等。

(7)邻近器官疾病引发如急性心肌梗死、胸膜炎、主动脉夹层、肺梗死等。

常见病因为风湿热、结核、细菌感染,近年来病毒感染、肿瘤、尿毒症性和心肌梗死性心包炎发病率显著增多。

2. 病理 在急性期心包壁层、脏层上有纤维蛋白、白细胞和少量内皮细胞的渗出,无明显液体积聚,此时称为纤维蛋白性心包炎。以后如果液体增加,则为渗出性心包炎,液体多为黄而清的,偶可混浊不清、化脓性或呈血性,量可由100ml至3L,一般积液在数周至数月内吸收,可伴随发生壁层与脏层的粘连、增厚、缩窄。

液体也可较短时间内大量积聚引起心脏压塞。急性心包炎心外膜下心肌有炎性变化,如范围较广可称为心肌心包炎。炎症也可累及纵隔、横膈和胸膜。

3. 病理生理 心包腔正常时平均压力接近于零或低于大气压,吸气时呈轻度负压,呼气时近于正压。急性纤维蛋白性心包炎或积液少量不致引起心包内压力增高,故不影响血流动力学。如果液体迅速增多,心包无法伸展或来不及伸展以适应其容量的变化,造成心包内压力急剧上升,引起心脏受压,致使心室舒张期充盈受阻,周围静脉压亦升高,使心排血量降低,血压下降,导致急性心脏压塞临床表现发生。

【临床表现】

1. 症状

(1)胸痛:心前区疼痛是纤维蛋白性心包炎主要症状,如急性非特异性心包炎、感染性心包炎。疼痛常位于心前区或胸骨后,可放射到颈部、左肩、左臂及左肩胛骨,也可达上腹部,疼痛性质呈压榨样或锐痛,也可闷痛,常与呼吸有关,常因咳嗽、深呼吸、变换体位或吞咽而加重。

(2)呼吸困难:呼吸困难是心包积液时最突出的症状。严重的呼吸困难患者可呈端坐呼吸,身躯前倾、呼吸浅速、面色苍白、发绀。

(3)全身症状:可有干咳、声音嘶哑及吞咽困难等症状,常因压迫气管、食管而产生。也可有发冷、发热、乏力、烦躁、心前区或上腹部闷胀等。大量渗液可影响静脉回流,出现体循环瘀血表现如颈静脉怒张、肝大、腹水及下肢水肿等。

(4) 心脏压塞：心包积液快速增加可引起急性心脏压塞，出现气促、心动过速、血压下降、大汗淋漓、四肢冰凉，严重者可意识恍惚，发生急性循环衰竭、休克等。

如积液积聚较慢，可出现亚急性或慢性心脏压塞，表现为颈静脉怒张、静脉压升高、奇脉。

2. 体征

（1）心包摩擦音：心包摩擦音是纤维蛋白性心包炎的典型体征，多位于心前区，以胸骨左缘第3、4肋间、坐位时身体前倾、深吸气最为明显，心包摩擦音可持续数小时或持续数天、数周，当积液增多将二层心包分开时，摩擦音即消失，如有部分心包粘连仍可闻及。心前区听到心包摩擦音就可做出心包炎的诊断。

（2）心包积液：心浊音界向两侧增大，皆为绝对浊音区；心尖冲动弱，且位于心浊音界的内侧或不能扪及；心音低钝、遥远；积液大量时可出现心包积液征（Ewart征），即在左肩胛骨下叩诊浊音和闻及因左肺受压引起的支气管呼吸音。

（3）心脏压塞：除有体循环瘀血体征外。按心脏压塞程度，脉搏可表现为正常、减弱或出现奇脉。奇脉是大量积液患者，触诊时桡动脉搏动呈吸气性显著减弱或消失，呼气时又复原的现象。也可通过血压测量来诊断，即吸气时动脉收缩压下降10mmHg或更多。急性心脏压塞可因动脉压极度降低，奇脉很难察觉出来。

3. 并发症

（1）复发性心包炎：复发性心包炎是急性心包炎最难处理的并发症，在初次发病后数月至数年反复发病并伴严重的胸痛。发生率为20%~30%，多见于急性非特异性心包炎、心脏损伤后综合征。

（2）缩窄性心包炎：缩窄性心包炎常见于结核性心包炎、化脓性心包炎、创伤性心包炎。

【实验室检查】

1. 化验检查 由原发病决定，如感染性心包炎常有白细胞计数增加、血沉增快等。

2. X线检查 对渗出性心包炎有一定价值，可见心影向两侧增大，心脏搏动减弱或消失；尤其是肺部无明显充血而心影显著增大是心包积液的X线表现特征。但成人液体量少于250ml、儿童少于150ml时，X线难以检出。

3. 心电图 急性心包炎时来自心包下心肌的心电图异常表现为：

(1) 常有窦性心动过速。

(2) ST段抬高，呈弓背向下，见于除aVR导联以外的所有导联，aVR导联中ST段压低。

(3) 一至数日后，ST段回到基线，T波低平或倒置，持续数周至数月后T波逐渐恢复正常。

(4) 心包积液时有QRS低电压。

(5) 包膜下心房肌受损时可有除aVR和V_1导联外P-R段压低。

4. 超声心动图 对诊断心包积液迅速可靠。M型或二维超声心动图中均可见液性暗区以确定诊断。心脏压塞的特征为：右心房及右心室舒张期塌陷；吸气时室间隔左移，右心室内径增大，左心室内径减小等。

5. 心包穿刺 抽取的积液做生物学、生化、细胞分类、肿瘤细胞的检查等，确定病因；缓解心脏压塞症状；必要时在心包腔内给予抗菌或化疗药物等。

6. 心包镜及心包活检 有助于明确病因。

【治疗原则】

1. 病因治疗 根据病因给予相应治疗，如结核性心包炎给予规范化抗结核治疗，化脓性心包炎应用敏感抗生素治疗等。

2. 非特异性心包炎的治疗

(1)应用非甾体类抗炎药物治疗:可应用数月的时间,缓慢减量直至停药。

(2)应用糖皮质激素药物治疗:如果应用非甾体类抗炎药物治疗无效,则可应用糖皮质激素治疗,常用泼尼松40~60mg/d,1~3周,症状严重者可静脉应用甲泼尼龙。须注意当激素减量时,症状常可反复。

3. 复发性心包炎的治疗 秋水仙碱0.5~1mg/d,至少1年,缓慢减量停药。但终止治疗后部分患者有复发倾向。对顽固性复发性心包炎伴严重胸痛患者,可考虑外科心包切除术治疗。

4. 心包积液、心脏压塞治疗

(1)结核性或化脓性心包炎要充分、彻底引流,提高治疗效果和减少心包缩窄发生率。

(2)心包积液中、大量,将要发生心脏压塞的患者,行心包穿刺引流。

(3)已发生心脏压塞患者,无论积液量多少都要紧急心包穿刺引流。

(4)由于积液中有较多凝块、纤维条索状物,会影响引流效果或风险大的患者,可行心包开窗引流。

二、缩窄性心包炎

缩窄性心包炎是心脏被纤维化或钙化的心包致密厚实地包围,使心室舒张期充盈受限而引发一系列循环障碍的疾病。

【病因、病理、病理生理】

1. 病因 缩窄性心包炎继发于急性心包炎,病因以结核性心包炎为最常见,其次为化脓或创伤性心包炎。少数患者与急性非特异性心包炎、心包肿瘤及放射性心包炎等有关,也有部分患者其病因不明。

2. 病理 急性心包炎随着渗液逐渐吸收,心包出现弥漫的或局部的纤维组织增生、增厚粘连、壁层与脏层融合钙化,使心脏及大血管根部受限。心包长期缩窄,心肌可萎缩。如心包显微病理示为透明样变性组织,提示为非特异性,如为结核性肉芽组织或干酪样病变,则提示为结核性。

3. 病理生理 纤维化、钙化的心包使心室舒张期扩张受阻,心室舒张期充盈减少,使心搏量下降。为维持心排血量,心率增快。上、下腔静脉也因心包缩窄而回流受阻,出现静脉压升高、颈静脉怒张、肝大、腹水、下肢水肿,出现Kussmaul征。

Kussmaul征:吸气时周围静脉回流增多而已缩窄的心包使心室失去适应性扩张的能力,致静脉压增高,吸气时颈静脉更明显扩张。

【临床表现】

1. 症状 常见症状为劳力性呼吸困难、疲乏、食欲缺乏、上腹胀满或疼痛。也可因肺静脉压高而导致症状如咳嗽、活动后气促。也可有心绞痛样胸痛。

2. 体征 有颈静脉怒张、肝大、腹水、下肢水肿、心率增快,可见Kussmaul征。腹水常较皮下水肿出现得早、明显得多,这情况与心力衰竭中所见相反。

窦性心律,有时可有房颤。脉搏细弱无力,动脉收缩压降低,脉压变小。心尖冲动不明显,心音减低,少数患者在胸骨左缘第3、4肋间可闻及心包叩击音。

【实验室检查】

1. X线检查 心影偏小、正常或轻度增大;左右心缘变直,主动脉弓小而右上纵隔增宽

(上腔静脉扩张),有时可见心包钙化。

2. 心电图 窦性心律,常有心动过速,有时可有房颤。QRS 波群低电压、T 波低平或倒置。

3. 超声心动图 对缩窄性心包炎的诊断价值远不如对心包积液诊断价值,可见心包增厚、僵硬、钙化,室壁活动减弱,舒张早期室间隔向左心室侧移动等,但均非特异而恒定的征象。

4. 右心导管检查 右心导管检查的特征性表现:是肺毛细血管压力、肺动脉舒张压力、右心室舒张末期压力、右心房压力均升高且都在相同或相近水平,右心房压力曲线呈 M 波或 W 波形,右心室收缩压轻度升高,舒张早期下陷及高原形曲线。

【治疗原则】

(1)外科治疗:应尽早施行心包剥离术。但通常在心包感染、结核被控制,即应手术并在术后继续用药 1 年。

(2)内科辅助治疗:应用利尿药和限盐缓解机体液体潴留,水肿症状;对于房颤伴心室率快的患者,可首选地高辛,之后再应用 β 受体阻滞药和钙拮抗药。

三、心包炎护理措施

【体位与休息】

对于呼吸困难患者要根据病情帮助患者采取半卧位或前倾坐位,倚靠床桌,保持舒适体位。协助患者满足生活需要。对于有胸痛的患者,要卧床休息,保持情绪稳定,不要用力咳嗽、深呼吸或突然改变体位,以免使疼痛加重。

【呼吸观察与给氧】

观察呼吸困难的程度,有无呼吸浅快、发绀,观察血气变化。根据缺氧程度调节氧流量,观察吸氧效果。

【预防感染】

嘱患者加强营养,给予高热量、高蛋白、高维生素的易消化饮食,限制钠盐摄入,增强机体抵抗力。避免受凉,防止呼吸道感染,以免加重呼吸困难症状。

【输液护理】

控制输液速度,防止加重心脏负担。

【用药护理】

遵医嘱给予非甾体抗炎药,注意有无胃肠道反应、出血等不良反应。遵医嘱给予糖皮质激素、抗生素、抗结核、抗肿瘤等药物治疗。

【健康教育】

1. 增强抵抗力 告诉患者注意充分休息,加强营养,给予高热量、高蛋白、高维生素的易消化饮食,限制钠盐摄入。注意防寒保暖,预防呼吸道感染。

2. 坚持药物治疗 指导患者必须坚持足够疗程的药物治疗,不能擅自停药,防止复发。注意药物不良反应,定期随访。

3. 积极治疗 对缩窄性心包炎的患者,讲明行心包剥离术的重要性,解除心理障碍,尽早接受手术治疗。

第十七章 消化系统疾病的护理

第一节 胃 炎

胃炎(gastritis)是指不同病因所致的胃黏膜炎症,通常包括上皮损伤、黏膜炎症反应和细胞再生3个过程,是最常见的消化道疾病之一。

一、急性胃炎

急性胃炎(acute gastritis)是由多种病因引起的急性胃黏膜炎症,内镜检查可见胃黏膜充血、水肿、出血、糜烂及浅表溃疡等一过性病变。临床上以急性糜烂出血性胃炎最常见。

【病因与发病机制】

1. 药物 最常引起胃黏膜炎症的药物是非甾体类抗炎药(non-steroidal anti-inflammatory drug, NSAID),如阿司匹林、吲哚美辛等,可破坏胃黏膜上皮层,引起黏膜糜烂。

2. 急性应激 严重的重要脏器衰竭、严重创伤、大手术、大面积烧伤、休克甚至精神心理因素等引起的急性应激,导致胃黏膜屏障破坏和 H^+ 弥散进入黏膜,引起胃黏膜糜烂和出血。

3. 其他 乙醇具有亲脂性和溶脂能力,高浓度乙醇可直接破坏胃黏膜屏障。某些急性细菌或病毒感染、胆汁和胰液反流、胃内异物,以及肿瘤放疗后的物理性损伤,可造成胃黏膜损伤引起上皮细胞损害、黏膜出血和糜烂。

【临床表现】

1. 症状 轻者大多无明显症状;有症状者主要表现为非特异性消化不良的表现。上消化道出血是该病突出的临床表现。

2. 体征 上腹部可有不同程度的压痛。

【治疗要点】

治疗原则是去除致病因素和积极治疗原发病。药物引起者,立即停药。急性应激者,在积极治疗原发病的同时,给予抑制胃酸分泌的药物。发生上消化道大出血时,按上消化道出血处理。

【护理措施】

1. 休息与活动 注意休息,减少活动。急性应激致病者应卧床休息。

2. 饮食护理 定时、规律进食,少食多餐,避免辛辣刺激性食物。

3. 用药指导 指导病人遵医嘱慎用或禁用对胃黏膜有刺激作用的药物,并指导病人正确服用抑酸剂、胃黏膜保护剂等药物。

二、慢性胃炎

慢性胃炎(chronic gastritis)是由各种病因引起的胃黏膜慢性炎症。其发病率在各种胃病中居首位。

【病因与发病机制】

1. 幽门螺杆菌感染 幽门螺杆菌感染被认为是慢性胃炎最主要的病因。

2. 饮食和环境因素 饮食中高盐和缺乏新鲜蔬菜、水果与发生慢性胃炎相关。幽门螺杆菌可增加胃黏膜对环境因素损害的易感性。

3. 物理及化学因素 可削弱胃黏膜的屏障功能,使其易受胃酸-胃蛋白酶的损害。

4. 自身免疫 由于壁细胞受损,机体产生壁细胞抗体和内因子抗体,使胃酸分泌减少乃至缺失,还可影响维生素 B_{12} 吸收,导致恶性贫血。

5. 其他因素 慢性胃炎与年龄相关。

【临床表现】

1. 症状 70%~80%的病人可无任何症状,部分病人表现为非特异性的消化不良,症状常与进食或食物种类有关。

2. 体征 多不明显,有时上腹部轻压痛。

【治疗要点】

治疗原则是消除病因、缓解症状、控制感染、防治癌前病变。

1. 根除幽门螺杆菌感染 对幽门螺杆菌感染引起的慢性胃炎,尤其在活动期,目前多采用三联疗法,即一种胶体铋剂或一种质子泵抑制剂加上两种抗菌药物。

2. 根据病因给予相应处理 若因非甾体类抗炎药引起,应停药并给予抑酸剂或硫糖铝;若因胆汁反流,可用氢氧化铝凝胶来吸附,或予以硫糖铝及胃动力药物以中和胆盐,防止反流。

3. 对症处理 有胃动力学改变者,可服用多潘立酮、西沙必利等;自身免疫性胃炎伴有恶性贫血者,遵医嘱肌内注射维生素 B_{12}。

【护理措施】

1. 一般护理

(1)休息与活动:急性发作或伴有消化道出血时应卧床休息,并可用转移注意力、做深呼吸等方法来减轻焦虑、缓解疼痛。病情缓解时,进行适当的运动和锻炼,注意避免过度劳累。

(2)饮食护理:以高热量、高蛋白、高维生素及易消化的饮食为原则,宜定时定量、少食多餐、细嚼慢咽,避免摄入过咸、过甜、过冷、过热及辛辣刺激性食物。

2. 病情观察 观察病人消化不良症状,腹痛的部位及性质,呕吐物和粪便的颜色、量及性状等,用药前后病人的反应。

3. 用药护理 注意观察药物的疗效及不良反应。

(1)慎用或禁用阿司匹林、吲哚美辛等对胃黏膜有刺激的药物。

(2)胶体铋剂:枸橼酸铋钾宜在餐前半小时用吸管吸入服用。部分病人服药后出现便秘和大便呈黑色,停药后可自行消失。

(3)抗菌药物:服用阿莫西林前应询问病人有无青霉素过敏史,应用过程中注意有无迟发性过敏反应。甲硝唑可引起恶心、呕吐等胃肠道反应。

4. 症状、体征的护理 腹部疼痛或不适者,避免精神紧张,采取转移注意力、做深呼吸等方法缓解疼痛;或用热水袋热敷胃部,以解除痉挛,减轻腹痛。

5. 健康指导

(1)疾病知识指导:向病人及家属介绍本病的相关病因和预后,避免诱发因素。

(2)饮食指导:指导病人加强饮食卫生和营养,规律饮食。

(3)生活方式指导:指导病人保持良好的心态,生活要有规律,合理安排工作和休息时间,劳逸结合。

(4)用药指导:指导病人遵医嘱服药,如有异常及时就诊,定期门诊复查。

第二节　消化性溃疡

消化性溃疡(peptic ulcer)是指主要发生在胃和十二指肠的慢性溃疡,即胃溃疡(gastric ulcer,GU)和十二指肠溃疡(duodenal ulcer,DU)。胃酸/胃蛋白酶对黏膜的消化作用是溃疡形成的基本因素,临床表现特点为慢性过程、周期性发作、节律性上腹部疼痛。

【病因与发病机制】

【病因】

(1)幽门螺杆菌感染:幽门螺杆菌感染是引起消化性溃疡的重要病因。

(2)非甾体抗炎药:NSAID是引起消化性溃疡的另一个常见原因。

(3)胃酸和胃蛋白酶:消化性溃疡的形成最终是由于胃酸-胃蛋白酶自身消化所致。

(4)胃黏膜保护作用减弱:吸烟、药物及咖啡、烈酒、辛辣食物均可破坏胃黏膜屏障而致溃疡。

(5)胃十二指肠运动异常:胃排空快、胃排空延缓或十二指肠-胃反流等。

(6)遗传作用:消化性溃疡的发生具有明显的遗传倾向。

(7)应激及精神因素:急性应激和精神刺激可引起应激性溃疡。

(8)其他:某些解热镇痛药、抗癌药均可致溃疡,此外,环境因素、季节、吸烟、辛辣食物、不良生活习惯与消化性溃疡的发生也有一定的关系。

【发病机制】

(1)幽门螺杆菌感染:幽门螺杆菌感染致使胃酸分泌增加、黏膜屏障削弱或破坏,导致溃疡发生。

(2)胃酸和胃蛋白酶的作用机制:消化性溃疡的最终形成是由于胃酸-胃蛋白酶对黏膜的自身消化所致。胃酸的存在是发生溃疡的决定因素。

(3)其他:NSAID损伤胃、十二指肠黏膜主要通过抑制前列腺素合成,削弱其对黏膜的保护作用。应激和心理因素,通过影响神经干扰胃、十二指肠的分泌、运动和黏膜血流。吸烟能增加胃酸分泌、降低幽门括约肌张力和影响胃黏膜前列腺素合成。

【临床表现】

具有慢性过程、周期性发作与节律性上腹部疼痛三大特点,其临床表现为:

1. 症状

(1)腹痛:疼痛是溃疡病的突出症状,可为隐痛、钝痛、胀痛、烧灼痛甚至剧痛,或呈现饥饿样不适感。具有以下特点:①长期性,慢性过程呈反复发作,病史可达几年甚至十几年。②周期性,发作期和缓解期相互交替,发作有季节性,多在秋冬、冬春之交发病。③节律性,多数病人疼痛具有典型的节律性。另外,疼痛常因精神刺激、过度疲劳、饮食不慎、药物影响、气候变化等因素诱发或加重。

(2) 其他：消化性溃疡还可有胃灼热感、泛酸、嗳气、恶心、呕吐等胃肠道症状，以及失眠、多汗、脉缓等自主神经功能失调表现。胃溃疡因疼痛而影响进食，长期食物摄入不足可导致消瘦、贫血。十二指肠溃疡病人常因进食可缓解疼痛而频繁进食，体重增加，但有慢性出血者亦可引起缺铁性贫血。

2. 体征 溃疡活动期剑突下可有一固定而局限的压痛点，缓解时无明显体征。

3. 特殊类型的消化性溃疡 ①无症状性溃疡；②老年人消化性溃疡；③复合型溃疡；④幽门管溃疡。

4. 并发症

(1) 出血：最常见的并发症，表现为呕血和(或)黑粪。

(2) 穿孔：以急性穿孔最常见，也是消化性溃疡最严重的并发症，常于饮食过饱和饭后剧烈运动时发生。饮酒、劳累、服用 NSAID 等可诱发急性穿孔，主要表现为突发的剧烈腹痛，大汗淋漓，烦躁不安，部分病人出现休克。

(3) 幽门梗阻：临床表现为餐后加重的上腹胀痛，频繁大量呕吐，呕吐物为有酸腐味的宿食，呕吐后腹部症状减轻。胃蠕动波、空腹振水音及空腹抽出胃液>200ml 为幽门梗阻的特征性表现。

(4) 癌变：少数胃溃疡可发生癌变。

【治疗要点】

治疗目的是消除病因、缓解症状、促进溃疡愈合、防止复发和防治并发症。治疗原则为整体与局部治疗相结合、药物与非药物治疗相结合、内科与外科治疗相结合。

1. 一般治疗 生活规律，劳逸结合，避免过度劳累和精神紧张；定时进餐，避免辛辣、高盐、刺激性食物，以及浓茶、咖啡等饮料；戒烟戒酒，避免服用非甾体类抗炎药。

2. 药物治疗

(1) 降低胃酸：常用抗酸药和抑制胃酸分泌药物。抗酸药主要为碱性抗酸药如氢氧化铝等；抑制胃酸分泌药物主要为 H_2 受体拮抗剂(H_2RA)和质子泵抑制剂(PPI)两大类，H_2RA 常用西咪替丁、雷尼替丁等，PPI 常用奥美拉唑、泮托拉唑等，PPI 作用比 H_2RA 更强、更持久。

(2) 根除幽门螺杆菌治疗：目前推荐根除 Hp 三联疗法，即采用胶体铋剂或一种 PPI 加两种抗生素(如克拉霉素、阿莫西林、甲硝唑等)的三联治疗方案。

(3) 保护胃黏膜治疗：常用硫糖铝和枸橼酸铋钾等胃黏膜保护剂。

3. 并发症治疗

【护理措施】

本病重点的护理措施是合理休息与饮食，严密观察病情变化，预防并发症的发生。

1. 一般护理

(1) 休息与活动：溃疡活动期、症状较重或有并发症者，卧床休息1~2周。溃疡缓解期，鼓励病人规律生活，适当活动，劳逸结合，以不感到劳累和诱发疼痛为原则；避免诱发因素。

(2) 饮食护理：①急性发作期，给予温凉、清淡易于消化且含蛋白质、糖类、维生素较高的半流质饮食或软食，少量多餐，每日进食4~5次，此期应严格限制对胃黏膜有机械性刺激的食物和有化学刺激性的食物及药物，限制高脂食物摄入。②恢复期，以清淡和无刺激性的易消化饮食为主，原则是定时定量、细嚼慢咽、少食多餐，每日进食5~6次，可适当增加蛋白质、糖、脂肪和食盐的摄入量。

2. 病情观察　观察疼痛的规律及特点；监测生命体征及腹部体征，及时发现和处理并发症。

3. 疼痛护理　①了解疼痛特点，指导缓解疼痛的方法，如十二指肠溃疡为空腹痛或午夜痛，可准备碱性食物(如苏打饼干)在疼痛前进食或遵医嘱服用抗酸药物防止疼痛发生。②采用局部热敷或针灸镇痛。③帮助病人认识和去除病因，服用非甾体抗炎药者，病情允许应停药，嘱病人合理饮食，戒烟戒酒。④指导病人采取转移注意力、看报、听轻音乐、精神放松法、呼吸控制训练法、气功松弛法等放松技术，消除紧张感，减轻疼痛。

4. 用药护理　遵医嘱用药，注意观察药效及不良反应。

(1)抗酸药：如氢氧化铝凝胶等，应在饭后1小时和睡前服用。片剂应嚼服，乳剂使用前应充分摇匀。抗酸药与奶制品应避免同时服用；不可与酸性食物及饮料同服。氢氧化铝凝胶能引起食欲缺乏、软弱无力等症状，严重者可致骨质疏松，甚至造成肾损害。若服用镁制剂则易引起腹泻。

(2)H_2受体拮抗剂：药物应在餐中或餐后即刻服用，或将1日剂量在睡前顿服。若需同时服用抗酸药，则两药应间隔1小时以上；若静脉给药应注意控制速度，速度过快可引起低血压和心律失常。西咪替丁有轻度抗雄性激素作用，停药后症状即可消失。用药期间应监测肾功能，孕妇和哺乳期妇女禁用。

(3)质子泵抑制剂：奥美拉唑用药初期可引起头晕，应嘱病人避免开车或做需高度集中注意力的工作。此外，奥美拉唑与地西泮、苯妥英钠等药物联合使用时，需防止药物蓄积中毒。兰索拉唑、泮托拉唑的不良反应较少。埃索美拉唑不良反应亦较少见，静脉滴注时只能溶于0.9%氯化钠溶液中使用。

(4)其他药物：硫糖铝片宜在进餐前1小时服用，可有便秘、口干、皮疹、眩晕、嗜睡等不良反应，不能与多酶片同服。

5. 健康指导

(1)疾病知识指导：向病人及家属介绍消化性溃疡发病的原因、加重因素及常见并发症的表现和特点，帮助他们了解病情，解除思想顾虑。

(2)生活指导：指导良好的生活方式，规律生活，劳逸结合，合理作息，保证充足睡眠，避免过度紧张劳累，戒除烟酒，选择合适的锻炼方式，提高机体免疫力。

(3)饮食指导：建立合理的饮食结构，规律进食，少食多餐，避免摄入粗纤维食物及辛辣等刺激性饮料；饮食不宜过酸、过甜、过咸，烹调方法以蒸、煮、炖、烩为主。

(4)用药指导：指导病人按医嘱正确服药，学会观察药效及不良反应，不得擅自停药或减量，防止溃疡复发。慎用或勿用致溃疡加重的药物。

(5)定时复诊。

第三节　肝　硬　化

肝硬化(cirrhosis of liver)是一种常见的由不同原因引起的慢性、进行性、弥漫性肝病，是各种慢性肝病发展的晚期阶段。临床上以肝功能损害和门静脉高压为主要表现，晚期常出现上消化道出血、肝性脑病、继发感染等严重并发症。

【病因与发病机制】

1. 病因 引起肝硬化的病因很多,我国以病毒性肝炎为主,国外以慢性乙醇中毒多见。其他原因有药物或化学毒物、胆汁淤积、循环障碍、代谢障碍、营养障碍、免疫紊乱、日本血吸虫病等,部分病例发病原因难以确定。

2. 发病机制 主要特征为广泛肝细胞变性坏死,结节性再生,且有结缔组织弥漫性增生及假小叶形成,导致肝内血管扭曲、受压甚至闭塞,血管床缩小,血液循环障碍。严重的肝内循环障碍一方面可加重肝细胞营养障碍,促使肝硬化病变进一步加重;另一方面也形成了门静脉高压的病理基础。门静脉压力升高、血浆胶体渗透压下降、有效循环血容量不足等因素导致机体水钠潴留而形成肝硬化腹腔积液。

【临床表现】

肝硬化起病隐匿,病程缓慢,潜伏期可达3~5年或更长,临床上分为肝功能代偿期和失代偿期,但两期的界限有时难以区分。

(一) 代偿期

病人症状较轻,缺乏特异性,早期以乏力、食欲缺乏为主要症状,可伴有恶心、厌油腻、腹胀、上腹不适及腹泻等。病人营养状况一般或消瘦。肝脏轻度大,质偏硬,可有轻度压痛;脾脏轻、中度大。肝功能正常或轻度异常。

(二) 失代偿期

主要为肝功能减退和门静脉高压两大类临床表现。

1. 肝功能减退的表现

(1) 全身症状:一般状况与营养状况均较差,消瘦、乏力、贫血、精神不振。

(2) 消化道症状:食欲缺乏为最常见症状,甚至畏食。

(3) 出血倾向和贫血:常有鼻出血、牙龈出血、皮肤紫癜和胃肠出血等倾向。2/3 的病人有轻、中度贫血,主要为正细胞正色素性贫血。

(4) 内分泌紊乱:雌激素与雄激素比例失调,部分病人出现肝掌、蜘蛛痣。

2. 门静脉高压症的表现 脾大、侧支循环的建立和开放、腹腔积液是门静脉高压症的三大临床表现。

(1) 脾大、脾功能亢进:脾脏瘀血致轻、中度大,晚期常伴有脾功能亢进。

(2) 侧支循环的建立和开放:门静脉系统许多部位与腔静脉之间建立侧支循环并开放,其中最重要的三支为食管和胃底静脉曲张、腹壁静脉曲张、痔静脉扩张。

(3) 腹腔积液:是肝硬化失代偿期最突出的临床表现。

3. 并发症

(1) 上消化道出血:是常见并发症,多突然发生呕血或黑粪,病死率高。

(2) 肝性脑病:为晚期肝硬化最严重的并发症,亦为最常见的死亡原因,是一种由严重肝病引起的、以代谢紊乱为基础的中枢神经系统功能失调综合征。其主要临床表现是意识障碍、行为异常或昏迷,按照意识障碍程度、神经系统表现及脑电图改变将肝性脑病分为一期(前驱期)、二期(昏迷前期)、三期(昏睡期)和四期(昏迷期)。

(3) 感染:易并发肺炎、胆管感染、大肠杆菌败血症、自发性腹膜炎等。

(4) 原发性肝癌。

(5) 功能性肾衰竭:又称肝肾综合征,肾衰竭但肾脏无重要病理改变。

(6)电解质和酸碱平衡紊乱:低钠、低钾、低氯血症与代谢性碱中毒等。

【治疗要点】

治疗方法首先要针对病因治疗,注意休息和饮食;代偿期病人可服用抗纤维化的药物(如秋水仙碱)及中药;失代偿期病人主要是对症治疗、改善肝功能和防治并发症。

1. 腹腔积液的治疗 ①一般治疗:卧床休息、加强营养及支持治疗。限制水钠摄入。②利尿剂:是目前临床应用最广泛的治疗腹腔积液的方法。常用的保钾利尿剂有螺内酯和氨苯蝶啶,排钾利尿剂有呋塞米和氢氯噻嗪。③提高血浆胶体渗透压:静脉输注血浆、清蛋白、新鲜血,不仅能促进腹腔积液消退,还可改善机体一般状况及肝功能。④放腹腔积液、输注清蛋白及腹腔积液浓缩回输,可治疗难治性腹腔积液。

2. 手术治疗 各种分流、断流术和脾切除术等可降低门静脉高压,晚期肝硬化病人可行肝移植术。

【护理措施】

本病重点的护理措施是指导合理休息与饮食,严密观察病情变化,预防并发症的发生。

1. 一般护理

(1)休息与活动:代偿期病人应减少活动量,可参加轻体力劳动;失代偿期病人应以卧床休息为主,可适当活动。

(2)饮食护理:饮食原则为高热量、高蛋白、高维生素、低脂肪、易消化饮食,但应根据病情变化而及时更改。①热量以碳水化合物为主,维持摄入 2~3kcal/d 热能。②蛋白质应保证其摄入量 1~1.5g/(kg·d),以鸡蛋、牛奶、鱼、鸡肉、猪瘦肉为主,当肝功能严重受损及分流术术后病人,应限制蛋白质及含氮食物的摄入,病情好转后可逐渐增加蛋白质摄入量,但应以植物蛋白为主。③有食管静脉曲张者应进无渣饮食,食物应以软食、菜泥、肉末、汤类为主,禁食坚硬、粗糙、带刺及辛辣煎炸食物,药物应磨成粉末,进食时应细嚼慢咽,告诫病人戒烟酒。④腹腔积液病人限制水钠的摄入。⑤指导病人养成规律进食的习惯,少量多餐。⑥鼓励进食,增加摄入。⑦经常评估病人饮食和营养状况。

2. 病情观察 准确记录 24 小时液体出入量,定期测腹围和体重,观察腹腔积液和下肢水肿消长情况。密切监测血清电解质和酸碱变化。注意有无呕血、黑粪,有无精神异常,有无腹痛、腹胀、发热及短期内腹腔积液迅速增加,有无少尿、无尿等表现,及时发现并发症。

3. 用药护理 应用利尿剂时利尿速度不宜过快,每日体重减轻不超过 0.5kg 为宜,注意保持水、电解质和酸碱平衡。服秋水仙碱时应注意胃肠道反应和粒细胞减少等不良反应。指导病人遵医嘱用药,避免用药不当加重肝功损害。

4. 腹腔积液病人的护理 限钠饮食和卧床休息是腹腔积液治疗的基础。

(1)体位:轻度腹腔积液尽量取平卧位,大量腹腔积液病人取半卧位,同时应避免腹内压突然剧增的因素,如剧烈咳嗽、打喷嚏、便秘等。可指导病人抬高下肢以减轻水肿;阴囊水肿者可用托带托起阴囊,以利于水肿消退。

(2)限制钠、水摄入:钠摄入量限制在 60~90mmol/d(相当于食盐 1.5~2g/d);进水量限制在 1000ml/d 左右。嘱病人少食咸肉、酱菜、酱油等高钠食物。

(3)定期监测腹围和体重:每天测腹围 1 次,每周测体重 1 次。腹围测定部位做标记,注意每次在同一时间、采取同一体位、在相同部位测量。

(4)协助腹腔穿刺放积液或积液浓缩回输:对大量腹腔积液引起呼吸困难、心悸,且利尿效果不佳者可酌情放积液和积液浓缩回输,后者可减少蛋白质丢失。术前告知病人注意事项,取得病人配合,测量生命体征、腹围,并嘱病人排尿以免损伤膀胱;术中注意观察有无不良反应;术毕观察病人生命体征、腹腔积液量、性质和颜色,保持穿刺局部清洁、干燥,可用腹带束缚降低腹腔压力,标本及时送检,做好记录。

5. 并发症的观察与护理

(1)肝性脑病:避免肝性脑病的诱因,如上消化道出血、高蛋白饮食、感染、便秘、应用麻醉剂、镇静催眠药及手术等;禁用肥皂水灌肠,可用生理盐水或弱酸性溶液(如食醋1~2ml加入生理盐水1000ml),使肠道pH保持为酸性;遵医嘱口服肠道抗生素,如新霉素或卡那霉素,以抑制肠道细菌繁殖,减少氨的产生;按医嘱补充富含支链氨基酸的制剂或溶液,以纠正支链/芳香族氨基酸比例失调;限制蛋白质摄入,以减少血氨的来源;便秘者予以口服乳果糖,促使肠道内氨的排出;密切观察病人意识及行为改变,发现嗜睡、精神欣快、行为反常及血氨升高等征象及时报告医生处理。

(2)肝肾综合征:密切观察病人尿量变化、定期监测血钠。

(3)电解质及酸碱失衡:动态监测血电解质及血气分析,并按医嘱补充电解质溶液等。

6. 皮肤护理 保持床铺干燥、平整。指导和协助病人定时变换体位,保护皮肤完整,可用气垫床缓解局部皮肤压力,预防压疮的发生。沐浴时水温不宜过高,不使用刺激性的沐浴液,沐浴后使用柔和的润肤品。黄疸病人皮肤瘙痒时,外用炉甘石洗剂等止痒,嘱病人不搔抓皮肤以免引起皮肤破损、出血和感染。

7. 心理护理 病人可表现出焦虑、悲观、绝望等消极心理反应,护士应鼓励病人说出其内心感受和忧虑,给予精神上的安慰和支持。详细解释疾病有关知识,使病人有充分的思想准备,提高其心理安全感。引导病人家属关心、支持病人。对表现出严重焦虑和抑郁的病人,应加强巡视并及时进行干预,以免发生意外。

8. 健康指导

(1)疾病知识指导:应帮助病人和家属掌握本病的病因与诱因、临床表现和自我护理方法,指导病人积极治疗病毒性肝炎以防止肝硬化发生。告知病人上消化道出血的常见诱因及预防措施,注意合理饮食,避免干硬、粗糙及刺激性食物和损害肝脏的药物。避免引起腹压升高的因素,如咳嗽、打喷嚏、用力大便、提举重物等。教会病人及家属细心观察,早期识别肝性脑病、上消化道大出血等并发症的先兆表现,以便及早就医治疗。

(2)生活指导:适当休息,避免过劳。指导病人保持乐观、稳定的心理状态,保证足够的休息和睡眠,生活起居有规律。指导家属给予病人精神支持和生活照顾。切实遵循饮食治疗的原则和计划,严格限制饮酒和吸烟,少进食粗糙食物并防止便秘。

(3)用药指导:遵医嘱用药,教会其观察药物疗效和不良反应。

(4)注意自身防护:注意保暖和个人卫生、预防感染;用软毛牙刷刷牙,避免牙龈出血;拔输液针头后延长按压时间;防外伤等。指导病人做好皮肤保护,沐浴时应避免水温过高,勿用有刺激性护肤品;皮肤瘙痒者,勿用手抓挠,以免皮肤破损。告知病人出血后的基本处理方法。

(5)定时复诊:详细告知定时复诊的时间及重要性、大出血等紧急就诊时的途径及方法。

第四节 急性胰腺炎

急性胰腺炎(acute pancreatitis,AP)是各种病因导致胰腺分泌的胰酶在胰腺内被激活后引起胰腺及其周围组织自身消化、水肿、出血、甚至坏死的化学性炎症反应,是消化系统常见急症之一。临床特点有急性腹痛、发热、恶心、呕吐、血和尿淀粉酶升高等,重症常继发感染、腹膜炎和休克等多种并发症。

【病因与发病机制】

引起急性胰腺炎的病因较多,我国以胆管疾病最常见,西方国家以大量饮酒者多见。在我国,约50%以上的急性胰腺炎并发于胆石症、胆管感染或胆管蛔虫症等胆管系统疾病,其他常见病因有胰管阻塞、酗酒和暴饮暴食、手术与创伤、内分泌与代谢障碍、感染、药物等。急性胰腺炎发病是一系列胰腺消化酶被激活导致胰腺自身消化。

【临床表现】

临床上常根据病变的损害程度分为轻症急性胰腺炎(mild acute pancreatitis,MAP)和重症急性胰腺炎(severe acute pancreatitis,SAP)。

1. 症状

(1)腹痛:为本病的主要表现和首发症状。常于暴饮暴食或酗酒后突然发作;为持续性剧烈疼痛可伴阵发性加剧;疼痛性质呈钝痛、钻痛、绞痛或刀割样痛;腹痛常位于中上腹,可向腰背部呈带状放射。取弯腰抱膝位可使疼痛减轻;进食可使疼痛加重;一般胃肠解痉药不能缓解。

(2)恶心、呕吐及腹胀:多数病人会出现恶心、呕吐,大多频繁、剧烈而持久,呕吐物为胃内容物,可混有胆汁或咖啡渣样物,呕吐后腹痛无缓解,且常伴腹胀,甚至出现麻痹性肠梗阻。

(3)发热:多数病人有中度发热,一般持续3~5天。

(4)水、电解质及酸碱平衡紊乱:多有不同程度的脱水、低血钾。

(5)低血压和休克:见于重症急性胰腺炎。

2. 体征

(1)轻症急性胰腺炎:腹部体征较轻,可出现局限性上腹轻压痛或不同程度的腹胀、肠鸣音减弱。

(2)重症急性胰腺炎:呈急性重症面容,上腹部压痛明显。若并发急性腹膜炎可出现腹肌紧张,全腹显著压痛和反跳痛,伴麻痹性肠梗阻时有明显腹胀,肠鸣音减弱或消失;继发于胆管疾病或胆总管受压时,可出现黄疸。少数严重病例可出现Grey-Turner征或Cullen征。

3. 并发症 主要见于重症急性胰腺炎。局部并发症有胰腺脓肿和假性囊肿;全身并发症有糖尿病、急性肾衰竭、急性呼吸窘迫综合征、心力衰竭、消化道出血、胰性脑病、弥散性血管内凝血、肺炎、败血症等,病死率很高。

【治疗要点】

治疗原则为解痉镇痛、抑制胰液分泌、补充血容量,纠正水、电解质和酸碱平衡紊乱,防止和治疗并发症。

1. 轻症急性胰腺炎的治疗 ①禁食及胃肠减压;②静脉输液,积极补充血容量,维持水、电解质和酸碱平衡;③解痉镇痛,可用阿托品、山莨菪碱或哌替啶肌内注射,禁用吗啡;④应用抗生素抗感染;⑤抑酸治疗:常规静脉给予H_2受体拮抗剂或质子泵抑制剂。

2. 重症急性胰腺炎的治疗 除上述治疗措施外,还需采用综合性措施积极抢救:①严密监测病情变化;②抗休克及纠正水、电解质平衡紊乱;③全胃肠外营养(TPN)或建立空肠营养通道给予营养支持;④减少胰液分泌,以生长抑素和其类似物奥曲肽疗效较好;⑤早期抑制胰酶活性。

3. 其他治疗 如积极治疗并发症、内镜下Oddi括约肌切开术(EST)、腹腔灌洗、中医治疗及手术治疗等。

【护理措施】

1. 一般护理

(1)休息与活动:重症者应绝对卧床休息,保证充足的睡眠,协助病人取弯腰屈膝侧卧位,以缓解疼痛;或取身体前倾半坐卧位以利于呼吸、便于腹腔渗液引流。对于疼痛剧烈、辗转不安者,避免周围放置危险物品,防止坠床。

(2)饮食护理:①禁食和胃肠减压:轻症病人需禁食、禁饮3~5天,必要时给予胃肠减压。病情严重,则应延长禁食及胃肠减压时间。②加强营养支持:禁食、胃肠减压期间应给予全胃肠外营养,每日液体入量需达3000ml以上,同时积极补充电解质,维持水、电解质的平衡。如无梗阻,禁食禁饮超过1周者,应早期行鼻腔肠管置管,实施肠内营养。③逐渐恢复正常饮食:待症状缓解、白细胞计数及淀粉酶检测指标恢复正常后,可由少量低糖、低脂流质饮食开始逐渐恢复正常饮食,避免刺激性强、易产气、高脂肪及高蛋白食物,防止复发。切忌暴饮暴食和酗酒。

2. 病情观察 ①密切观察生命体征及神志变化,监测血氧饱和度情况。②观察腹部症状和体征的变化;观察呕吐物及胃肠减压时引流物的性质和量。③准确记录24小时出入液量;观察尿量变化和病人皮肤黏膜的弹性及色泽改变,判断是否出现脱水征及失水程度。④遵医嘱准确留取各项标本,监测血淀粉酶、尿淀粉酶、血清电解质、血糖、血气分析的变化。⑤做好并发症的观察与护理。

3. 用药护理 遵医嘱用药,观察药物疗效及不良反应。①抗生素:注意有无过敏反应。②镇痛药:应严格遵医嘱用药。哌替啶避免反复使用;禁用吗啡。③奥曲肽:需持续静脉滴注给药,用药后在注射部位可有疼痛或针刺感。④抑肽酶:有过敏的可能。⑤加贝酯:静脉点滴速度不宜过快,防止药液外渗,现用现配。对药物有过敏史者、孕妇和儿童禁用。⑥阿托品:如持续使用阿托品时应注意是否出现心动过速、口干、青光眼加重及排尿困难等。

4. 对症护理 禁食期间应每日做好口腔护理;发热病人给予物理降温,必要时按医嘱使用药物退热;指导病人应用减轻疼痛的各种方法。

5. 健康指导

(1)疾病知识指导:向病人及家属详细介绍急性胰腺炎发生的病因、主要诱因、发生发展过程、治疗方法及预后,教育病人积极预防和治疗各种胆管疾病,如胆石症、胆管感染及胆管蛔虫症等,减少疾病的发生。

(2)生活指导:指导病人养成良好的生活方式,帮助病人养成规律进食的习惯,注意饮食卫生知识,避免暴饮暴食。腹痛缓解、出院后应从低脂、低糖软食逐渐恢复至正常饮食,控制每日主食量,适量使用植物油,限制动物油,少量食用高蛋白食物如鸡蛋、豆制品及肉松等,餐后可食用新鲜水果。出院半年后可进普食,但仍要避免浓茶、咖啡、辣椒等刺激性食物,少吃产气或引起腹胀的食物如红薯、大豆等,避免进食高脂食物。注意劳逸结合,戒烟戒酒。遵医嘱坚持用药,定时复诊。

第十八章 血液系统疾病的护理

第一节 贫 血

一、概 述

贫血(anemia)指单位容积外周血液中血红蛋白浓度(Hb)、红细胞计数(RBC)和血细胞比容(HCT)低于相同年龄、性别和地区正常值低限的一种常见的临床症状。

【分类】

1. 基于不同的临床特点,贫血有多种分类方法

(1)按贫血进展速度:分为急性贫血和慢性贫血。

(2)按红细胞形态:分为大细胞性贫血、正常细胞性贫血和小细胞低色素性贫血。

(3)按血红蛋白浓度:分为轻度、中度、重度和极重度贫血见表18-1。

表18-1 贫血的严重度划分标准

贫血严重程度	极重度	重度	中度	轻度
血红蛋白浓度	<30g/L	30~59g/L	60~90g/L	>90g/L

(4)按骨髓红系增生情况:分增生不良性贫血(如再生障碍性贫血)和增生性贫血(除再生障碍性贫血以外的贫血)等。

2. 按贫血的病因和发病机制分类 分为红细胞生成减少性贫血、红细胞破坏过多性贫血及失血性贫血。

【临床表现】

贫血的临床表现与贫血的病因,血液携氧能力下降的程度,血容量下降的程度,发生贫血的速度和血液、循环、呼吸等系统的代偿和耐受能力均有关。

1. 一般表现 疲乏、困倦、软弱无力为贫血最常见和最早出现的症状。苍白是贫血时皮肤、黏膜的主要表现,贫血时机体通过神经体液调节进行有效血容量重新分配,相对次要脏器如皮肤、黏膜供血减少。

2. 神经系统 贫血缺氧导致神经组织损害,产生头晕、耳鸣、头痛、失眠、多梦、记忆力减退、注意力不集中等症状。

3. 呼吸系统 主要表现为呼吸加快及不同程度的呼吸困难。

4. 循环系统 心悸、气促,活动后明显加重,是贫血病人循环系统的主要表现。其症状轻重与贫血的严重程度和个体的活动量有关。轻度贫血无明显表现,仅活动后引起呼吸加深并有心悸、心率加快;贫血越重,活动量越大,症状越明显。

5. 消化系统 贫血时消化腺分泌减少甚至腺体萎缩,进而导致消化功能减退、消化不良,出现腹部胀满、食欲降低、大便规律及性状的改变等。

6. 泌尿系统 肾性贫血在贫血前和贫血时有原发肾疾病的临床表现。

7. 内分泌系统　长期贫血会影响各内分泌腺体的功能,会改变红细胞生成素和胃肠激素的分泌。

8. 生殖系统　长期贫血会减弱男性特征;对女性,可影响激素的分泌。

9. 免疫系统　所有继发于免疫系统疾病的贫血病人,均有原发免疫系统疾病的临床表现。

10. 血液系统　外周血的改变主要表现在血细胞量、形态和生化成分上,造血器官的改变主要在骨髓。

【治疗要点】

1. 对症治疗　目的是减轻重度血细胞减少对病人的致命影响,为对因治疗发挥作用赢得时间。

2. 对因治疗　积极寻找和去除病因是根治贫血的关键。

二、缺铁性贫血

缺铁性贫血(iron deficiency anemia,IDA)是体内储存铁缺乏,导致血红蛋白合成减少而引起的一种小细胞低色素性贫血。铁缺乏症包括开始时体内储存铁耗尽(iron depletion,ID),继之红细胞内铁缺乏(iron deficient erythropoiesis,IDE),最终引起缺铁性贫血。IDA是最常见的贫血,其发生率在经济不发达地区的婴幼儿、育龄妇女明显增加。

【病因与发病机制】

1. 病因　包括铁摄入量不足、铁吸收障碍及铁丢失过多。

2. 发病机制　包括缺铁对铁代谢、造血系统及组织细胞代谢的影响。

【临床表现】

1. 一般贫血共有的表现　如面色苍白、乏力、易倦、头晕、头痛、心悸、气促、耳鸣等。

2. 缺铁性贫血的特殊表现

(1)组织缺铁表现:皮肤干燥、角化、萎缩、无光泽;指(趾)甲缺乏光泽、脆薄易裂,甚至出现反甲或匙状甲;口腔炎、舌炎,严重者可发生吞咽困难(称 Plummer-Vinson 综合征)。

(2)神经、精神系统异常:儿童较明显,如过度兴奋、易激惹、发育迟缓等。少数病人可有异食癖。

【治疗要点】

治疗 IDA 的原则是:根除病因,补足储存铁。

1. 病因治疗　是根治缺铁性贫血的关键所在。

2. 补铁治疗　治疗性铁剂有无机铁和有机铁两类。无机铁以硫酸亚铁为代表,有机铁则包括右旋糖酐铁、富马酸亚铁和多糖铁复合物。首选口服铁剂,为进一步补足体内储存铁,在血红蛋白恢复正常后,仍需继续服用铁剂4~6个月,待铁蛋白正常后停药。对于口服铁剂后胃肠道反应严重而无法耐受、消化道疾病导致铁吸收障碍、病情要求迅速纠正贫血的病人可选用注射铁剂治疗。

【护理措施】

1. 一般护理

(1)饮食护理:纠正不良的饮食习惯,保持均衡饮食,定时定量,增加含铁丰富食物的摄取(如动物肉类、肝脏、豆类、紫菜、木耳、海带等),建议病人应多食动物含铁食品。多吃富含维生素 C 的食物促进食物铁的吸收,避免与牛奶、浓茶、咖啡同服。

(2)运动与休息:根据病人的贫血程度、发生速度及基础疾病,制订适合病人的活动计划,减少机体氧耗量。轻度贫血者避免过度剧烈的运动;中度贫血者增加卧床休息时间,进行简单的生活自理活动;重度贫血者需采取舒适体位卧床休息。

2. 病情观察 关注病人的自觉症状(如乏力、头晕、耳鸣、眼花等),仔细观察异常行为(如吞食泥土、生米等异食癖),了解有关检查结果(如红细胞计数及血红蛋白浓度等),及时了解饮食疗法与药物应用的状况。

3. 用药护理 合理使用铁剂,密切观察并预防其不良反应。

(1)口服铁剂:为避免出现胃肠道反应,建议病人饭后或餐中服用。胃部不适强烈者宜减少剂量或从小剂量开始服用,同时服用维生素 C、果汁、氨基酸等有利于铁的吸收。口服液体铁剂使用吸管,避免牙染黑。应事先向病人及家属解释服药期间粪便可呈黑色,消除疑虑。按剂量、按疗程服药,定期复查。

(2)注射铁剂:应采用深部肌内注射法,并经常更换注射部位。治疗中应密切观察病人有无面色潮红、头痛、荨麻疹等过敏反应,出现异常及时通知医生,对症处理。同时备好肾上腺素,做好急救的准备。

4. 健康指导

(1)病情监测指导:监测内容主要包括自觉症状,静息状态下呼吸与心率变化、能否平卧、有无水肿及尿量变化等。若有异常及时就诊。

(2)疾病知识指导:提高病人及家属对疾病的认识,如发生的原因、治疗及预防等,主动参与疾病的治疗与康复。

(3)疾病预防指导:提倡均衡饮食、荤素结合,家庭烹饪建议使用铁制器皿。重点是婴幼儿、青少年和妇女的营养保健。对婴幼儿应及早添加富含铁的食品,如蛋黄、肝等;对青少年应纠正偏食,定期检查、治疗寄生虫感染;对孕妇、哺乳期妇女可补充铁剂;对月经期妇女应防治月经过多。做好肿瘤性疾病和慢性出血性疾病的人群防治。

三、巨幼细胞性贫血

巨幼细胞性贫血(amegaloblastic anemia. MA)是叶酸、维生素 B_{12}(Vit B_{12})缺乏或某些药物影响核苷酸代谢导致细胞核脱氧核糖核酸(DNA)合成障碍所致的贫血。在我国,叶酸缺乏者多见于陕西、山西、河南等地进食新鲜蔬菜、肉类较少的人群。而在欧美,维生素 B_{12} 缺乏或有内因子抗体者多见。

【病因与发病机制】

临床上叶酸缺乏的主要原因是需要量增加或摄入不足,而维生素 B_{12} 缺乏几乎均与胃肠功能紊乱所致的吸收障碍有关。

【临床表现】

1. 血液系统表现 起病缓慢,常有面色苍白、乏力、耐力下降、头晕、心悸等贫血症状。重者全血细胞减少,反复感染和出血。少数病人可出现轻度黄疸。

2. 消化系统表现 口腔黏膜、舌乳头萎缩,舌面呈"牛肉样舌",可伴舌痛。胃肠道黏膜萎缩可引起食欲缺乏、恶心、腹胀、腹泻或便秘。

3. 神经系统表现和精神症状 对称性远端肢体麻木、深感觉障碍;共济失调或步态不稳;锥体束征阳性、肌张力增加、腱反射亢进;味觉、嗅觉降低;视力下降、黑矇征;重者可有大、小便失禁。叶酸缺乏者有易怒、妄想等精神症状。维生素 B_{12} 缺乏者有抑郁、失眠、记忆力下降、谵妄、幻觉、妄想甚至精神错乱、人格变态等。

【治疗要点】

治疗原则是根除病因,补足叶酸和维生素 B_{12}。

1. 病因治疗 此为有效治疗或根治的关键,有原发病(如胃肠道疾病、自身免疫病等)的 MA,应积极治疗原发病;用药后继发的 MA,应酌情停药。

2. 补充性药物治疗

(1)叶酸:口服叶酸,每次 5~10mg,每日 3 次。用至贫血表现完全消失;若无原发病,不需维持治疗。如同时有维生素 B_{12} 缺乏,则需同时注射维生素 B_{12},否则可加重神经系统损伤。

(2)维生素 B_{12}:肌内注射维生素 B_{12},每天 $500\mu g$,每周 2 次;无维生素 B_{12} 吸收障碍者可口服维生素 B_{12} 片剂 $500\mu g$,每日 1 次,直至血象恢复正常。若有神经系统表现,治疗维持半年到 1 年;恶性贫血者,治疗维持终身。

【护理措施】

1. 一般护理

(1)饮食护理:出现胃肠道症状的病人建议少食多餐、细嚼慢咽,进食清淡温凉的软食。出现口腔炎或舌炎应饭前饭后漱口,保持口腔清洁。烹调时间不宜过长,温度不宜过高,烹煮后不宜久置以减少食物中叶酸的破坏。进食富含叶酸和维生素 B_{12} 的食品,如叶酸缺乏者应多吃绿叶蔬菜、水果、谷类和动物肉类等,维生素 B_{12} 缺乏者应多食动物肉类、禽蛋及海产品等,婴幼儿和妊娠妇女应及时补充,婴幼儿及时添加辅食,青少年和妊娠妇女多补充新鲜蔬菜,对于长期素食、偏食、挑食和酗酒者应劝导其纠正。

(2)运动与休息:指导病人合理休息与活动,减少机体的氧耗量,末梢神经炎、四肢麻木无力者,应注意局部保暖、避免受伤;出现共济失调者,行走要有人陪伴,预防受伤。

2. 病情观察 关注病人有无疲乏、无力等自觉症状,有无心悸气短等;有无食欲降低、腹胀等消化系统症状;有无口腔炎、舌炎等;有无对称性远端肢体麻木、易怒、妄想等异常。

3. 用药护理 肌内注射维生素 B_{12} 偶有过敏反应,甚至休克,要密切观察并及时处理。另外在治疗过程中可迅速出现低钾血症,造成猝死,必须遵医嘱预防性补钾,加强观察,尤其是对老年人,有心血管疾患、进食量少者。

4. 健康指导

(1)疾病知识指导:使病人及家属了解导致叶酸、维生素 B_{12} 缺乏的原因,介绍疾病临床表现、治疗等方面知识,从饮食、卫生方面加以指导。指导病人按医嘱用药,定期门诊复查血象。

(2)疾病预防指导:采取科学合理的烹调方式,纠正不良饮食习惯,加强个人卫生,注意保暖,预防损伤与感染。

四、再生障碍性贫血

再生障碍性贫血(aplastic anemia,AA),简称再障,通常指原发性骨髓造血功能衰竭综合征。病因不明。主要表现为骨髓造血功能低下、全血细胞减少和贫血、出血、感染。AA 的发病率在欧美为 0.47~1.37/10 万人,日本为 1.47~2.4/10 万人,我国为 0.74/10 万人;可发生于各年龄段,老年人发病率较高;男、女发病率无明显差别。根据病人的病情、血象、骨髓象及预后,可分为重型再障(SAA)和非重型再障(NSAA)。

【病因与发病机制】

1. 病因　发病原因不明确,可能与药物及化学物质、长期接触各种电离辐射如 X 射线、病毒性肝炎等病毒感染、遗传因素有关,也有少数可能由系统性红斑狼疮、慢性肾衰竭等疾病演变而来。

2. 发病机制　近年来认为 AA 的主要发病机制是免疫异常。T 细胞功能亢进,细胞毒性 T 细胞直接杀伤和淋巴因子介导的造血干细胞过度凋亡引起的骨髓衰竭是 AA 的主要发病机制。

【临床表现】

再障的临床表现与全血细胞减少有关,主要为进行性贫血、出血、感染,但多数无肝、脾、淋巴结肿大。重型再障和非重型再障的鉴别见表 18-2。

表 18-2　重型再障和非重型再障的鉴别

判断指标	重型再障(SAA)	非重型再障(NSAA)
起病与进展	起病急,进展快,病情重	起病缓,进展慢,病情较轻
首发症状	感染、出血	贫血为主、偶有出血
血象情况		
网织红细胞绝对值	$<15\times10^9/L$	$>15\times10^9/L$
血小板	$<20\times10^9/L$	$>20\times10^9/L$
中性粒细胞绝对值	$<0.5\times10^9/L$	$>0.5\times10^9/L$
骨髓象	多部位骨髓增生重度减低	多部位骨髓增生减低
预后	死亡率极高	多数缓解甚至治愈

1. 重型再障(SAA)　起病急,进展快,病情重;少数可由非重型再障进展而来。

(1)贫血:苍白、乏力、头晕、心悸和气短等症状进行性加重。

(2)出血:皮肤可有出血点或大片瘀斑,口腔黏膜有血疱,有眼结膜出血、鼻出血、牙龈出血等。深部脏器出血时可见呕血、咯血、便血、血尿、阴道出血、眼底出血和颅内出血,后者常危及病人生命。

(3)感染:多数病人有发热,体温在 39℃ 以上,个别病人自发病到死亡均处于难以控制的高热之中。以呼吸道感染最常见,感染菌种以革兰阴性杆菌、金黄色葡萄球菌和真菌为主,常合并败血症。

2. 非重型再障(NSAA)　起病和进展较缓慢,贫血、感染和出血程度较重型轻,也较易控制。久治无效者可发生颅内出血。

【治疗要点】

(一) 支持治疗

1. 保护措施　预防感染,避免出血,杜绝接触各类危险因素,酌情预防性给予抗真菌药物。

2. 对症治疗

(1)纠正贫血:血红蛋白低于 60g/L 时,可输血,但应防止输血过多。

(2)控制出血:用促凝血药酚磺乙胺(止血敏)等。

(3)控制感染:及时采用经验性广谱抗生素治疗,药敏试验有结果后应换用敏感窄谱的抗生素。对于真菌感染建议早期应用两性霉素B或新的抗真菌药物如伏立康唑或卡泊芬净等。

(4)护肝治疗:AA常合并肝功能损害,应酌情选用护肝药物。

(二)针对不同发病机制的治疗

1. 免疫抑制治疗 主要包括合理应用抗胸腺细胞球蛋白(antithymocyte globulin,ATG)或抗淋巴细胞球蛋白(antilymphocyte globulin,ALG)和环孢素(CsA)。其中ATG联合CsA的治疗方案已成为目前再障治疗的标准疗法之一。有学者使用CD3单克隆抗体、环磷酰胺、麦考酚吗乙酯(MMF)等治疗SAA。

2. 促造血治疗

(1)雄激素:适用于所有类型AA,如司坦唑醇(康立龙)、达那唑、丙酸睾酮、十一酸睾酮(安雄)。应视药物的作用效果和不良反应调整疗程及剂量。

(2)造血生长因子:主要适用于SAA,一般在免疫抑制治疗后使用,剂量可酌减,维持3个月以上为宜。常用药物有:粒细胞-巨噬细胞集落刺激因子(GM-CSF)或粒细胞集落刺激因子(G-CSF),红细胞生成素(EPO)。

3. 造血干细胞移植 对40岁以下、无感染及其他并发症、有合适供体的SAA病人,可考虑造血干细胞移植。

【护理措施】

1. 一般护理

(1)饮食:进食高热量、高蛋白、富含维生素、易消化的清淡软食或半流食,如动物肝、肾、瘦肉、水果等。禁食过硬、粗糙的食物,必要时静脉补充营养。

(2)运动与休息:应根据贫血的程度、发生发展的速度及基础疾病等,合理安排休息活动,减少机体氧耗量。

2. 病情观察 密切观察病人体温,一旦发热,做好相关实验室标本采集送检工作。观察病人出血的发生部位、主要形式、发展或消退情况;及时发现新的出血、重症出血及其先兆,利于及时护理与配合抢救。

3. 对症护理

(1)感染预防:注意饮食及卫生环境,保护性隔离;保持空气清新、物品整洁,定期消毒;注意保暖;严格无菌操作;加强口腔护理,养成进餐前后、睡前、晨起漱口的好习惯;保持皮肤清洁、干燥、勤更衣、勤剪指甲;保持大便通畅,睡前、便后坐浴预防肛周感染。

(2)出血护理:保持床单平整,被褥衣着轻软,避免肢体的碰撞或外伤,高热病人禁用乙醇或温水擦浴降温,尽可能减少注射次数;保持室内相对湿度在50%~60%,勿用力抠鼻,鼻少量出血时可用0.1%肾上腺素棉球填塞,严重者可用凡士林油纱条行后鼻腔填塞术,3天后取出;指导病人用软毛刷刷牙,忌用牙签剔牙;保证充足睡眠,避免情绪激动、剧烈咳嗽等,监测血压,一旦发生颅内出血,及时联系医生,积极配合抢救。

4. 用药护理

(1)ATG/ALG:均为异种蛋白,可出现超敏反应(寒战、发热、多型性皮疹、高血压或低血压)、血清病(如猩红热样皮疹、发热、关节痛、肌肉痛)出血加重及继发感染等。用药前需做过敏试验,输注时速度不宜过快,用药过程中用糖皮质激素防治过敏反应。

(2)环孢素:监测病人的血药浓度、骨髓象、血象、T细胞免疫学改变及药物不良反应

(包括肝肾功能损害、多毛、牙龈增生、高血压、高血糖、恶心、呕吐)等,以调整用药剂量及疗程。

(3) 雄激素:丙酸睾酮为油剂,不易吸收,局部可形成硬结,甚至发生无菌性坏死,故应采用深部、缓慢、分层肌内注射,注意注射部位的轮换。定期检测肝功能。

(4) GM-CSF/G-CSF:不良反应有发热、肌肉骨骼酸痛、皮疹等,注意观察,及时通知医生,调整剂量或更换药物。

5. 心理护理　需要向病人及其家属仔细讲解疾病的本质、预后及讨论一些重要的事情,在疾病的早期就应该强调该疾病的特点是慢性、治疗起效时间长。治疗6个月甚至以上时间,病情仍无起色,病人及家属和朋友情绪都会相当低落,此时一定要抵制住放弃治疗或采用不恰当并具有风险的治疗方法和药物的想法,因为部分病人治疗1年或更久后才开始恢复并非少见。同时解释雄激素药物应用的目的,主要的不良反应如毛发增多、声音变粗等,说明待病情缓解后,随着药物剂量的减少,不良反应会逐渐消失。指导病人学会自我调节,护士及家属应善于倾听,理解支持病人。

6. 健康指导

(1) 住院康复期:加强营养,避免病从口入;保证充足睡眠与休息,指导病人学会自我调节,认清负面情绪的危害。

(2) 出院指导:尽可能避免或减少接触与再障发病相关的药物和理化物质,尽量少用、不用可能损伤骨髓的药物,针对危险品的职业性接触者,必须严格遵守操作规程,做好个人防护,定期体检,加强锻炼,增强体质。告知病人及家属应遵医嘱按时、按量、按疗程用药,定期复查血象,同时做好自我监测,出现不良症状如头晕、心悸、发热、咳嗽、肛周疼痛、便血等时及时就医。

五、溶血性贫血

溶血(hemolysis)是红细胞遭到破坏、寿命缩短的过程。当溶血超过骨髓的代偿能力,引起的贫血即为溶血性贫血(hemolytic anemia,HA)。骨髓具有比正常造血功能强6~8倍的代偿能力,溶血发生而骨髓能够代偿时,可无贫血,称为溶血状态(hemolytic state)。

【分类】

1. 按发病和病情　分为急性溶血和慢性溶血。

2. 按溶血的部位　分为血管内溶血和血管外溶血。

3. 按病因　分为红细胞自身异常和红细胞外部异常所致的HA。

【临床表现】

临床表现主要与溶血过程持续的时间和溶血的严重程度有关。

1. 急性溶血　起病急骤,严重的腰背及四肢酸痛,伴头痛、呕吐、寒战,随后高热、面色苍白和血红蛋白尿、黄疸。严重者出现周围循环衰竭和急性肾衰竭。

2. 慢性溶血　起病缓慢,症状较轻,以贫血、黄疸、脾大为特征。长期高胆红素血症可并发胆石症和肝功能损害。

溶血性黄疸皮肤多呈柠檬黄色,不伴皮肤瘙痒。

【治疗要点】

1. 病因治疗　尽快去除诱因与病因,积极治疗原发病。

2. 免疫抑制剂及糖皮质激素　主要用于自身免疫性溶血性贫血,糖皮质激素还可用于阵发性睡眠性血红蛋白尿(PNH)。免疫抑制剂有环磷酰胺和环孢素等;糖皮质激素有泼尼松、氢化可的松等。

3. 脾切除 适用于血管外溶血。

4. 输血 严格掌握输血指征,对自身免疫性溶血性贫血或PNH病人可加重溶血,必要时选择洗涤红细胞。

5. 其他 适当增加各种造血物质的补充,如叶酸等。

【护理措施】

1. 一般护理

(1)饮食:进高热量、高维生素饮食,避免进食一切可能加重溶血的食物或药物,鼓励病人多饮水。

(2)运动与休息:对于慢性期及中度贫血的病人,可以增加卧床时间,直至生活自理;对于急性期或慢性期合并溶血危象的病人,应绝对卧床休息,保持环境安静。

2. 病情观察 密切观察病人的生命体征、神志,是否有头痛、腰背酸痛、肝脾大、黄疸有无加重,尿量、尿色有无改变,记录24小时出入液量。密切观察贫血的进展情况,及时通知医生。

3. 对症护理

(1)急性肾衰竭:绝对卧床休息,下肢水肿者抬高下肢,每天监测体重及出入液量,及时了解相关实验室检查结果如血象、肌酐、尿素氮、血电解质等。控制水分及盐的摄入。注意保护肾脏。一旦出现尿少甚至无尿时,及时通知医生,做好救治准备和配合。

(2)腰背疼痛:采用舒适体位,保持环境安静。鼓励病人多饮水,促进代谢物排泄。

4. 用药护理 长期应用糖皮质激素可能出现满月脸、水牛背、向心性肥胖、多毛、痤疮等症状,对于年轻病人需讲解激素治疗的重要性,告知不良反应停药后可自行消退。鼓励病人正确对待形象改变,按时按量服用药物,防止突然停药,出现反跳现象。

5. 健康指导 做好卫生宣传工作,指导病人避免诱因。保证充足的睡眠和休息,适当的活动,发作期应注意保暖,避免受凉。避免再次接触或服用引起溶血的化学毒物或药物,PNH病人忌食酸性食物和药物,如阿司匹林、维生素C等,对伴有脾功能亢进和白细胞减少者,应注意个人卫生。指导病人对药物不良反应和贫血、溶血相关症状体征的自我监测,发现异常及时就诊。

第二节 出血性疾病

紫癜(purpura)性疾病约占出血性疾病总数的1/3,包括血管性紫癜(vascular purpura)和血小板性紫癜(athrombocytic purpura)。前者由血管壁结构或功能异常所致,后者由血小板疾病所致。临床上以皮肤、黏膜出血为主要表现。

一、过敏性紫癜

过敏性紫癜(allergic purpura)又称Schonlein-Henoch综合征,为一种常见的血管变态反应性疾病,因机体对某些致敏物质产生变态反应,导致毛细血管脆性及通透性增加,血液外渗,产生紫癜、黏膜及某些器官出血。可同时伴发血管神经性水肿、荨麻疹等其他过敏表现。本病多见于青少年,男性发病略多于女性,春、秋季节发病较多。

【病因与发病机制】

1. 病因　与感染、食物(如虾、蛋、牛奶等)、药物(抗生素类、解热镇痛类、磺胺类等)、花粉、尘埃、菌苗或疫苗接种、虫咬、受凉及寒冷刺激等有关。

2. 发病机制　蛋白质及其他大分子致敏原作为抗原,小分子致敏原作为半抗原。

【临床表现】

多数病人发病前1~3周有全身不适、低热、乏力及上呼吸道感染等前驱症状,随之出现典型临床表现。

1. 单纯型(紫癜型)　最常见的临床类型,主要表现为皮肤紫癜,局限于四肢,尤其下肢及臀部。紫癜常成批反复发生、对称分布。

2. 腹型(Henoch型)　最具潜在危险和最易误诊的类型。除皮肤紫癜外,产生一系列消化道症状及体征,如恶心、便血等。其中腹痛最为常见,常为阵发性绞痛,多位于脐周、下腹或全腹。

3. 关节型　除皮肤紫癜外,出现关节肿胀、疼痛、压痛及功能障碍等表现。

4. 肾型　是病情最为严重且预后相对较差的临床类型。在皮肤紫癜的基础上,出现血尿、蛋白尿及管型尿,偶见水肿、高血压及肾衰竭等表现。

5. 混合型　皮肤紫癜合并上述两种以上临床表现。

6. 其他　少数病人还可出现视神经萎缩、虹膜炎及中枢神经系统相关症状、体征。

【治疗要点】

1. 病因防治　如防治感染,清除局部病灶(扁桃体炎等),驱除肠道寄生虫,避免可能致敏的食物及药物等。

2. 一般治疗　①抗组胺药:盐酸异丙嗪,氯苯那敏(扑尔敏)、阿司咪唑(息斯敏)等。②改善血管通透性药物:维生素C、曲克芦丁等。

3. 糖皮质激素　具有抑制抗原抗体反应、减轻炎性渗出、改善血管通透性等作用。一般用泼尼松,重者可用氢化可的松或地塞米松,静脉滴注。

4. 对症治疗　腹痛较重者可皮下注射解痉剂,如阿托品或山莨菪碱(654-2);关节痛可酌情用镇痛药;呕吐严重者可用止吐药;上消化道出血者可禁食、制酸、止血。

5. 其他　如上述治疗效果不佳或近期内反复发作者,可酌情使用:①免疫抑制剂:如环磷酰胺等;②抗凝疗法:适用于肾型病人;③中药:以凉血、解毒、活血化瘀为主,适用于慢性反复发作或肾型病人。

【护理措施】

1. 一般护理

(1)饮食:避免过敏性食物的摄取。发作期可选择清淡、少刺激、易消化的软食,不宜过热、过硬、过量,有消化道出血时禁食。

(2)运动与休息:增加卧床休息时间,保持环境安静,避免过早或过多的行走活动。

2. 病情观察　密切观察病人的出血进展与变化,了解有无缓解,病人的自觉症状,皮肤瘀点或紫癜的分布等;对于腹痛的病人,注意评估疼痛的部位、性质、严重程度及其持续时间、有无伴随症状,如恶心、呕吐等;注意腹部的体格检查,包括腹壁紧张度、有无压痛等;对于关节痛的病人,应评估受累关节的部位、数目、局部有无水肿等。对于肾型紫癜应注意观察尿色、尿量及尿液检查结果,有无水肿等。

3. 对症护理　腹痛者宜取屈膝平卧位;关节肿痛者应注意局部关节的制动和保暖。腹泻病人应注意肛周护理,保持肛周清洁干燥。

4. 用药护理 若使用糖皮质激素,应加强护理,预防感染;若使用环磷酰胺时,嘱病人多饮水,注意观察尿量及尿色的变化;若使用抗组胺药物容易引起发困,应告知病人注意休息。

5. 健康指导 向病人及家属讲解疾病相关知识,积极寻找过敏源,避免再次接触与发病有关的食物及药物等。养成良好的卫生习惯,饭前便后洗手,避免食用不洁食物。加强锻炼,增强体质,保持心情愉悦。有花粉的季节,过敏体质者尽量减少外出,必要时戴口罩。教会病人对出血情况及伴随症状或体征的自我监测,病情复发或加重时,应及时就医。

二、特发性血小板减少性紫癜

特发性血小板减少性紫癜(idiopathic thrombocytopenic purpura,ITP)是一种复杂的多种机制共同参与的获得性自身免疫性疾病。该病的发生是由于病人对自身血小板抗原的免疫失耐受,导致体液免疫和细胞免疫介导的血小板过度破坏和血小板生成受抑制,出现血小板减少,伴或不伴皮肤黏膜出血的临床表现。ITP 的发病率为 5~10/10 万人口,60 岁以上人群的发病率为 60 岁以下人群的 2 倍。

【病因与发病机制】

ITP 的病因迄今未明。发病机制如下:

(1)体液免疫和细胞免疫介导的血小板过度破坏。

(2)体液免疫和细胞免疫介导的巨核细胞数量和质量异常,血小板生成不足。

【临床表现】

1. 急性型 多见于儿童。病程多为自限性,常在数周内恢复,少数病程超过半年可转为慢性。

(1)起病形式:多数病人起病前 1~2 周有呼吸道感染史,特别是病毒感染史。起病急,常有畏寒、寒战、发热。

(2)出血表现:全身皮肤瘀点、紫癜及大小不等的瘀斑,常先出现于四肢,尤以下肢为多;鼻腔、牙龈及口腔黏膜出血也较常见。当血小板低于 $20×10^9/L$ 时可发生内脏出血。颅内出血可致剧烈头痛、意识障碍、抽搐,是本病致死的主要原因。

(3)其他:出血量过大,可出现程度不等的贫血、血压降低甚至失血性休克。

2. 慢性型 常见于 40 岁以下的成年女性。常可反复发作,少有自行缓解。

(1)起病形式:起病隐匿或缓慢。

(2)出血表现:相对较轻,主要表现为反复出现四肢皮肤散在的瘀点、瘀斑,牙龈出血或鼻出血,女性病人月经过多较常见,甚至是唯一症状。部分病人出现广泛且严重的内脏出血甚至颅内出血。

(3)其他:长期月经过多可出现与出血严重程度相一致的贫血。反复发作者常有轻度脾大。

【治疗要点】

(一)一般治疗

注意休息,避免外伤,给予足量液体和易消化饮食。

（二）病情观察

ITP 病人如无明显出血倾向,血小板计数高于 $30×10^9/L$,无手术、创伤,且不从事增加病人出血危险性的工作或活动,发生出血的风险较小,可临床观察暂不进行药物治疗。

（三）首次诊断 ITP 的一线治疗

1. 糖皮质激素 首选治疗。常用泼尼松口服,病情严重者用等效量地塞米松或甲泼尼龙静脉滴注,好转后改口服。待血小板升至正常或接近正常后,逐步减量,持续 3~6 个月。

2. 静脉输注丙种球蛋白（IVIG） 主要用于：①ITP 的急症处理；②不能耐受糖皮质激素或者脾切除术前准备；③合并妊娠或分娩前。

（四）ITP 的二线治疗

1. 脾切除 可减少血小板抗体的产生及减轻血小板的破坏。

2. 药物治疗

（1）抗 CD20 单克隆抗体：可有效清除体内 B 淋巴细胞,减少自身抗体产生。

（2）促血小板生成药物：主要包括重组人血小板生成素（thTPO）等。

（3）免疫抑制剂：不宜作为首选。主要药物有：①长春新碱（VCR）；②环磷酰胺（CTX）；③硫唑嘌呤（AZT）；④环孢素；⑤霉酚酸酯（MMF）。

（五）急症的处理

适用于：①血小板计数<$20×10^9/L$ 者；②出血严重而广泛者；③疑有或已发生颅内出血者；④近期将实施手术或分娩者。

1. 血小板输注 成人用量为每次 10~20 单位,反复输注血小板可产生血小板抗体,因此不宜多次输注血小板。

2. 大剂量甲泼尼龙 1g/d,静脉注射,3~5 天为 1 个疗程。

3. 大剂量免疫球蛋白 400mg/(kg·d),静脉注射,5 天为一个疗程。

4. 血浆置换 可有效清除血浆中的血小板抗体,每天置换 3L,连续 3~5 天。

【护理措施】

1. 一般护理

（1）饮食：高热量、高蛋白、高维生素、清淡、易消化的饮食,禁食过硬、刺激性食物,消化道出血者禁食,情况好转后逐步改为少渣半流质饮食、软饭、普食。

（2）运动与休息：保证充足的睡眠,注意休息。根据血小板计数适当活动,避免跌倒、碰撞等外伤发生。

2. 病情观察 观察病人出血的发生、发展或消退情况,特别是出血部位、范围和出血量。注意病人自觉症状、情绪反应、生命体征、神志等。

3. 用药护理

（1）长期使用糖皮质激素可引起身体外形的变化、胃肠道反应、诱发感染、骨质疏松等,应向病人做必要的解释和指导,说明在减药、停药后可以逐渐消失,宜饭后服药,必要时可加用胃黏膜保护剂或制酸剂,预防感染,监测骨密度,用药期间定期监测血压、血糖、电解质等,发现异常及时通知医生。

（2）静脉注射免疫抑制剂、大剂量免疫球蛋白时,要注意保护血管,一旦发生静脉炎要及时处理。

4. 健康指导 向家属及病人介绍疾病相关知识。保持情绪稳定,大便通畅,睡眠充足。避免服用可能引起血小板减少或抑制血小板功能的药物,特别是非甾体类抗炎药,如阿司匹林等。遵医嘱按时、按剂量、按疗程用药,不可自行减量或停药。定期复查血象,学会自我监测皮肤出血情况如瘀点、瘀斑等;内脏出血表现如呕血、便血等,一旦出现及时就医。

三、血友病

血友病(hemophilia)是一组因遗传性凝血活酶生成障碍引起的出血性疾病,包括血友病A(遗传性抗血友病球蛋白缺乏症或FⅧ缺乏症)、血友病B(遗传性FⅨ缺乏症)及遗传性FⅪ缺乏症(Rosenthal综合征),其中以血友病A最为常见。血友病以阳性家族史、幼年发病、自发或轻度外伤后出血不止、血肿形成及关节出血为特征。

【病因与发病机制】

血友病A、B均属性染色体(X染色体)连锁隐性遗传性疾病。遗传性FⅪ缺乏症为常染色体隐性遗传性疾病,双亲都可遗传,子女均能发病。

【临床表现】

1. 出血 出血的轻重与血友病类型及相关因子缺乏程度有关。血友病A出血较重,血友病B次之,遗传性FⅪ缺乏症最轻。血友病的出血多为自发性或轻度外伤、小手术(如拔牙、扁桃体切除)后出血不止。

2. 血肿压迫的表现 血肿压迫周围神经可致局部疼痛、麻木及肌肉萎缩;压迫血管可致相应供血部位缺血性坏死或瘀血、水肿;口腔底部、咽后壁、喉及颈部出血可致呼吸困难甚至窒息;压迫输尿管可致排尿障碍。

【治疗要点】

治疗原则是以替代治疗为主的综合治疗。

1. 一般治疗 可用凝血酶、巴曲酶(立止血)、吸收性明胶海绵等药物加压止血;可使用夹板,模具等使病人出血的肌肉和关节处于休息位;肌肉出血常为自限性,不主张进行血肿穿刺,以防感染。

2. 替代治疗 补充缺失的凝血因子是防治血友病出血最重要的措施。主要制剂有新鲜冰冻血浆、冷沉淀物及凝血酶原复合物等。

3. 药物治疗 ①去氨加压素(desmopressin,DDAVP);②糖皮质激素;③抗纤溶药物:如氨基己酸、氨甲苯酸等。

4. 外科治疗 对于关节强直、畸形的病人,可在补充足量相应凝血因子的基础上行关节成形术或置换术。

5. 其他 基因疗法。

【护理措施】

1. 一般护理

(1)饮食:给予易消化饮食,防止食物过硬,避免暴食,少吃刺激性食物。

(2)运动与休息:防止外伤,尽量避免如拳击、足球、篮球等过度负重或进行剧烈的接触性运动,对活动性出血的病人,应限制其活动范围和活动强度,较严重时要卧床休息。

2. 病情观察 监测病人自觉症状、不同部位的出血情况;经常评估关节外形、局部有无压痛、关节活动能力有无异常等。注意观察和警惕隐匿性的大出血或重要脏器出血。

3. 对症护理

（1）局部出血：按医嘱给予病人止血处理，紧急情况配合抢救，颈部或喉部软组织出血时，应协助病人取侧卧位或头偏向一侧，必要时用吸引器将血吸出，避免积血压迫呼吸道引起窒息，做好气管插管或切开的准备。

（2）关节出血及康复：关节腔或关节周围组织出血时，急性期应给予局部制动并保持功能位，血肿消退前避免过早行走使患肢负重，出血控制后可鼓励病人循序渐进地活动受累关节及理疗。

4. 正确输注各种凝血因子制品 避免异型血，制品取回后应立即输注，如是冷沉淀物或者冷冻血浆，输血前应将其置于37℃温水（水浴箱）中解冻、融化，以病人可耐受的速度快速输注。输入后随时观察有无变态反应发生及止血效果。

5. 用药护理 DDAVP 的不良反应有心率加快、颜面潮红、血压升高、少尿及头痛等，要密切观察，反复使用可发生水潴留和低钠血症，需限制体液摄入；对有心脑血管疾病的老年病人慎用。

6. 心理护理 本病为遗传病，终身有出血倾向。病人易产生焦虑和恐惧，应关心、理解、安慰病人；为病人提供有关血友病社会团体的信息，鼓励病人及家属参与相关的社团及咨询活动，通过与医护人员或病人间的信息交流，相互支持，共同应对这一慢性病给病人带来的困难和烦恼，提高生活质量。

7. 健康指导 ①向病人及家属介绍疾病相关知识，教会病人预防出血的方法，避免剧烈的接触运动，不要穿硬底鞋或赤脚走路，使用锋利工具时小心，尽量避免手术治疗。②注意口腔卫生，防龋齿。③避免使用阿司匹林等有抑制凝血机制作用的药物，出血严重者及时就医。④告诉病人若外出或远行，应携带写明血友病的病历卡，以备发生意外时可得到及时救助。⑤控制体重，减轻关节负荷。⑥学会自我监测出血症状和体征和止血方法。⑦重视遗传咨询、婚前检查和产前检查，血友病病人和女性携带者最好不要婚配，携带者妊娠早期，应检查胎儿是否患血友病，以决定是否终止妊娠。

四、弥散性血管内凝血

弥散性血管内凝血（disseminated intravascular coagulation，DIC）是在许多疾病基础上，凝血及纤溶系统被激活，导致全身微血栓形成，凝血因子大量消耗并继发纤溶亢进，引起全身出血及微循环衰竭的临床综合征。

【病因与发病机制】

1. 病因 与感染性疾病、淋巴瘤等恶性肿瘤、羊水栓塞等病理产科、手术及创伤、严重中毒或免疫反应、急性胰腺炎、重型肝炎等全身各系统疾病有关。

2. 发病机制 DIC 是一种病理过程，本身并不是一个独立的疾病，只是众多疾病复杂的病理过程中的中间环节。凝血酶与纤溶酶的形成，是导致血管内微血栓形成、凝血因子减少及纤溶亢进等病理生理改变的关键机制。

【临床表现】

1. 出血 特点为自发性、多发性出血，部位可遍及全身，多见于皮肤、黏膜、伤口及穿刺部位；其次为某些内脏出血，严重者可发生颅内出血。

2. 休克或微循环障碍 一过性或持续性血压下降，早期即出现肾、肺、脑等器官功能不全，表现为肢体湿冷、少尿或无尿、呼吸困难、发绀及不同程度的意识障碍等。

3. 微血管栓塞 与弥漫性微血栓的形成有关。皮肤黏膜栓塞可使浅表组织缺血、坏死及局部溃疡形成；内脏栓塞常见于肾、肺、脑等，可引起急性肾衰竭、呼吸衰竭、颅内高压等，从而出现相应的症状和体征。

4. 微血管病性溶血 可表现为进行性贫血，贫血程度与出血量不成比例，偶见皮肤、巩膜黄染，大量溶血时还可以出现黄疸、血红蛋白尿。

【治疗要点】

治疗原则是以治疗原发病，去除诱因为根本，抗凝治疗与凝血因子补充同步进行。

1. 去除诱因、治疗原发病 如控制感染，治疗肿瘤，病理产科及外伤；纠正缺氧、缺血及酸中毒等。

2. 抗凝治疗 抗凝治疗是终止 DIC 病理过程、减轻器官损伤，重建凝血-抗凝平衡的重要措施。

(1)肝素治疗：①肝素，常用于急性或暴发型 DIC；②低分子量肝素，预防、治疗慢性或代偿性 DIC 时优于肝素。

(2)其他抗凝及抗血小板聚集药物：①复方丹参注射液；②低分子右旋糖酐；③噻氯匹定；④双嘧达莫；⑤重组人活化蛋白 C(APC)。

3. 替代治疗 适用于有明显血小板或凝血因子减少证据和已进行病因及抗凝治疗，DIC 未能得到良好控制者。对于 APTT 时间显著延长者可输新鲜全血、新鲜血浆或冷沉淀物，以补充凝血因子。对于纤维蛋白原显著降低或血小板显著减少者可分别输纤维蛋白原浓缩剂或血小板悬液。

4. 抗纤溶治疗 适用于继发性纤溶亢进为主的 DIC 晚期。常用药物有氨甲苯酸、氨基己酸等。

5. 溶栓疗法 由于 DIC 主要形成微血管血栓，并多伴有纤溶亢进，因此原则上不使用溶栓剂。

6. 其他 糖皮质激素治疗，但不作为常规应用。

【护理措施】

1. 一般护理

(1)饮食：进高热量、高蛋白、高维生素饮食，有消化道出血者应进食冷流质或半流质饮食，必要时可禁食。昏迷者给予鼻饲，并做好护理。

(2)运动与休息：卧床休息，根据病情采取合适体位，如休克病人采取中凹卧位，呼吸困难者可采取半坐卧位，意识障碍者采取保护性措施。注意保暖，防褥疮，协助排便，必要时保留尿管。

2. 病情观察 严密监测病人的生命体征、神志和尿量变化，记录 24 小时出入液量；观察表情，皮肤的颜色与温湿度；有无皮肤黏膜和重要器官栓塞的症状和体征，如皮肤栓塞出现四肢末端发绀，肾栓塞出现腰痛、血尿等；注意出血部位、范围及其严重度的观察。

3. 用药护理 肝素的主要不良反应是出血，还会引起发热、过敏反应、脱发、血小板减少等，在治疗过程中注意观察病人出血情况，监测各项实验室指标，APTT 为最常用的监护指标，正常值为(40±5)秒，使其延长 60%~100% 为最佳剂量，若过量可采用鱼精蛋白中和，鱼精蛋白 1mg 可中和肝素 1mg。右旋糖酐 40 可引起过敏反应，重者可致过敏性休克，使用时应谨慎。

4. 心理护理 由于病情危重，症状较多，病人常有濒死感，可表现多种心理活动，如悲观绝望、烦躁不安、恐惧紧张等心理异常。因此,应针对病人心理进行耐心讲解,列举成功案例,增强病人信心,使其积极配合治疗。

5. 健康指导 向病人及其家属讲解疾病相关知识,强调反复进行实验室检查的必要性和重要性,特殊药物治疗的不良反应,保证充足的睡眠;提供易消化吸收富含营养的食物,适当运动,循序渐进。

第三节 白 血 病

白血病(leukemia)是一类造血干细胞的恶性克隆性疾病,因白血病细胞自我更新增强、增殖失控、分化障碍、凋亡受阻,而停滞在细胞发育的不同阶段。在骨髓和其他造血组织中,白血病细胞大量增生累积,使正常造血受抑制并浸润其他器官和组织。根据白血病细胞的成熟程度和自然病程,将白血病分为急性和慢性两大类。在恶性肿瘤所致的死亡率中,白血病居第6位(男性)和第8位(女性),但在儿童及35岁以下成人中则居第1位。

【病因与发病机制】

可能与病毒感染、自身免疫功能异常、X射线、苯及其衍生物、遗传因素等有关。

一、急性白血病

急性白血病(acute leukemia,AL)是造血干细胞的恶性克隆性疾病,发病时骨髓中异常的原始细胞及幼稚细胞大量增殖并抑制正常造血,广泛浸润肝、脾、淋巴结等各种脏器。国际上常用的法美英FAB分类法将AL分为急性淋巴细胞白血病(acute lymphocytic leukemia,ALL)和急性髓系白血病(acute myelogenous leukemia,AML)。ALL又分为3个亚型,包括L_1型、L_2型、L_3型。AML又分为8个亚型,包括急性髓细胞白血病微分化型(M_0)、急性粒细胞白血病未分化型(M_1)、急性粒细胞白血病部分分化型(M_2)、急性早幼粒细胞白血病(APL,M_3)、急性粒单核细胞白血病(M_4)、急性单核细胞白血病(M_5)、急性红白血病(M_6)、急性巨核细胞白血病(M_7)。

【临床表现】

AL起病急缓不一。急者可以表现突然高热,类似"感冒",也可以是严重出血。缓慢者常为脸色苍白、皮肤紫癜,月经过多或拔牙后出血难止而就医时被发现。

1. 贫血 常为首发症状,呈进行性加重,半数病人就诊时已为重度贫血。

2. 发热 白血病本身能引起发热,但大多数由继发感染所致,主要表现为持续低热或高热甚至超高热,可伴畏寒、出汗等。感染可发生在各个部位,以口腔炎、牙龈炎、咽峡炎最常见。长期应用抗生素者,可出现真菌感染。

3. 出血 出血可发生在全身各部位,以皮肤瘀点、瘀斑、鼻出血、牙龈出血、月经过多为多见。眼底出血可致视力障碍,严重时发生颅内出血而导致死亡,APL易并发DIC而出现全身广泛性出血。

4. 器官和组织浸润的表现 淋巴结肿大和肝脾肿大;胸骨下端局部压痛;部分AML可伴绿色瘤;牙龈增生、肿胀;皮肤出现蓝灰色斑丘疹;可引起中枢神经系统白血病(CNSL);睾丸出现无痛性肿大,多为一侧性;肺、心、消化道、泌尿生殖系统等均可受累。

【治疗要点】

治疗原则是根据病人的MICM(细胞形态学、免疫学、细胞遗传学和分子遗传学)分型结果及临床特点进行预后危险分层,按照病人意愿、经济能力,选择并设计最佳完整、系统的治疗方案。

(一)对症支持治疗

1. 紧急处理高白细胞血症 一旦出现高白细胞血症($>100\times10^9/L$)可使用血细胞分离机,清除过高的白细胞,同时给予化疗和水化。应预防高尿酸血症、酸中毒、电解质平衡紊乱和凝血异常等并发症。

2. 防治感染 发热时应及时查明感染部位及查找病原菌,使用有效抗生素。应用G-CSF可缩短粒细胞缺乏期。

3. 成分输血支持 严重贫血可吸氧,输浓缩红细胞,维持$Hb>80g/L$,但白细胞瘀滞症时不宜立即输红细胞。血小板低者可输单采血小板悬液。

4. 防治高尿酸血症肾病 鼓励病人多饮水,最好24小时持续静脉补液,使每小时尿量>150ml并保持碱性尿,在化疗同时给予别嘌醇以抑制尿酸合成。当病人出现少尿和无尿时,应按急性肾衰竭处理。

(二)抗白血病治疗

AL治疗分为两个阶段,即诱导缓解和缓解后治疗。诱导缓解主要通过联合化疗,使病人迅速获得完全缓解(complete remission,CR):白血病的症状和体征消失,血象的白细胞分类中无白血病细胞,骨髓象中相关系列的原始细胞与幼稚细胞之和≤5%。缓解后治疗主要方法为化疗和造血干细胞移植,诱导缓解获CR后,体内仍有残留的白血病细胞,称为微小残留病灶(MRD),必须进一步降低MRD,以防止复发、争取长期无病生存(DFS)甚至治愈(DFS)持续10年以上。常用化疗药物及不良反应见表18-3。

1. ALL治疗 复发多在CR后2年内发生,以骨髓复发最常见,此时可选择原诱导化疗方案再诱导或含HD Ara-C的联合方案或者新药进行再诱导治疗。

2. AML治疗 复发难治AML的治疗可选用:①HD Ara-C联合化疗。②新方案:如氟达拉滨、Ara-C和G-CSF±IDA(FLAG±I)。③对于年龄偏大或继发性AML,可采用预激化疗:G-CSF+Acla+Ara-C。

3. 中枢神经系统白血病的防治 早期强化全身化疗(如HD MTX、Ara-C)和鞘内注射化疗药物(如MTX、Ara-C、糖皮质激素)。

4. 老年AL的治疗 多数60岁以上病人化疗需减量用药,以降低治疗相关死亡率。

表18-3 白血病常用化疗药物及不良反应

药名	缩写	主要不良反应
甲氨蝶呤	MTX	口腔及胃肠道黏膜溃疡,肝损害,骨髓抑制
巯嘌呤	6-MP	骨髓抑制,胃肠反应,肝损害
氟达拉滨	FLU	神经毒性,骨髓抑制,自身免疫现象
阿糖胞苷	Ara-C	消化道反应,肝功能异常,骨髓抑制,巨幼变
环磷酰胺	CTX	骨髓抑制,恶心呕吐,脱发,出血性膀胱炎
苯丁酸氮芥	CLB	骨髓抑制,胃肠反应
白消安	BUS	皮肤色素沉着,精液缺乏,停经,肺纤维化
长春新碱	VCR	末梢神经炎,腹痛,脱发,便秘

续表

药名	缩写	主要不良反应
高三尖杉酯碱	HHT	骨髓抑制,心脏损害,消化道反应
依托泊苷	VP-16	骨髓抑制,脱发,消化道反应
柔红霉素	DNR	骨髓抑制,心脏损害,消化道反应去甲氧
门冬酰胺酶	L-ASP	肝损害,过敏反应,高尿酸血症,高血糖,胰腺炎,氮质血症
泼尼松	P	类库欣综合征,高血压,糖尿病
羟基脲	HU	消化道反应,骨髓抑制
维A酸	ARTA	皮肤黏膜干燥,口角破裂,消化道反应,头晕,关节痛,肝损害

【护理措施】

(一) 一般护理

1. 饮食 给予高热量、高蛋白、高维生素、适量纤维素,清淡、易消化饮食,多食新鲜水果、蔬菜。避免进食高糖、高脂、产气过多和辛辣的食物。注意卫生,食物要煮熟,牛奶要消毒。

2. 运动与休息 根据病人情况制订合理的活动量。注意休息,劳逸结合。

(二) 病情观察

密切观察病人生命体征变化,注意监测病人血象及骨髓象情况,观察病人有无贫血、出血及感染症状,观察病人化疗后的不良反应。

(三) 对症护理

1. 静脉炎及组织坏死的防护

(1) 合理选择静脉:最好采用中心静脉或深静脉留置导管。若使用浅表静脉,应选择有弹性且直的大血管,避免在循环功能不良的肢体进行注射。

(2) 避免药液外渗:静脉注射化疗药前先用生理盐水冲路,确定在静脉内方可注入药物,边抽回血边注药,以保证药液无外渗。应用多种药物时,先用对血管刺激性小的药物,药物输注完毕再用生理盐水10~20ml冲洗后拔针,以减轻药物对局部血管的刺激。

(3) 化疗药外渗的处理:立即停止注入,边回抽边退针,不要立即拔针,并行利多卡因环形封闭,范围大于渗漏区,局部冷敷有一定效果,抬高受累部位,促进局部外渗药液的吸收。

(4) 静脉炎的处理:局部血管禁止静脉注射,患处勿受压,使用喜疗妥等药物外敷,鼓励病人多做肢体活动,以促进血液循环,遵医嘱进行理疗。

2. 骨髓抑制的防护 多数化疗药物化疗后第7~14天骨髓抑制作用最强,恢复时间多为之后的5~10天。化疗期间定期复查血象,每次疗程结束后复查骨髓象,以了解骨髓抑制程度。一旦出现骨髓抑制,加强贫血、感染和出血的预防、观察及护理。

3. 消化道反应的防护 恶心、呕吐、食欲缺乏等消化道症状多出现在用药后1~3小时,持续数小时到24小时不等,体弱者出现症状较早且较重。

(1) 为病人提供一个安静、舒适、通风良好的休息与进餐环境,避免不良刺激。

(2) 避免在治疗前后2小时内进食,当出现恶心、呕吐时应暂缓或停止进食,及时清除呕吐物,保持口腔清洁。治疗前1~2小时给予止吐药物。

(3) 给予高热量、高蛋白、高维生素、适量纤维素,清淡、易消化饮食,以半流质饮食为主。少量多餐,避免进食高糖、高脂、产气过多和辛辣的食物,进食后适当活动,休息时取坐位和半卧位,避免饭后立即平卧。

(4)减慢化疗药输入速度,无法进食者给予静脉补充营养。

4. 口腔溃疡的护理 对已发生口腔溃疡者,应给予口腔护理,每天 2 次。指导病人漱口液含漱及溃疡用药方法,每次 15~20 分钟,每天至少 3 次。餐后及睡前用漱口水含漱后,将药涂于溃疡处,涂药后禁食 2~3 小时。

5. 心脏毒性的预防和护理 柔红霉素、阿霉素、高三尖杉酯碱类药物可引起心肌及心脏传导损害。用药前后监测心率、心律、血压。滴数小于 40 滴/分。

6. 肝功能损害的防护 甲氨蝶呤、门冬酰胺酶对肝功有损害,监测肝功能,观察病人有无黄疸。

7. 脱发的护理

(1)化疗前心理护理:向病人说明化疗必要性及化疗可能导致脱发的现象,告知结束后头发会再生,使其有充分的心理准备,坦然面对。

(2)出现脱发后的心理护理:评估病人的感受,鼓励表达内心感受,指导病人使用假发、戴帽子,协助其重视自身能力和优点,鼓励家属支持,病友分享,参与正常社交。

8. 鞘内注射化疗药物的护理 推注速度宜慢,注毕嘱病人去枕平卧 4~6 小时,注意观察有无头痛、呕吐、发热等化学性脑膜炎及其他神经系统损害的症状。

(四)用药护理

VCR 能引起末梢神经炎,出现手足麻木感,停药后可逐渐消失。L-ASP 可引起过敏反应,用药前先皮试。APL 治疗过程中可能出现分化综合征(differential syndrome),主要临床表现为发热、体重增加、肌肉骨骼疼痛、呼吸窘迫、肺间质浸润、胸腔积液、心包积液、皮肤水肿、低血压、急性肾衰竭甚至死亡。一旦出现应及时给予大剂量糖皮质激素,暂时停服维 A 酸,症状消失后可继续使用,对症或辅助治疗如吸氧、利尿、白细胞单采清除和联合化疗等。ATO 不良反应有肝功能损害,心电图 Q-T 间期延长等。少数病人对别嘌醇会出现严重皮肤过敏,应注意。CTX 可导致出血性膀胱炎,嘱病人多饮水,每天 3000ml 以上;MTX 可引起口腔黏膜及消化道黏膜溃疡,嘱病人勤用亚叶酸钙溶液含漱。

(五)心理护理

认真评估各个时期病人的心理状况,耐心倾听,鼓励病人表达,向病人介绍已缓解的典型病例,组织病人之间进行康复经验的交流。

(六)健康指导

(1)向病人及其家属说明疾病相关知识,保证充足睡眠,适当健身活动,如散步、打太极拳等。

(2)指导病人进食高蛋白、高热量、高维生素、清淡、易消化少渣软食,避免辛辣刺激,多饮水,多食蔬菜、水果。

(3)注意保暖,讲究个人卫生,学会监测体温,掌握预防感染、贫血、出血的自我护理知识。

(4)嘱病人按计划、按时化疗,定期门诊复查,发现出血、发热及骨关节疼痛应立即就医。

二、慢性白血病

慢性白血病(chronic leukemia,CL)按细胞类型分为慢性髓系白血病、慢性淋巴细胞白血病及少见类型的白血病,如毛细胞白血病、幼淋巴细胞白血病等。

慢性髓系白血病

慢性髓系白血病(chronic myelogenous leukemia,CML)简称慢粒,是一种发生在早期多能造血干细胞上的恶性骨髓增殖性疾病,主要涉及髓系。病程发展缓慢,脾大,外周血粒细胞显著增多且不成熟。CML 分为慢性期(chronic phase,CP)、加速期(accelerated phase,AP)和最终急变期(blastic phase or blast crisis,BP/BC)。本病各年龄组均可发病,以中年最多见。

【临床表现】

1. 慢性期 CP 一般持续 1~4 年,病人有乏力、低热、多汗或盗汗、体重减轻等代谢亢进的症状,由于脾大而自觉左上腹坠胀感。部分病人胸骨中下段压痛。

2. 加速期 发热、虚弱、体重下降,脾脏迅速增大,骨关节痛及逐渐出现贫血、出血。原来治疗有效的药物无效。

3. 急变期 急性期表现与 AL 类似,多数为急粒变,20%~30% 为急淋变。

【治疗要点】

治疗原则是应着重于慢性期早期治疗,避免疾病转化,力争细胞遗传学和分子生物学水平上的缓解。

(一) CP 的治疗

1. 分子靶向治疗 应用第一代酪氨酸激酶抑制剂(tyrosine kinase inhibitor,TKI)甲磺酸伊马替尼(imatinib mesylate,IM),对伊马替尼不能耐受或无效的病人,可选择第二代 TKI 尼洛替尼或达沙替尼。

2. 干扰素-α(interferon-α,IFN-α)应用 该药与小剂量阿糖胞苷联合使用,可提高疗效。

3. 其他药物治疗

(1)羟基脲(hydroxyurea,HU):起效快,作用时间短。

(2)白消安(busulfan,BU,马利兰):起效慢且后作用长,剂量不易掌握。

(3)其他药物:Ara-C、HHT、ATO 等。

4. 异基因造血干细胞移植(allo-HSCT) 是唯一可治愈 CML 的方法。

(二) 进展期的治疗

AP 和 BC 统称为 CML 的进展期。AP 病人可采用加量 TKI 治疗,BC 病人采用加量 TKI 及联合化疗,两者回到 CP 后,立即行 allo-HSCT 治疗。

【护理措施】

1. 一般护理 保证充足的休息和睡眠,适当锻炼,劳逸结合。进食高热量、高蛋白、高维生素、易消化吸收的饮食。

2. 病情观察 每天测量病人脾脏的大小、质地并做好记录。注意脾区有无压痛,观察有无脾栓塞或脾破裂的表现;化疗期间定期监测血象、血尿酸和尿尿酸的含量及尿沉渣检查等,记录 24 小时出入液量,观察有无血尿或腰痛的发生。

3. 对症护理

(1)疼痛护理:病人发生脾胀痛时,可置病人于安静、舒适的环境中,卧床休息,减少活动,左侧卧位,宜少食多餐,尽量避免弯腰和碰触腹部。

(2)尿酸性肾病护理:鼓励病人多饮水,化疗期间每天 3000ml 以上,遵医嘱口服别嘌醇和碳酸氢钠,24 小时持续静脉补液,保证足够的尿量。在化疗给药前或给药后遵医嘱给予利尿剂。

4. 用药护理

(1)白消安:长期用药可出现皮肤色素沉着,精液缺乏及停经,肺纤维化等,现已较少应用于临床。

(2)干扰素-α:常见不良反应包括乏力、发热、疲劳、头痛、畏食、恶心、肌肉及骨骼疼痛等流感样症状和体重下降、肝功能异常等。预防性使用对乙酰氨基酚等能够减轻流感样症状。部分病人常需减量,同时定期检查肝肾功能及血象。

(3)伊马替尼:常见的非血液学不良反应包括水肿、肌痉挛、腹泻、恶心、肌肉骨骼痛、皮疹、腹痛、肝酶升高、疲劳、关节痛和头痛等,但一般症状较轻微。血液学不良反应包括白细胞、血小板减少和贫血,可应用造血生长因子,严重者需减量或暂时停药,定期监测血象。

5. 健康指导 向病人及家属讲解疾病相关知识,给予高热量、高蛋白、高维生素易消化的饮食,慢性期病情稳定时,保证充足休息,适当运动,可工作或学习,按时服药,配合治疗,注意各种不良反应,定期监测血象,出现贫血加重、发热、腹部剧烈疼痛者,应及时就医。

慢性淋巴细胞白血病

慢性淋巴细胞白血病(chronic lymphoblastic leukemia,CLL)简称慢淋,是一种进展缓慢的 B 淋巴细胞增殖性肿瘤,以外周血、骨髓、脾脏和淋巴结等淋巴组织中出现大量克隆性 B 淋巴细胞为特征。CLL 均起源于 B 细胞。本病在欧美各国是最常见的白血病,而在我国、日本及东南亚国家较少见。90% 病人在 50 岁以上发病,男女比例 2∶1。

【临床表现】

CLL 起病缓慢,多无自觉症状,淋巴结肿大常为就诊的首发症状,以颈部、腋下、腹股沟淋巴结为主。肿大的淋巴结较硬,无压痛,可移动。早期可出现疲乏、无力,随后出现食欲缺乏、消瘦、低热和盗汗等,晚期易发生贫血、出血、感染。

【治疗要点】

治疗原则是提高 CR 率,并尽可能清除微小残留病灶。

1. 化学治疗 烷化剂有 CLB、CTX、苯达莫司汀;嘌呤类似物有 FLU;糖皮质激素。

2. 化学免疫治疗 FCR 方案(FLU+CTX+R),其中 R 为利妥昔单抗。

3. 造血干细胞移植 CLL 病人年龄较大,多数不适合移植治疗。

4. 并发症治疗 积极抗感染治疗,反复感染者可静脉输注免疫球蛋白;并发自身免疫性溶血性贫血或血小板减少可用较大剂量糖皮质激素,无效且脾大明显者,可考虑切脾。

【护理措施】

1. 一般护理　卧床休息,采取舒适卧位,进食高热量、高维生素、营养丰富的软食,摄取足够的水分。

2. 病情观察　定期监测体温,观察感染的症状、体征及其变化情况。

3. 对症护理　高热病人可给予物理降温,必要时遵医嘱给予药物降温,及时更换衣物,保持皮肤清洁干燥;严重贫血病人应给予常规氧气吸入,以改善组织缺氧,可给予病人输血以减轻贫血和缓解机体的缺氧症状。

4. 用药护理　主要包括化疗药物不良反应的护理、干扰素-α 不良反应的护理。

5. 健康指导　向病人说明遵医嘱坚持治疗的重要性,保证充足的休息,适当活动,注意饮食,定期复查血象,出现发热、出血或其他感染迹象应及时就诊。

第四节　淋 巴 瘤

淋巴瘤(lymphoma)起源于淋巴结和淋巴组织,其发生大多与免疫应答过程中淋巴细胞增殖分化产生的某种免疫细胞恶变有关,是免疫系统的恶性肿瘤。按组织病理学改变,淋巴瘤可分为非霍奇金淋巴瘤(non-Hodgkin lymphoma,NHL)和霍奇金淋巴瘤(Hodgkin lymphoma,HL)两类。

【病因与发病机制】

病毒感染(如 EB 病毒等)、宿主的免疫功能、幽门螺杆菌抗原的存在可能与淋巴瘤的发病有关。

【临床表现】

(1)无痛性进行性的淋巴结肿大或局部肿块是淋巴瘤共同的临床表现。

(2)霍奇金淋巴瘤:多见于青年,儿童少见。首发症状常是无痛性颈部或锁骨上淋巴结进行性肿大(占 60%~80%),其次为腋下淋巴结肿大。5%~16% 的 HL 病人发生带状疱疹。饮酒后引起的淋巴结疼痛是 HL 所特有,但并非每一个 HL 病人都是如此。发热、盗汗、瘙痒及消瘦等全身症状较多见。30%~40% 的 HL 病人以原因不明的持续发热为起病症状。周期性发热(Pel-Ebstein 热)约见于 1/6 的病人。皮肤瘙痒是 HL 较特异的表现,可为 HL 的唯一全身症状。

(3)非霍奇金淋巴瘤:NHL 具有以下特点:①全身性,可发生在身体的任何部位,其中淋巴结、扁桃体、脾及骨髓是最易受到累及的部位。②多样性,组织器官不同,受压迫或浸润的范围和程度不同,引起的症状也不同。③随着年龄增长而发病者增多,男性多于女性;除惰性淋巴瘤外,一般发展迅速。④NHL 对各器官的压迫和浸润较 HL 多见,常以高热或各器官、系统症状为主要临床表现。

【治疗要点】

治疗原则是:以化疗为主,化疗与放疗相结合,联合应用相关生物制剂的综合治疗。

(一)霍奇金淋巴瘤

1. 化学治疗　ABVD 为 HL 的首选方案见表 18-4。

2. 放射治疗　扩大照射范围,除被累及的淋巴结及肿瘤组织外,还包括附近可能侵及的淋巴结,如病变在膈以上采用"斗篷式";如病变在膈以下采用倒"Y"字式。

(二)非霍奇金淋巴瘤

1. 以化疗为主的化、放疗相结合的综合治疗

1)惰性淋巴瘤:联合化疗可用 COP 或 CHOP 方案(表 18-5)。

2)侵袭性淋巴瘤:侵袭性 NHL 的标准治疗方案是 CHOP 方案,化疗不应少于 6 个疗程。R-CHOP 方案是弥漫性大 B 细胞淋巴瘤(DLBCL)治疗的经典方案。

表 18-4 霍奇金淋巴瘤的主要化疗方案

方案	药物	备注
MOPP	氮芥、长春新碱、丙卡巴、泼尼松	如氮芥改为环磷酰胺静脉注射,即为 COPP 方案
ABVD	阿霉素、博来霉素、长春新碱、达卡巴素	4 种药均在第 1 及第 15 天静脉注射 1 次,疗程间休息 2 周

表 18-5 非霍奇金淋巴瘤的常用联合化疗方案

方案	药物
COP	环磷酰胺、长春新碱、泼尼松
CHOP	环磷酰胺、阿霉素、长春新碱、泼尼松
R-CHOP	利妥昔单抗、环磷酰胺、阿霉素、长春新碱、泼尼松
EPOCH	依托泊苷、阿霉素、长春新碱、泼尼松、环磷酰胺
ESHAP(复发淋巴瘤)	依托泊苷、甲泼尼松、顺铂、阿糖胞苷

难治性复发者的解救方案:可选择 ICE(异环磷酰胺、卡铂、依托泊苷)、DHAP(地塞米松、卡铂、高剂量阿糖胞苷)、MINE(异环磷酰胺、米托蒽醌、依托泊苷)、HyperCVAD/MTX-Ara-C 等方案进行解救治疗。

2. 生物治疗

(1)单克隆抗体:凡细胞免疫表型为 $CD20^+$ 的 B 细胞淋巴瘤病人,主要是 NHL 病人,均可用 CD20 单抗(利妥昔单抗)治疗。

(2)干扰素:是一种能抑制多种血液肿瘤增殖的生物制剂。

(3)抗幽门螺杆菌治疗:胃黏膜相关淋巴样增殖淋巴瘤可用其治疗。

3. 骨髓移植 对 55 岁以下病人,能耐受大剂量化疗的中高危病人,可考虑进行自体造血干细胞移植。部分复发或骨髓侵犯的年轻病人还可考虑异基因造血干细胞移植。

4. 手术治疗 合并脾功能亢进,有切脾指征者可以切脾,以提高血象,为以后化疗创造有利条件。

【护理措施】

1. 一般护理

(1)饮食:鼓励病人进食高热量、高维生素、营养丰富的半流质饮食或软食,多食新鲜水果、蔬菜,禁食过硬、带刺、刺激性强的食物,指导病人摄取足够的水分。

(2)运动与休息:活动应循序渐进,遵循适度原则。疾病早期可进行社交活动及身体锻炼,晚期应增加卧床休息,进行室内、床旁活动。

2. 病情观察 ①观察生命体征变化,定期监测体温,观察降温后的反应,避免发生虚脱。②观察病人放疗后的局部皮肤变化,有无发红、瘙痒、灼热感及渗液、水疱形成等。③观察病人情绪变化,有无焦虑、烦躁等。④观察病人睡眠、饮食状况,有无恶心、呕吐、失眠等。⑤观察病人淋巴结肿大部位、程度及相应器官压迫情况。

3. 对症护理

(1) 高热护理:可先采用物理降温,冰敷前额及大血管经过的部位,如颈部、腋窝和腹股沟;有出血倾向者禁用乙醇或温水拭浴。及时更换被汗浸湿的衣服及床单位,保持干燥清洁。鼓励病人多饮水,必要时遵医嘱应用退热药物。

(2) 皮肤护理:放疗病人照射区皮肤应避免受到强冷或热的刺激,外出时避免阳光直射,不要使用有刺激性的化学物品。局部皮肤有发红、痒感时,应及早涂油膏以保护皮肤,如皮肤为干反应,表现为局部皮肤灼痛;如为湿反应,表现为局部皮肤刺痒、渗液、水疱,可用氢化可的松软膏外涂,2%甲紫外涂,冰片蛋清外敷,硼酸软膏外敷后加压包扎;如局部皮肤有溃疡坏死,应全身抗感染治疗,局部外科清创、植皮。

4. 用药护理 利妥昔单抗不良反应首先表现为发热和寒战,主要发生在第1次静脉注射时,通常在2个小时内,其他随后的症状包括恶心、荨麻疹、疲劳、头痛、瘙痒、呼吸困难、暂时性低血压、潮红、心律失常等。因此,每次静脉注射美罗华前应预先使用镇痛药(如对乙酰氨基酚)和抗过敏药(如开瑞坦),并且应严密监护病人生命体征,对出现轻微症状的病人可减慢滴速,对出现严重反应的病人,特别是有严重呼吸困难、支气管痉挛和低氧血症的病人应立即停止静脉注射,及时通知医生对症处理。

5. 心理护理 恶性淋巴瘤治疗时间长,治疗费用高,病情发展快,造成病人情绪悲观、低落,护士应耐心与病人交谈,了解其想法,给予适当的解释,鼓励积极接受治疗;家属要充分理解病人的痛苦和心情,注意言行,不要推诿、埋怨,要营造轻松的环境,保持病人心情舒畅,共同面对、互相支持。

6. 健康指导 向病人及家属讲解疾病的相关知识,宣传近年来由于治疗方法的改进,淋巴瘤缓解率已大幅提高,不少病人已完全治愈,应坚持定期巩固强化治疗,若发现身体不适,如疲乏无力、发热、盗汗、皮肤瘙痒、咳嗽、消瘦等,或发现肿块,应及早就医。嘱病人缓解期或全部疗程结束后应保证充足睡眠,适当锻炼,食谱多样化,加强营养,避免进食油腻、生冷和容易产气的食物。注意个人卫生,皮肤瘙痒者避免搔抓,沐浴时避免水温过高,宜选用温和的沐浴液。

第十九章 神经内科疾病的护理

第一节 出血性脑血管病

一、脑出血

脑出血(cerebral hemorrhage)是指脑实质内的血管破裂引起大块性出血。外伤性和非外伤性因素均可引起脑血管破裂。约80%以上由高血压性脑内细小动脉病变引起,故也称为高血压动脉硬化性脑出血或高血压性脑出血,占各类脑血管病的20%~30%,是病死率最高的脑血管病类型。

【常见病因及发病机制】

1. 常见病因 高血压和动脉硬化是脑出血的主要因素,还可由先天性脑动脉瘤、脑血管畸形、脑瘤、血液病、感染、药物(如抗凝及溶栓剂等)、外伤及中毒等所致。

2. 发病机制 ①脑内小动脉的病变:表现脑内小动脉分叉处或其附近中层退变、平滑肌细胞不规则性萎缩以致消失,与长期高血压有直接关系。②微小动脉瘤:好发于大脑半球深部(如壳核、丘脑、尾状核)其次为脑皮质及皮质下白质中。

【临床表现】

1. 全脑症状

(1)意识障碍:轻者躁动不安、意识模糊不清,严重者多在半小时内进入昏迷状态,眼球固定于正中位,面色潮红或苍白,大汗尿失禁或尿潴留等。

(2)头痛与呕吐:神志清或轻度意识障碍者可述头痛,呕吐多见,多为喷射性,呕吐物为胃内容物,多数为咖啡色。

(3)去大脑性强直与抽搐:如出血量大,破入脑室和影响脑干上部功能时,可出现阵发性去皮质性强直发作(两上肢屈曲、两下肢伸直性,持续几秒钟或几分钟不等)或去脑强直性发作(四肢伸直性强直)。少数患者可出现全身性或部分性痉挛性癫痫发作。

(4)呼吸与血压:患者一般呼吸较快,病情重者呼吸深而慢,病情恶化时转为快而不规则,或呈潮式呼吸、叹息样呼吸、双吸气等。血压突然升高,可达200/120mmHg(26.7/16kPa)及以上。血压高低不稳和逐渐下降是循环中枢功能衰竭征象。

(5)体温:出血后即刻出现高热,是丘脑下部体温调节中枢受损害征象;还可出现感染热、吸收热。

(6)瞳孔:早期双侧瞳孔可时大时小,若病灶侧瞳也散大,对光反应迟钝或消失,是小脑幕切迹疝形成的征象;若双侧瞳孔均逐渐散大,对光反应消失,是双侧小脑幕切迹全疝或深昏迷的征象;若两侧瞳孔缩小或呈针尖样,提示脑桥出血。

2. 局限性神经症状 与出血的部位、出血量和出血灶的多少有关。

(1)大脑基底区出血。病灶对侧出现不同程度的偏瘫、偏身感觉障碍和偏盲,双眼球常偏向病灶侧。主侧大脑半球出血者可有失语、失用等症状。

(2)脑叶性出血:大脑半球皮质下白质内出血。多为病灶对侧单瘫或轻偏瘫,或为局部肢体抽搐和感觉障碍。

（3）脑室出血：多数昏迷较深，常伴强直性抽搐。

（4）脑桥出血：常见出血侧周围性面瘫和对侧肢体瘫痪。若出血波及两侧时出现双侧周围性面瘫和四肢瘫。两侧瞳孔可呈针尖样，两眼球向病灶对侧偏视。体温升高。

（5）小脑出血：可表现为眩晕、视物不清、恶心呕吐、步态不稳、共济失调等。

【治疗原则】

颅内高压、脑疝是脑出血急性期的主要死亡原因，因此，控制脑水肿、颅内高压是降低病死率的关键，恢复期注意积极康复，预防并发症。

（1）安静卧床。对烦躁不安者或癫痫者，应用镇静、止痉和镇痛药。

（2）降低颅内压。20%甘露醇或甘油果糖250ml、利尿药、激素。

（3）调整血压。血压维持在150~160/90~100mmHg(20.0~21.3/12.0~13.3kPa)为宜。

（4）控制体温。头部降温，用冰帽或冰水以降低脑部温度，降低颅内新陈代谢，有利于减轻脑水肿及颅内高压。

（5）保持水、电解质及酸碱平衡。

（6）防治并发症：肺部感染、压疮、尿路感染、消化道出血等。

（7）手术治疗：开颅血肿清除术、钻颅穿刺吸除术、脑室引流术等。

（8）功能锻炼：生活自理能力的锻炼，以逐步恢复生活能力及劳动能力。

（9）可选用促进神经代谢的药物，如吡拉西坦等。

（10）辅助治疗。可选用理疗、针灸等。

【护理】

1. 评估

（1）评估健康史：流行病学调查显示，中国居民中脑出血的发生率大大高于欧美人；来自社区居民的研究资料显示，脑出血的发生频率平均为30%~40%。

（2）身心状况：脑出血多发生在50岁以上，血压控制不良的高血压患者。常在体力活动或情绪激动时突然发病。

2. 护理要点及措施

（1）提供安静、舒适的环境，急性期应绝对卧床休息4~6周。

（2）抬高床头15°~30°，促进脑部血液回流，减轻脑水肿。特别是发病2周内，应尽量减少探视，避免各种不良情绪影响。意识障碍、躁动及合并精神症状者加护栏、适当约束，必要时给予少量镇静药。

（3）严密观察生命体征、头痛、瞳孔、意识等变化。出血头痛加剧、意识改变、瞳孔变化、脉搏减慢甚至呕吐，立即报告医师，进行脱水、降颅压处理，防止脑疝发生。观察发热的类型及原因，高热时按高热护理常规执行。

（4）保持呼吸道的通畅，加强叩背、吸痰，预防肺部感染。舌后坠明显者给予留置口咽通气管，可取侧卧位或平卧位头偏向一侧，以防止呕吐物误吸入气道，准备负压吸引器，痰多时应随时吸痰以免发生窒息，必要时给予氧气雾化吸入。

（5）急性期给予低脂、高蛋白质、高维生素、高热量饮食。限制钠盐摄入（每日少于3g），钠盐过多潴留会加重脑水肿。

（6）意识障碍者应留置胃管。鼻饲前协助翻身、叩背，清理呼吸道分泌物，抬高床头

15°~30°,进食后 30 分钟,减少对于患者的刺激与翻动,预防食物反流。

(7)保持排便通畅,增加膳食纤维的摄入。便秘者使用缓泄剂,必要时用开塞露通便,切忌大便时用力过度和憋气,导致再次发生脑出血。

(8)密切观察药物疗效。使用脱水药物时,防止药物外渗。

(9)准确记录 24 小时出入量。

(10)保持床单干燥整洁,预防压疮。

(11)保持瘫痪肢体功能位置。

(12)康复护理。

3. 健康教育

(1)避免情绪激动,保持心情舒畅。

(2)监测血压。按时服用调整血压的药物。

(3)饮食清淡,多吃含水分含纤维素的食物,多食蔬菜、水果,忌烟酒及辛辣等刺激性强的食物。

(4)生活规律,养成定时排便的习惯,切忌大便时用力过度和憋气。

(5)适当运动,注意劳逸结合。

(6)康复训练循序渐进,持之以恒,训练过程中防止跌倒。

二、蛛网膜下隙出血

蛛网膜下隙出血(subarachnoid hemortrage,SAH)是脑表面、颅底部血管破裂后,血液流入蛛网膜下隙引起相应临床症状,又称为原发性蛛网膜下隙出血。脑实质出血、脑室出血、硬膜外或硬膜下血管破裂,破入蛛网膜下隙称为继发性蛛网膜下隙出血。

【常见病因及发病机制】

1. 常见病因

(1)颅内动脉瘤、动静脉畸形、高血压动脉硬化症、脑底异常血管网和血液病等为最常见。

(2)危险因素。动脉瘤破裂危险因素包括高血压、吸烟、过量饮酒、动脉瘤体大,在情绪激动或过度用力时发病。

2. 发病机制 动脉瘤可能由动脉壁先天性肌层缺陷或内弹力层变性或两者的联合作用所致。一部分患者有家族史。随着年龄增长,动脉壁弹性减弱,薄弱处管壁在血流冲击等因数影响下向外突出形成囊状动脉瘤。多见于颅底 Willis 环部位。病变血管可自发破裂或在激动、用力等诱因下破裂。

【临床表现】

1. 剧烈头痛与呕吐 突发头部剧烈胀痛或炸裂样痛,位于前额、枕部或全头部,难以忍受,常伴恶心、喷射状呕吐。

2. 意识障碍和精神症状 多数患者无意识障碍,但可有烦躁不安。危重者可有谵妄,不同程度的意识不清及致昏迷,少数可出现癫痫发作和精神症状。

3. 脑膜刺激征 表现为颈项强直、Kernig 征和 Brudzinski 征阳性。

4. 其他临床症状 如低热、腰背腿痛等。亦可见轻偏瘫、视力障碍,第Ⅲ、Ⅴ、Ⅵ、Ⅶ对脑神经麻痹,视网膜片状出血和视盘水肿等。此外还可并发上消化道出血和呼吸道感染等。

【治疗原则】

防治再出血、脑血管痉挛、脑积水等并发症。

(1) 绝对卧床休息4~6周,床头抬高15°~20°,病房保持安静。

(2) 避免引起血压及颅压增高的诱因,如用力排便、咳嗽、喷嚏和情绪激动等以免发生动脉瘤再破裂。

(3) 烦躁者镇静、镇痛,保持排便通畅可用缓泻药。心电监护防止心律失常,注意营养支持,防止并发症。避免使用损伤血小板功能药物,如阿司匹林。

(4) 降低颅内压。应用20%甘露醇、呋塞米和人血白蛋白等脱水降低颅压治疗。颅内高压征象明显有脑疝形成趋势者可行颞下减压术和脑室引流。

(5) 预防再出血。抗纤溶药可抑制纤溶酶形成,推迟血块溶解和防止再出血。常用氨基己酸(6-氨基己酸)、氨甲苯酸(止血芳酸)等药物。稳定血压,收缩压>180mmHg给予降压处理,不可将血压降得太低。

(6) 防治脑血管痉挛。预防性应用钙通道拮抗药物尼莫地平。

(7) 脑脊液置换疗法。腰穿缓慢放出血性脑脊液,每次10~20ml,每周2次,可减少迟发性血管痉挛、脑积水发生率,降低颅内压,改善脑脊液循环。

(8) 手术治疗。动脉瘤颈夹闭术、动脉瘤切除术、血管内介入治疗采用超选择导管技术、可脱性球囊或铂金微弹簧圈栓塞术治疗动脉瘤。动静脉畸形可采用供血动脉结扎术、血管内介入栓塞或γ刀治疗等。

【护理】

1. 护理评估

(1) 健康史:女性多见,发病率随年龄增长而增加,并在60岁左右达到高峰。最多见于60~69岁,但年龄进一步增大,发病率反而下降。

(2) 身心状况:患者突然起病,可有剧烈运动,情绪激动、咳嗽、用力等诱因,少数发病前有头痛、头晕、视物模糊或长期间歇性头痛病史。

2. 护理要点及措施

(1) 颅内高压、头痛的护理:剧烈的头痛,频繁的呕吐是蛛网膜下隙出血最主要的临床症状,与出血刺激脑膜及脑水肿有关。患者绝对卧床休息,一般为4~6周,头抬高15°~20°,有利于颅内静脉回流,并保持病室安静。遵医嘱给予降低颅内压,如20%甘露醇快速静脉滴注,必要时给予镇静镇痛药。因患者输液时间长,静脉穿刺时有计划从四肢远端到近心端,并观察药物有无外渗。

(2) 昏迷及意识障碍的护理:意识障碍的出现与蛛网膜下隙出血后的脑血管痉挛、脑水肿、脑代谢障碍等有关。对昏迷期患者加用床栏,防止坠床;对躁动不安者,可用镇静药,以免病情加重。

(3) 密切观察生命体征:注意意识及瞳孔的变化,有否头痛加剧,如有异常及时汇报医生。一周内血压应保持在150~160mmHg/90~100mmHg(19~21/11~13.3kPa)为宜,不应过低,以防引起脑供血不足、低血容量而诱发脑梗死。

(4) 高热患者的护理。

(5) 防止压疮发生。

(6) 保持排尿、排便通畅:昏迷患者出现反射性尿失禁时,使用接尿器或留置尿管,保持尿液通畅和外阴部清洁,每日用1:5000呋喃西林溶液行膀胱冲洗2次,每2周更换导尿管

1次,避免尿路感染及排尿困难。便秘与限制卧位、活动减少有关。保持排便通畅,可给予缓泻药,以免因排便过度用力引起再次出血或脑疝形成。

(7)饮食护理:避免食用生、冷、硬食物,应食质软、易消化营养丰富的食物。对昏迷患者给予鼻饲流质食物,每4小时鼻饲1次。

(8)并发症的预防:保持呼吸道通畅,及时清除呼吸道分泌物或呕吐物,叩背、咳痰,自上而下、由内向外。对昏迷患者及时吸痰及氧气吸入,不仅能预防肺部感染,还可改善或纠正脑缺氧,减轻脑水肿。

(9)心理护理:了解患者的心理活动,做好患者的思想工作,解除心理障碍,满足患者的各种生活需求。给患者讲与疾病相关知识。

3. 健康教育

(1)保持情绪稳定,避免不良刺激影响。

(2)4~6周严格卧床休息。6周后避免剧烈运动。

(3)保持排便通畅,预防便秘药物使用对防止再次出血发生的重要性。

(4)稳定血压,定时监测血压。

(5)讲解血管造影在判断动脉瘤及血管畸形中的作用及预防再次出血的重要性等。

第二节 缺血性脑血管病

一、脑 梗 死

脑梗死系指各种原因引起的脑动脉管腔的狭窄或闭塞,在侧支循环不足以起到代偿供血的基础下,该动脉所供血的局部脑组织发生缺血性坏死。基底动脉闭塞引起脑干或丘脑梗死,颈内动脉或大脑中动脉闭塞可引起大面积脑梗死,均可导致意识障碍,脑梗死引起的意识障碍以脑栓塞最常见。

脑栓塞是指脑动脉被异常的栓子阻塞,使其远端脑组织发生缺血性坏死,出现相应的神经功能障碍。栓子以血栓栓子为主,占所有栓子的90%;其次有脂肪、空气、癌栓、医源物体等。脑栓塞发生率占急性脑血管病的20%。任何年龄均可发病,但平均发病年龄较轻,女性多于男性,因女性患风湿性心脏病较多的缘故。

【常见病因及发病机制】

1. 常见病因

(1)心源性脑栓塞:栓子在心内膜和瓣膜产生,并脱落造成的脑栓塞。心源性脑栓塞占所有脑栓塞的60%~80%。常见于风湿性心脏病、心肌梗死、亚急性细菌性心内膜炎、非细菌性血栓性心内膜炎等。

(2)非心源性脑栓塞:是指心脏以外血管来源的栓子造成的脑栓塞。常见于动脉粥样硬化斑块性栓塞、脂肪栓塞、空气栓塞、癌栓塞、医源性栓塞等。

(3)不明原因性脑栓塞:有部分脑栓塞患者未发现栓子的来源。

2. 发病机制 栓子进入脑动脉后,随血流向远端移行至比栓子细小的动脉时,发生阻塞现象导致脑组织缺血、缺氧、坏死;栓子刺激动脉及周围小动脉造成痉挛,缺血进一步扩大。

【临床表现】

(1) 有原发病史。以风湿性心脏病、冠心病和动脉粥样硬化病史为多见,部分患者发生于心脏手术后、长骨骨折、大血管穿刺术后等。

(2) 突然发病,常在数秒或数十秒内症状达高峰。

(3) 患者在发病时有短暂意识障碍、头痛、头晕及抽搐;因 80% 的栓塞发生在颈内动脉系统,其临床表现为失语、眼球凝视麻痹、面瘫、肢体瘫痪、感觉障碍。

(4) 椎基底动脉动系统发生者,表现为复视、口舌麻木、眩晕、共济失调、交叉性瘫痪、意识障碍等。

(5) 较大动脉被栓塞致大块脑梗死,或多发栓塞者,发病后 3~5 天病情加重,甚至因高颅压引起脑疝致死。

(6) 少量的空气栓塞,症状在短期内可完全消失;大量空气栓塞者病情严重,甚至在短期内死亡。

【治疗原则】

调整血压、改善侧支循环、减轻脑水肿和治疗原发病。

(1) 溶栓治疗。适用于超早期患者及进展性卒中。应在发病 3~12 小时给药。

(2) 抗凝治疗。主要适用于进展型脑梗死、心源性脑梗死等,常用药物有肝素、低分子肝素、华法林等。

(3) 抗血小板聚集治疗。主要应于预防脑梗死复发和治疗轻度脑血管狭窄<70%,常用药物有阿司匹林等药物。

(4) 改善脑代谢和脑功能。

(5) 改善微循环。

(6) 预防和治疗脑水肿。

(7) 急性期卧床休息,调整血压,血压调整在稍高于平时血压。

【护理】

1. 评估

(1) 健康史。①病因:心源性、非心源性和不明原因性栓子来源。②流行病学调查患病率为 13/10 万,年发病率 6/10 万,2/3 的复发发生在第 1 次发病后 1 年内。脑栓塞发生率占急性脑血管病的 20%,占全身动脉栓塞的 50%。任何年龄均可发病,但平均发病年龄较轻。女性多于男性,因女性患风湿性心脏病较多的缘故。

(2) 身心状况。①生命体征:有无异常,特别是基底动脉栓塞、大脑中动脉或颈内动脉栓塞者可使整个大脑半球缺血,病情严重。②意识、瞳孔与精神状态。③头颈部检查。④四肢躯干检查。⑤理解力、定向力、判断力、记忆力、计算力、肌力、肌张力,各种反射等。

2. 护理要点及措施

(1) 针对有脑疝发生危险,应做好:①严密观察生命体征、意识及瞳孔的变化,必要时给予监护;②建立安全的静脉通路,必要时可置中心静脉导管;③持续低流量吸氧;④及时发现脑疝前驱症状:有无头痛、呕吐、血压升高、脉搏加快、呼吸不规则、意识障碍加重、一侧瞳孔散大等,发现异常及时通知医师;⑤备好抢救器材与药品,主要是脱水药物及气管插管等物品。

(2) 躯体移动功能障碍的护理。①早期康复训练;24~48 小时后患者生命体征平稳,意识清楚,即可行早期康复训练。②满足患者的生活需要,急性期及意识障碍的患者执行一级护理常规,保证安全。见意识障碍护理常规。③做好皮肤的护理,床头交接班。落实晨晚间护理。

(3)营养失衡的护理:脑梗死患者在进食前必须筛查吞咽困难,对脑梗死患者因吞咽障碍或意识不清不能进食者,应静脉补充营养或鼻胃管供给食物和药物。

评定指标:体重指数(BMI)= 体重 kg/身高^2(m^2),<14,存活的可能性很小。

血浆白蛋白又称血清白蛋白,不作为反应营养状况改善的灵敏指标。氮平衡前白蛋白对了解营养不良较血清白蛋白更为敏感。

合理供给营养:重症患者非蛋白质热量每日 20~30kcal/kg,糖类每日 2.5~3g/kg,脂肪每日 1~1.5g/kg。

(4)语言沟通障碍的护理:①评估失语的类型;②实施语言康复训练。

(5)促醒的护理。积极促进脑复苏:保持正常的脑灌注;亚低温治疗,降低脑代谢,减少耗氧;减轻脑水肿;纠正酸中毒;应用地西泮、苯巴比妥钠等药物制动和镇静;高压氧治疗;脑保护药及促醒药物应用,神经节苷脂、醒脑静、纳洛酮等。

(6)并发症护理

1)呼吸道管理:为防止低氧血症,脑梗死的急性期必须维持足够的脑组织供氧。脉搏血氧饱和度能提供患者有无缺氧信息,急性脑梗死患者应监测脉搏血氧饱和度,并保证饱和度≥95%。对重症脑卒中及肺功能差的患者应进行血气分析,轻至中度低氧血症者用鼻导管供氧可改善低氧状态,但严重低氧血症、高碳酸血症及有较大误吸危险的昏迷患者应及早行气管插管或切开,必要时应机械通气。防止误吸和窒息患者头偏向一侧,定时翻身叩背,及时清理口腔分泌物和痰液。

2)泌尿系感染的预防:应避免导尿,除非有前列腺疾病、尿路局部病变或外伤。

3)上消化道出血的预防:急性脑血管病并发上消化道出血在临床上较常见,是一种严重的并发症,也是导致死亡的主要原因。表现为呕血和柏油样便,70%发生在发病后 7 天以内,是由于急性脑血管病引起胃、十二指肠黏膜出血性糜烂、点状出血和急性溃疡所致。

4)深静脉血栓的预防与护理:深静脉血栓(DVT)常发生在下肢深静脉中,常见于左侧。发生的主要原因:解剖结构、卧床、静脉壁由于穿刺、感染、化学药物的刺激等,表现为受累的上、下肢肿胀,不伴疼痛和皮肤颜色改变,肿胀由远端向近端。出现一侧肢体肿胀明确为深静脉血栓形成的患者应将患肢抬高并减少活动,防止血栓脱落。溶栓治疗中应注意观察有无出血倾向。使用低分子肝素时应选择腹壁皮下、脐周 5cm 以外注射。观察肿胀肢体的变化。避免受压。

3. 健康教育

(1)积极治疗患者的基础病,如高血压、糖尿病、心脏病、TIA 等,个性化地服用降血压、降血糖和降血脂药物,有针对性地采取措施,尽量减少危险因素的损害。

(2)让患者知道心理因素对疾病转归和康复会起到很重要的作用。帮助患者减轻和克服消极悲观心理,保持良好的心情,以主动、积极、健康的心态与医护人员密切配合。

(3)合理饮食、适当运动有助于降低高血脂、高血压等危险因素的发生。如少吸烟饮酒,低盐、低脂、高纤维饮食等,增加植物蛋白、单纯不饱和脂肪酸的摄入,多食水果和蔬菜。

(4)指导患者在急性期卧床休息,取平卧位为好,以保证脑血流供给、减轻脑组织缺血状况。保持瘫痪肢体功能位置,帮助患者做患肢及关节的被动运动。

(5)治疗用药指导:①长时间服用阿司匹林抗凝血治疗,可致胃肠道反应或溃疡,应饭后服用。观察用药反应,若皮肤瘀斑、鼻出血、牙龈出血或胃出血,请及时告知医护人员,以便调整用药。②用降压药或降糖药时,应按医嘱定时、定量服用,不宜自行停药或减量,以免影响治疗效果。

(6)定期复查:复查血压、血脂、血糖情况,医师根据检查情况调整药物剂量。

二、短暂性脑缺血发作

短暂性脑缺血发作(transient ischemic attack,TIA)是由于脑动脉狭窄、闭塞或血流动力学异常而导致的短暂性、反复发作性脑局部组织的血液供应不足,使该动脉所支配的脑组织发生缺血性损伤,表现出相应的神经功能障碍。典型的临床表现症状可持续数分钟至数小时,可反复发作,但在24小时内完全恢复,不遗留任何后遗症。但有部分可发展为完全性卒中。可分为颈内动脉系统及椎基底动脉系统TIA。椎-基底动脉系统TIA可发生短暂的意识障碍。

【病因与发病机制】

TIA的病因及发病机制至今尚不安全清楚,目前认为有以下几种学说。

1. 微栓塞学说 发现微栓子的来源部位,即入颅动脉存在粥样硬化斑块及附壁血栓;脑动脉血流具有方向性造成反复出现同一部位TIA。

2. 脑动脉痉挛学说 脑动脉硬化、管腔狭窄,血流经过时产生的漩涡刺激动脉壁使动脉痉挛,造成短时的缺血。

3. 颈椎学说 椎动脉硬化及横突孔周围骨质增生直接压迫椎动脉,突然过度活动颈部使椎动脉扭曲和受压出现椎-基底动脉系统的TIA;增生的骨质直接刺激颈交感干造成椎基底动脉痉挛。

4. 脑血流动力学障碍学说 在脑动脉粥样硬化、管腔狭窄的基础上,血压突然下降,脑分水岭区的灌注压下降,出现相应的脑缺血表现。

5. 心脏病变学说 心脏产生的栓子不断进入脑动脉导致阻塞或心功能减退导致脑动脉的供血不足。引起TIA最常见的心脏病有心瓣膜病、心律失常、心肌梗死等。

6. 血液成分异常学说 红细胞增多症、血小板增多症、骨髓增生性疾病、白血病、避孕药、雌激素、产后、手术后等。

7. 脑动脉壁异常学说 动脉粥样硬化病变、系统性红斑狼疮、脑动脉纤维肌肉发育不良、烟雾病及动脉炎等。

【临床表现】

本病多发于中、老年人,大多伴有高血压、高血脂、心脏病、糖尿病病史。典型特点:发病突然;症状和体征数秒钟达高峰,可持续数分钟至数小时;而且24小时内完全恢复;可反复发作,每次发作症状和体征符合脑神经功能定位。

1. 椎基底动脉系统TIA临床表现 ①复视;②偏盲;③眩晕呕吐;④眼球震颤;⑤声音嘶哑、饮水呛咳、吞咽困难;⑥共济失调,猝倒发作;⑦单侧或双侧口周及舌部麻木,交叉性面部及肢体感觉障碍,单侧或双侧肢体无力及病理反射阳性;⑧一过性遗忘症。

2. 颈内动脉系统的TIA临床表现 ①大脑中动脉TIA最多见,表现为以上肢和面舌瘫为主的对侧肢体无力,病理反射阳性,可有对侧肢体的感觉障碍、对侧偏盲、记忆理解障碍、情感障碍、失用等。在左侧半球者可有失语、失读、失算、失写等。②大脑前动脉TIA表现为精神障碍、人格障碍、情感障碍等。③颈内动脉主干发生TIA表现除以上症状和体征外,同时还伴同侧眼球失明及对侧上下肢体无力等症状。

【治疗原则】

(1)进行系统的病因学检查,制订治疗策略。

(2)抗血小板聚集治疗:肠溶阿司匹林、氯吡格雷、缓释双嘧达莫与阿司匹林复合制剂。

(3)抗凝血治疗:短期内频繁发作,1天发作3次以上或1周发作5次,或有进展性卒中的可能尤其是椎-基底动脉系统TIA。药物有肝素、双香豆素类药物、低分子肝素等。

(4)他汀类药物:用于动脉粥样硬化引起的短暂性脑缺血发作。

(5)扩容药物:用于低灌注引起的短暂性脑缺血发作。

(6)病因、危险因素、并发症的治疗:针对引起TIA的病因如动脉粥样硬化、高脂血症、高血糖、高血压、颈椎病进行相应的治疗。

(7)外科手术治疗:当发现颈动脉粥样硬化狭窄在70%以上时,在患者和家属同意下,可考虑行颈动脉内膜剥离术或颈动脉支架置入术。

(8)预后:短暂性脑缺血发作可完全恢复正常,但频繁发作而不积极正规治疗可发生脑梗死。

【护理】

1. 评估

(1)健康史:在短暂性脑缺血发作中,男性患病率高于女性,平均发病年龄55岁。在急性脑血管病中,短暂性脑缺血发作占10%。

(2)身心状况:对频繁发作的TIA患者应密切观察发作的时间、次数、临床症状等。

2. 护理要点及措施

(1)检查患者感觉障碍侧的肢体活动及皮肤情况。

(2)防止烫伤、扭伤、压伤、撞伤等。

(3)对于患者视觉障碍、特别是偏盲者,病房环境应简洁整齐,物品放置规范,生活用品放在患者视觉范围内(训练时除外)。

(4)发作时应做好肢体功能位的护理。

(5)加强饮食护理,选择营养丰富、软食、团状或糊状食物,保证患者的营养摄入,防止误吸。

(6)根据患者TIA发作频次、时间等制订保护措施。发作频繁者限制活动,给予卧床。必要时给予陪护,并向陪护人员讲解预防摔伤的相关知识。

(7)发作时的护理:密切观察发作时的临床表现,有无意识障碍等症状,并立即给予吸氧;发作后检查患者有无摔伤、骨折,必要时行X线片、CT等检查。

(8)并发症的护理:当出现饮水呛咳、吞咽困难时应给予相应护理。

(9)密切观察药物的作用与不良反应。

3. 健康教育

(1)积极治疗基础病如动脉粥样硬化、高脂血症、高血糖、高血压、颈椎病进行相应的治疗。有针对性地采取措施,尽量减少危险因素的损害。血压控制不可太低,以免影响脑组织供血供氧。

(2)做好出院指导,特别是预防再次发作的相关知识,最重要的是向患者宣讲TIA发作时的各种临床表现,一旦有症状应立即就诊。

(3)药物指导,指导患者正确遵医嘱规律服药,不得擅自增减药物,并注意观察药物的不良反应。当发现皮肤有出血点、牙龈出血等,及时就诊。服用抗凝血药物及抗血小板聚集药物定期复查 PT/INR。

(4) 饮食指导:合理饮食,低盐、低脂、高纤维饮食,增加植物蛋白、单纯不饱和脂肪酸的摄入,多食水果和蔬菜,戒除烟酒等不良嗜好。

(5) 适当运动:活动中避免劳累,选择适宜运动方式,起坐、转身要慢,防止摔伤。

(6) 定期复查:定期到医院复查,复查血压、血脂、血糖情况,根据检查情况医师调整药物剂量。

第三节 癫 痫

癫痫(epilepsy)是大脑神经元突发性异常放电,导致短暂的大脑功能障碍的一种慢性脑部疾病,具有突然发作、反复发作的特点,临床上表现为运动、感觉、意识、行为和自主神经等不同程度的障碍,可为一种或同时几种表现发作。癫痫是神经系统最常见的疾病之一,人群发病率为 50~70/10 万,年患病率约 0.5%。

【常见病因】

1. 原发性癫痫 主要由遗传因素所致,可为单基因或多基因遗传,药物治疗效果较好。

2. 继发性癫痫 病因比较复杂,主要由各种原因的脑外伤所致,遗传也可能起一定的作用,药物疗效较差。

【临床表现】

1. 全身强直阵挛发作(大发作) 突然意识丧失,继之先强直后阵挛性痉挛。常伴尖叫、面色发绀、尿失禁、舌咬伤、口吐白沫或血沫、瞳孔散大。持续数十秒或数分钟后痉挛发作自然停止,进入昏睡状态。醒后有短时间的头昏、烦躁、疲乏,对发作过程不能回忆。若发作持续不断,一直处于昏迷状态者称大发作持续状态,常危及生命。

2. 失神发作(小发作) 突发性精神活动中断、意识丧失,可伴肌阵挛或自动症。一次发作数秒至十余秒。脑电图出现每秒钟 3 次棘慢波或尖慢波综合。

3. 单纯部分性发作 某一局部或一侧肢体的强直、阵挛性发作,或感觉异常发作,历时短暂,意识清楚。若发作范围沿运动区扩及其他肢体或全身时可伴意识丧失,称杰克森发作(Jack)。发作后患肢可有暂时性瘫痪,称 Todd 麻痹。

【治疗原则】

1. 病因治疗 如低血糖、低血钙等代谢紊乱需要加以调整;颅内占位性病变首选手术治疗,但术后瘢痕或残余病灶仍可使半数患者继续发作,故还需要药物治疗。

2. 对症治疗

(1) 根据发作形式、频率、发病时间先选一种药物,从低剂量开始,逐渐加量,并按发作情况调节剂量、次数及时间,直到发作控制。

(2) 若一种药物不能控制发作,一般应观察 2 个月方可改用另一种药。如有两种类型发作,也可同时用两种药物。合并用药不宜超过三种。

(3) 更换药物时应先加新药,再逐渐减少原来的药物。两药重叠应用 1 个月左右。应避免突然停药,以免导致癫痫持续发作。

(4) 定期血药浓度监测。

(5) 控制症状后一般应维持用药 2 年。

(6)女性患者妊娠前3个月宜减量,以防畸胎。

(7)抗癫痫药的选择,主要取决于癫痫类型。

3. 癫痫持续状态的治疗

(1)迅速控制发作,是治疗的关键,可选用地西泮。地西泮是最有效的首选药物,成人10~20mg,小儿0.25~1mg/kg,缓慢静脉注射至抽搐停止。

(2)处理并发症:利尿脱水减轻脑水肿,可给予20%甘露醇静脉滴注;保持呼吸道通畅,给氧,必要时气管插管或切开;高热可给予物理降温;保持水、电解质平衡,纠正酸中毒等。

【护理】

(一)评估

1. 评估主观资料

(1)现病史,如首次发作时间、地点、诱因,每次发作的前驱症状、频率、时间、场所;发作先兆,发作时意识状态、抽搐、摔倒情况及痉挛部位,有无口腔分泌物、小便失禁、发绀等。发作起止时间、发作时及发作后的精神躯体情况等;发作间歇期的精神状态,如性格改变、怪异的感知、智能损害、情绪改变、不良行为等。

(2)既往史,如外伤史、冲动行为史、自杀自伤史;可能受伤的危险性;对自身所处环境的认识;对癫痫的防护知识。

(3)治疗情况。

(4)继发性癫痫的相关病史,如脑病、脑缺氧、高热等;心源性脑缺血;全身感染、内分泌或代谢障碍性疾病、中毒等。

2. 评估客观资料

(1)查体:生命体征、意识状态、瞳孔大小及对光反应、心肺体征、肢体运动情况、脑膜刺激征、神经反射。

(2)认知障碍,如错觉、幻觉或片断妄想。

(3)情感障碍,如激动、易激惹、自控力缺损。

(4)实验室检查,如EEG报告是否异常等。

(二)护理要点及措施

1. 安全护理和生活护理

(1)提供安全的环境,备好牙垫、舌钳及床栏等;协助患者确认现实环境,指导使用避免伤害的方法,如有发作先兆时,急避危险地点或请护士帮助;平时应取出口腔中的活动义齿。

(2)安排有规律的作息生活,参加适宜的作业劳动和文化、娱乐、体育活动,以促进人际交往,调节情绪,避免焦虑、孤独、退缩等。

2. 心理护理

(1)对人格改变者,在关心、理解的基础上,予以耐心帮助,使其认识自身不足,鼓励其纠正。可做行为疗法,对其点滴改进及时肯定。

(2)帮助患者消除心理负担,正确对待疾病,配合治疗。

3. 专科护理

(1)密切观察病情变化,及时发现发作先兆,尽早采取防范措施。

(2)抽搐发作时保证呼吸通畅,让患者就地平卧,松开衣服和领口,头转向一侧,用纱布包裹压舌板放于上、下臼齿之间(如来不及,可用手紧托患者下颌,使口紧闭),以免咬伤舌头。抽搐时切勿用力按压患者肢体,以防骨折。注射药物时针头外留1/3。

(3)抽搐停止后患者侧卧,以免吸入分泌物或胃内容物;用吸引器吸引口鼻腔分泌物及呕吐物,取出口中的活动义齿;加强皮肤护理,注意保护易受损伤的关节;如抽搐停止,意识恢复过程中发生兴奋躁动,应有专人守护,并设床挡;持续吸氧。

(4)持续癫痫发作:立即报告医师组织抢救;给氧,随时吸痰,保持气道通畅;建立静脉通道;遵医嘱使用抗癫痫药和其他对症或对因药物;密切观察生命体征及病情变化,做好护理记录;落实各项安全措施,避免亮光和声响刺激;预防感染和各类并发症。

(5)密切观察发作情况并做记录,包括生命体征、意识状态、瞳孔反应、神经系统反射;癫痫发作的形态、类型、抽搐部位、程度,有无大小便失禁等;发作起止时间,清醒时间;发作时有无受伤及发作后患者的感觉等。

(6)对精神运动性发作、意识朦胧或频繁癫痫发作者,应立即报告医师并迅速移开周围物品;保护患者;按医嘱予以肌内注射抗癫痫药物;密切观察直至清醒。

(7)注意冲动行为和自杀、自伤行为的防范,如移开危险物品,密切观察患者情绪变化;要以和蔼的态度接纳患者,避免刺激性言语对患者的激惹;对谵妄、冲动的患者或受幻觉支配冲动的患者,并保护他人安全。

(8)如有精神病性症状(幻觉、妄想等),可采取转移注意力暂时中断妄想思维的方法,帮助患者回到现实中来,并要根据幻觉、妄想的内容,预防各种意外。

(三)健康教育

(1)告诉患者癫痫是可治性疾病,大多预后良好。

(2)宣教防治癫痫的知识,使其了解发生抽搐的可能性及抽搐对人体的危害,取得他们的配合,按时按量用药。教会家属观察抽搐先兆、发作时防止窒息和外伤的方法,以及发作后护理。

(3)向患者介绍自我保健的方法:必须按医嘱服药,不能擅自减药或停药;生活作息有规律,保证睡眠充足;不吸烟、不喝酒、不吃刺激性食物;进食不宜过饱或过饥;避免在强光下活动;参加适宜的工作和社交活动,避免紧张和过度疲劳;遇到紧急事件应保持心态平衡或寻找知己和亲人倾诉。

(4)让患者重视工作和活动场所的安全,切忌参加登高、游泳、驾驶等活动,不在河边、火炉旁、高压电器及无防护设施的机器旁作业或活动,以免癫痫发作导致意外。

(5)告知患者随身携带个人资料,写明姓名、地址、病史、联系电话等,以备癫痫发作时及时了解和联系。

(6)告知家属可能发生的意外(自伤、伤人、行为紊乱、毁物等),并交代防范措施。

第四节　多发性硬化

多发性硬化(multiple sclerosis,MS)是一种中枢神经系统的炎性脱髓鞘型为特征的自身免疫性疾病。多见于青壮年,特点为反复多次的发作与缓解交替的病程。病变最常侵犯的部位是脑室周围的白质、视神经、脊髓和脑干传导束及小脑白质等处,表现为运动障碍、感觉异常、语言、括约肌障碍等。本病好发于北半球的寒冷与温带地区,我国属中发地区。最多的发病年龄在20~40岁,女性稍多,其比例为(2~3):1。

【常见病因】

本病的病因目前尚不完全清楚,目前主要有四种学说。①病毒感染,机体抗病毒免疫反应引起组织损伤和炎性反应;②免疫反应;③遗传因素,多发性硬化有家族易感性;④环境因素,某些环境因素在多发性硬化的发病中同样起重要作用。

【临床表现】

1. 感觉障碍　是患者最常见的症状,常由脊髓后索或脊髓丘脑束病损引起,病灶多见于皮质型感觉障碍。最常见的主诉为麻木感,也可有束带感、烧灼感、疼痛感或寒冷感。

2. 运动障碍　包括皮质脊髓束损害引起的痉挛性瘫痪,小脑或脊髓小脑通路病损引起的小脑性共济失调,深感觉障碍引起的感觉性共济失调。

3. 视觉障碍　多见于球后视神经炎而引起的症状,表现为视力减退或视野障碍。但很少致盲。

4. 膀胱功能障碍　包括尿急或尿不畅、排空不全、尿失禁等。

5. 脑干症状　可有脑干损害的体征,包括复视和核间性眼肌麻痹、面部感觉缺失、面瘫、语言障碍、眩晕、延髓性麻痹等。

6. 其他　精神症状、痴呆及认知功能障碍。

【治疗原则】

控制疾病的急性发作,阻止病情进展,对症支持治疗。

(1)首选皮质类固醇激素治疗,最常使用甲泼尼龙、地塞米松等激素;可以减低多发性硬化恶化期的严重程度和时间。

(2)免疫抑制药:常用环孢霉素A(CyclosporinA)、硫唑嘌呤口服。

(3)进展型多发性硬化,慢性进展型多发性硬化可采用免疫抑制药疗法,如甲氨蝶呤、环磷酰胺。

(4)预防多发性硬化。硫唑嘌呤、环孢霉素A、β-干扰素(IFN-β)。

(5)对症治疗。

【护理】

(一)评估

1. 一般情况　患者的年龄、性别、职业、婚姻状况、健康史、心理、自理能力等。

2. 身体状况

(1)进食情况:吞咽困难、可进食物性状,咽下疼痛、呕吐等情况。

(2)全身情况:生命体征,神志、精神状态,有无衰弱、消瘦、恶病质、水与电解质平衡紊乱等表现。

3. 评估疾病临床类型、严重程度及病变范围

(二)护理要点及措施

1. 针对患者的身体的感觉障碍的部位与程度应定时评估,并做好安全措施

(1)应向患者介绍入院环境并将患者安排在离护士站较近且安静的病房,并把餐具、水、呼叫器、便器放在患者的视力范围内。有精神症状应给予必要的约束或由家人/护理员24小时进行陪护。

(2)使用气垫床和带棉套的床档,防止压疮及患者坠床。保持床单位清洁、平整、干燥、无渣屑,防止感觉障碍的部位受损。

(3)给予患者功能位,防止患者的肢体功能缺失。并根据患者感觉缺失的部位和程度,定时给予翻身,并注意肢体的保暖。

(4)每日用温水擦洗感觉障碍的身体部位,以促进血液循环和感觉恢复。

(5)给患者肢体进行保暖,慎用暖水袋,防止烫伤。

(6)经常给患者做肢体按摩和肢体被动活动。

2. 提高患者肢体活动能力

(1)为患者讲解活动的重要性,并鼓励和协助患者定时更换体位,操作时动作要轻柔。

(2)鼓励患者进行自主功能锻炼,帮助患者进行被动肢体活动,并保持关节功能位,防止关节变形而导致功能丧失。

(3)恢复期患者鼓励并协助做渐进性活动:协助患者在床上慢慢坐起,坐在床边摆动腿数分钟,下床时有人搀扶。

3. 由于患者卧床时间较长,又因膀胱功能障碍因此皮肤护理非常重要

(1)保持床单位清洁、平整、干燥、无渣屑,防止感觉障碍的部位受损。膀胱功能障碍而引起的尿失禁,男性患者可使用假性导尿,必要时给予留置导尿。

(2)给予留置导尿患者应随时保证会阴部清洁,定时进行消毒,每4小时进行尿管开放1次,以训练膀胱功能。

(3)每日进行会阴冲洗1次。

4. 保证患者正常营养的供给

(1)由于患者出现脑干病变,会因延髓性麻痹引起吞咽困难,因此当患者进食缓慢时可由普通饮食改为高热量半流食或乳糜食,主要是保证患者每日的热量。

(2)鼻饲:给予高热量、高蛋白质、高纤维的饮食,进行鼻饲时应注意抽取胃内容物,并检测残留物的量、性质、颜色,异常时应立即通知医师。

(3)肠外营养:可根据患者的病情加用肠外高营养。

5. 排除焦虑,积极配合医护的治疗

(1)让患者说出自己紧张、焦虑的原因,如因疾病的反复或迁延不愈等原因,应加强与患者的沟通,取得患者信赖,做好心理护理,树立战胜疾病的信心。

(2)满足患者的合理要求,医护人员主动帮助或协助照顾好患者。

(3)给患者讲解疾病知识,让年轻患者逐渐能够承受,并与家属做好沟通,尽可能让家属多做患者的心理工作。

(4)积极让患者参与制订护理计划,并鼓励患者自理。

6. 防止并发症发生

(1)防止误吸。

(2)肺炎。给予患者更换体位,定时进行翻身、叩背、排痰。肺炎加重者应及时给予雾化吸入,促使肺内深部痰液的及时排除。排痰时注意观察患者痰液的性质、量,出现三度感染时,应立即通知医师,给予相应的护理。

(3)压疮的预防及护理。

(三)健康教育

(1)针对本疾病的特点给予患者进行讲解,并注意做好心理护理。

(2)做好预防措施,一般患者在出现神经症状之前的数月或数周多有疲劳、感冒、感染、拔牙等病史,因此应避免诱因的发生。

(3)向患者介绍用药方法及药物作用,同时应讲解激素类药物的不良反应,指导患者防止不良反应的发生。

(4)指导患者尽可能维持正常活动的重要性,避免用过热的水洗澡。

第五节 帕金森病

帕金森病(Parkinson's disease,PD)又称震颤麻痹,是一种较常见的以损害黑质纹状体通路为主的神经系统变性疾病,主要临床特征为静止性震颤、肌强直、进行性运动迟缓、姿势平衡障碍,晚期会导致患者生活不能自理。本病最早由英国内科医生詹姆·帕金森于1817年描述。具体病因至今不明,故也称原发性帕金森病。一些由于脑炎、脑动脉硬化、脑外伤及中毒等产生类似临床症状者,称为帕金森综合征。在≥65岁人群中,1%患有帕金森病;在>40岁人群中则为0.4%。本病也可在儿童期或青春期发病。

【病因】

帕金森病病因仍不清楚,目前的研究倾向于以下解释。

1. 年龄老化 帕金森患者主要见于50岁以上的中老年人,并呈现出年龄越大发病率越高的趋势。相关的研究证实:随着年龄的增加,黑质多巴胺能神经元数目逐渐减少,纹状体内多巴胺递质水平逐渐下降,纹状体的 D_1 受体及 D_2 受体逐年减少,酪氨酸羟化酶(tyrosine hydroxylase,TH)和多巴胺脱羧酶(dopa decarboxylase,DDC)活力亦减低。实际上,只有当黑质多巴胺能神经元数目减少达50%以上,纹状体多巴胺含量减少达80%以上时,临床上才会出现帕金森病的运动障碍症状。正常神经系统老化并不会达到这一水平,故年龄老化只是本病的促发因素。

2. 环境因素 已发现某些除草剂、杀虫剂、鱼藤酮、异喹啉类化合物等,可导致多巴胺能神经元死亡,故环境因素被认为是可能病因之一。

3. 遗传因素 帕金森病患者中绝大多数为散发病例。家族性帕金森病患者多具有常染色体显性遗传或隐性遗传特征,有多代、多个家庭成员发病,临床表现与散发性帕金森病有所不同:如伴有共济失调、锥体系损害体征、痴呆,以及起病早、病程短等。

目前普遍认为,帕金森病并非单一因素引起,而是多因素交叉作用的结果,最终是黑质受损、进行性破坏,导致黑质-纹状体系统的不可逆衰退。

【发病机制】

PD 与纹状体内的多巴胺(DA)含量显著减少有关。目前较公认的学说为多巴胺学说和氧化应激学说。

1. 多巴胺学说 多巴胺是纹状体抑制性神经递质,乙酰胆碱(Ach)是纹状体兴奋性神经递质,在正常人,这一对神经递质在纹状体起主导作用并处于动态平衡。PD 患者由于 DA 合成减少使纹状体 DA 含量降低,黑质-纹状体通路多巴胺能与胆碱能神经功能平衡失调,胆碱能神经元活性相对增高,使锥体外系功能亢进,发生震颤性麻痹。

2. 氧化应激学说 该学说解释了黑质多巴胺能神经元变性的原因,即在氧化应激时,PD 患者 DA 氧化代谢过程中产生大量氧自由基,在黑质部位 Fe^{2+} 催化下,进一步生成毒性更大的羟自由基,而此时黑质线粒体呼吸链的复合物 I 活性下降,抗氧化物(特别是谷胱甘肽)消失,无法清除自由基,因此,自由基通过氧化神经膜类脂、破坏 DA 神经元膜功能或直接破坏细胞 DNA,最终导致神经元变性。

【病理】

肉眼观早期无明显病变,晚期可见中脑黑质、脑桥的蓝斑及迷走神经运动核等处的神经色素脱失是本病相对具有的特征性的变化;光镜下可见该处的神经黑色素细胞丧失,残留的神经细胞中有Lewy包含小体形成,该小体位于神经细胞胞质内,呈圆形,中心嗜酸性着色,折光性强,边缘着色浅。

【临床表现】

多数患者为60岁以后发病。男性稍多于女性。少数患者有家族史。隐匿起病,起病缓慢,逐渐加剧。本病病程很长,持续数年或数十年不等。多数首发症状为震颤,其次为步行障碍、肌强直和运动迟缓。症状常从一侧上肢开始,逐渐波及四肢和躯干,呈全身对称性损害。震颤、肌强直、运动徐缓及姿势、步态异常构成本病的主要表现。

1. 震颤 震颤为帕金森病最主要的特征和发病最早期的表现。常从一侧上肢远端(手指)开始,呈现有节律(频率4~7次/秒)的拇指对掌和手指屈曲的不自主震颤,如同"搓丸"样动作,然后发展到同侧下肢,继而累及对侧上下肢,晚期可波及下颌、唇、舌和头部。上肢震颤比下肢严重。早期震颤发生在肢体处于静止状态时,故称为"静止性震颤"。做随意动作时减轻或停止,紧张时加剧,入睡后消失。晚期患者在做随意动作时也有震颤,称为"动作性震颤"。少数患者,尤其是发病年龄在70岁以上者可不出现震颤。

2. 肌强直 肌强直早期多从单侧肢体开始,患者感觉关节僵硬及肌肉发紧。影响到面肌时,面部肌肉运动减少,会出现表情呆板的"面具脸";影响到躯干、四肢及髋膝关节呈特殊的屈曲姿势。对患者的关节做被动运动时屈肌和伸肌均有肌张力增高,感觉到均匀性的阻力,类似弯曲软铅管的感觉,故称"铅管样强直";如在均匀阻力上出现断续的停顿,如同转动齿轮感,称为"齿轮样强直",是由于肌强直与静止性震颤叠加所致。肌强直部位的感觉正常,肌力正常或稍有减弱,反射正常,但由于显著的震颤或僵直可能不易引出。老年患者可引起关节疼痛,是由于肌张力增高使关节血供受阻所致。

肌强直与锥体束受损时的肌张力增高不同,后者视部位不同只累及部分肌群(屈肌或伸肌),被动运动关节时,阻力在开始时较明显,随后迅速减弱,呈所谓折刀现象,称"折刀样强直",常伴有腱反射亢进和病理征。

3. 运动迟缓 运动迟缓是帕金森病一个最重要的运动症状,患者可表现多种动作的缓慢,随意运动减少,尤以开始动作时为甚。如坐位或卧位时起立困难,起床、翻身、解系纽扣或鞋带、穿鞋袜或衣裤、洗脸及刷牙等日常活动均发生障碍。查体时让患者起立、转身、手掌的往复动作、拇指与示指的对指动作均明显缓慢。面部表情肌肉少动,表现为面无表情、眨眼少、双眼凝视。因口、舌、咽和腭肌运动障碍使讲话缓慢、语调变低,严重时发音单调、吐字不清使别人难以听懂,还可有流涎和吞咽困难。由少动引起的构音不全、重复言语、口吃被称为本病的慌张言语(festination of speech)。

4. 姿势步态异常 中晚期患者因平衡功能减退而出现姿势步态不稳,容易跌倒,甚至发生骨折,严重影响生活质量,也是致残的原因之一。轻症患者行走时患侧上肢自动摆臂动作减少,走路时患侧下肢拖曳。病情逐渐加重时双上肢伴随动作消失,双足擦地行走,步态变小、变慢,遇障碍物不敢跨越,走下坡路更为恐惧。有时行走过程中双脚突然不能抬起好像被黏在地上一样,称为冻结现象。还可出现"慌张步态"(festinating gait),这是帕金森患者的特有体征,表现为迈步时以极小的步伐前冲,越走越快,不能立刻停下脚步。尽管患者全身肌肉均可受累,肌张力增高,但静止时屈肌张力较伸肌高,故患者出现特殊的屈曲姿势:头部前倾,躯干俯屈,上肢肘关节屈曲,髋及膝关节轻度弯曲。

5. 其他非运动障碍症状 由于自主神经受累可出现唾液和皮脂分泌增加,汗分泌增多或减少,直立性低血压,顽固性便秘,少数有排尿不畅。也可有认知功能减退、忧郁等,常在晚期出现。

【诊断要点】

中年以后发病,有静止性震颤、肌强直、运动迟缓三大主症时应考虑本病。确诊本病必须在上述3条中附加至少3个或3个以上的条件:①偏侧肢体起病;②一侧肢体受累后,较长时间才扩散到另一侧肢体,病情呈明显不对称性;③良好的左旋多巴试验反应;④左旋多巴制剂的良好疗效可持续5年以上;⑤病程中体征呈现十分缓慢的进行性加重,但病程至少9年以上;⑥PET、SPECT检查显示黑质纹状体区多巴胺能神经元受累依据。诊断PD尚需与帕金森综合征等相鉴别,并对病情进行分级。PD病情等级如下:

Ⅰ级:一侧症状,轻度功能障碍。

Ⅱ级:两侧肢体和躯干症状,姿势反应正常。

Ⅲ级:轻度姿势反应障碍,生活自理,劳动力丧失。

Ⅳ级:明显姿势反应障碍,生活和劳动能力丧失,可站立,稍可步行。

Ⅴ级:帮助起床,限于轮椅生活。

【治疗要点】

PD的治疗主要是改善症状,尚无阻止本病自然进展加重的良好办法。治疗包括药物治疗、手术治疗、康复治疗、心理治疗的综合治疗。

(一)药物治疗

帕金森病目前仍以药物治疗为主。恢复和调整多巴胺(DA)能-乙酰胆碱(Ach)能系统的平衡,是目前药物治疗PD的基本原理。

若疾病症状影响患者的日常生活和工作时,则需采用药物治疗。药物治疗的原则是:根据患者的具体病情和所处病程阶段进行个体化的治疗;从小剂量开始,缓慢递增,达到最低有效剂量后长期维持用药;以改善症状与防治远期运动并发症相结合。年龄和有无认知障碍是选择PD药物首要考虑因素。大于65岁或伴有智能减退的患者首选复方左旋多巴。65岁以下不伴有智能减退的患者首选非麦角类多巴胺受体激动剂。适当的药物治疗可在不同程度上减轻症状,并可减少并发症而延长患者生命。但药物治疗不能抑制疾病的进行,需终身服用。

1. 左旋多巴及复方多巴制剂 至今仍是治疗帕金森病的最基本、最有效的药物,对震颤、尤其是强直、运动迟缓等均有较好疗效。左旋多巴是多巴胺的代谢前体,可以通过血脑屏障,在脑内脱羧变成DA,起着补充多巴神经递质缺乏的作用。单用左旋多巴需较大剂量而使其不良反应显著,故目前常用添加了氨基酸脱羧酶抑制剂的复方多巴制剂,可避免大部分左旋多巴的脑外脱羧,使更多的左旋多巴能有效地进入脑部,从而缩减了左旋多巴需用的剂量,减少脑外不良反应。常用复方制剂有美多巴、心宁美、息宁控释片等。

2. 多巴胺受体激动剂 能直接激动纹状体,产生和多巴胺相同作用的药物。该类药物能减少或推迟运动并发症的发生,对于早期的年轻患者为首选药物。常用药物有麦角碱(溴隐亭、培高利特、卡麦角林)和非麦角碱(普拉克索、罗匹尼罗、吡贝地尔等)两大类。可单独使用或与复方多巴制剂合用。

3. 抗胆碱能药物 适用于早期轻症无认知障碍者,可以协助维持纹状体的递质平衡,对震颤和强直有部分改善。常用药有苯海索(安坦)等。

4. 金刚烷胺 可促进神经末梢释放多巴胺,并阻止其再吸收,从而使症状减轻。在疾病的后期与左旋多巴合用能加强左旋多巴的作用。

5. 单胺氧化酶 B 抑制剂 阻断 DA 的代谢途径,提高纹状体内 DA 浓度,改善运动迟缓症状并能振奋精神。代表性药物有雷米吉兰。可单用或作为辅助用药。

(二) 外科治疗

采用立体定向手术治疗。适应证为 60 岁以下患者、震颤、强直或运动障碍明显的一侧肢体为重,且药物治疗效果不佳或不良反应严重者。但术后仍需药物治疗。

(三) 康复治疗

包括语音语调的训练,面部肌肉的锻炼,手部、四肢及躯干的锻炼,松弛呼吸肌锻炼,步态及平衡锻炼,以及姿势恢复锻炼等。对改善生活质量有十分重要的作用。

【护理要点】

(一) 生活护理

疾病早期,患者运动功能无障碍,应鼓励患者自我护理,做自己力所能及的事情。给患者足够的时间完成日常生活活动,如穿脱衣、吃饭、如厕等。培养兴趣爱好,加强主动运动。保持皮肤清洁,对于汗多、皮脂腺分泌旺盛的患者,要指导其穿柔软、宽松的衣服,经常清洁皮肤,勤换被褥衣服。做好活动中的安全预防,走路时持拐杖助行,行走时启动和终止应给予协助,防止跌倒。移开环境中的障碍物,起居环境中添加一些有利于患者起坐的设施,如高位坐厕、高脚背椅、室内或走道扶手等。患者震颤、动作笨拙,常多失误,餐时谨防烧、烫伤等事故发生,日常生活用品固定放置于患者触手可及处。端碗、持筷有困难者,为其准备金属餐具或多提供适合用手拿取的食物。对于流涎过多的患者,可使用吸管和鼓励患者细嚼慢咽。穿脱衣服,扣纽扣,解腰带、鞋带有困难者,均需给予帮助。生活无法自理的患者,应加强患者日常生活的照顾,防止出现跌伤、压疮、肺部感染、营养不良、肌肉萎缩等并发症。

(二) 饮食护理

根据患者的年龄、活动量给予足够的总热量,膳食中注意满足糖、蛋白质的充分供应。以植物油为主,少进动物脂肪。食物形式以小块食物或黏稠不易反流的为主,如面片、蒸蛋等,少量多餐。多食水果及蔬菜,以促进肠蠕动,防止大便秘结。出汗多的患者,应注意补充水分。避免刺激性食物,如烟酒、槟榔等。无法进食者,需及早给予鼻饲营养或辅助静脉营养。另外,注意饮食因素对左旋多巴类药物的影响,这类药物会与食物中的蛋白质相结合,影响吸收,所以服药必须与进食肉类、奶制品的时间间隔开。高脂饮食也会影响药物的吸收。至于谷类、蔬菜和瓜果等食物,对左旋多巴的影响较小。

(三) 用药护理

1. 告知 告知患者药物治疗是本病的主要治疗手段,需长期或终身服药,以减轻症状和预防并发症。

2. 指导 指导患者正确服药,介绍常用药物的种类、剂型、用法、服药注意事项、疗效和不良反应的观察与处理。

3. 疗效观察 服药过程中,要仔细观察震颤、肌强直、运动迟缓等症状有无改善,以确定药物疗效。出现症状波动、运动障碍、精神症状等应观察和记录发生的次数与持续时间,以便为调整药物提供依据。

4. 药物不良反应及其处理

(1)左旋多巴及复方多巴制剂:不良反应有周围性和中枢性两类。周围性反应,如恶心、呕吐、低血压、心律失常等,常在服药初期出现,持续用药后多可适应。在服药时吃一点饼干或果汁可减轻胃肠不适。由于饮食中蛋白质可妨碍左旋多巴的吸收,因此服药时间以饭前1小时或饭后2小时为宜。单用左旋多巴需禁服维生素B_6,因其是脱羧过程的辅酶,使用复方左旋多巴制剂时可不禁用。应用多巴胺类药物替代治疗时,常使剂量受到限制的不良反应是中枢性反应,如开关现象、异动症、剂末恶化和精神症状等,多在用药4~5年后出现。

1)开关现象:指症状在突然缓解(开期)和加重(关期)之间交替出现的双相现象,使患者经常在严重的动作缺失与无法控制的多动状态之间来回摆动。在生活中常表现为突然僵硬、无法动弹,如走路时突然迈不开步子等,持续数秒钟或数分钟,然后突然缓解,伴有明显的异动症。不可预料,一般与服药剂量和时间无关,每日总药量不变但增加服药次数以减少每次左旋多巴用量,或加用多巴胺受体激动剂,可以减少或防止发生。

2)异动症:是舞蹈样、手足徐动样或简单重复的不自主的动作,最常见于面、唇、舌、颈部,也可累及全身。异动症与纹状体的超敏感有关,减少药量或辅以DA受体阻滞药硫必利治疗有效。

3)剂末恶化:又称疗效减退,每次服药后药物的作用时间逐渐缩短,表现为症状随血液药物浓度发生规律性的波动。主要是多巴胺细胞随病程进展不断减少,多巴胺合成、储备、释放能力下降。"清晨运动不能"是剂末恶化的一种最常见的表现,是由于夜间时间长,中枢神经系统内药物储存不足所致。增加每日总剂量并分开多次服用,以维持有效血药浓度可以预防剂末恶化。

4)精神症状:其表现形式多样,如抑郁、焦虑、幻觉、欣快、精神错乱、轻度躁狂等。

(2)多巴胺受体激动剂:较多的不良反应是出现恶心、食欲减退、精神症状(幻觉、妄想)和体位性低血压等。

(3)抗胆碱能药物:不良反应有口干、视物模糊、便秘和排尿困难等。青光眼及前列腺肥大患者禁用。因可影响记忆功能,故老年患者慎用。

(4)金刚烷胺:不良反应有心神不宁、恶心、失眠、头晕、足踝水肿、幻觉、精神错乱等。有肾功能不良、癫痫病史者禁用。

(5)单胺氧化酶B抑制剂:常见不良反应有兴奋、失眠、幻觉、妄想和胃肠不适,胃溃疡或精神病患者禁用。

(四)心理护理

本病在不同的阶段存在不同的心理失衡。疾病早期,患者保持相当的劳动能力,生活能够自理,震颤也不显著,疾病又无任何痛苦,患者可以不甚介意,泰然处之,心理变化不大。随着病情的发展,肢体震颤加重,动作迟缓而笨拙,表情淡漠、刻板而呈"面具脸",语调单一、谈吐断续,使患者有自卑感,不愿到公共场合,回避人际交往,并感到孤独,患者可以产生焦急、忧虑等情绪。有些患者了解到本病的结局,也可产生恐惧或绝望心理。到疾病后期阶段,患者生活不能自理,可产生悲观失望或厌世轻生的心理。晚期患者常有痴呆存在,可以淡化心理活动。护士应深入细致,认真观察病情变化和心理活动,掌握患者心理特征的形成和心理活动的规律,有的放矢地进行心理护理。

(五)康复训练

本病早期应坚持一定的体力活动,主动进行肢体功能锻炼,四肢各关节做最大范围的屈伸、旋转等活动,以预防肢体挛缩、关节僵直的发生。不忽视面部肌肉和颈部的锻炼,可对镜做微笑-大笑-露齿而笑、噘嘴、吹口哨、鼓腮、伸舌等面部动作;做头部的上、下、左右运动。步态锻炼时要求患者双眼直视前方,身体直立,起步时足尖要尽量抬高,先足跟着地再足尖着地,跨步要尽量慢而大,两上肢尽量在行走时做前后摆动。其关键是要抬高脚和跨步要大。锻炼时最好有其他人在场,可以随时提醒和改正异常的姿势。加强平衡训练,可双足分开25~30cm,向左右、前后移动重心,并保持平衡。躯干和骨盆左右旋转,并使上肢随之进行大的摆动,对平衡姿势、缓解肌张力有良好的作用。晚期患者做被动肢体活动和肌肉、关节的按摩,以促进肢体的血液循环。

第六节 阿尔茨海默病

阿尔茨海默病(Alzheimer disease,AD),又称老年性痴呆,是一种中枢神经系统变性病,起病隐袭,病程呈慢性进行性,主要表现为渐进性记忆障碍、认知功能障碍、人格改变及语言障碍等神经精神症状,严重影响社交、职业与生活功能。

本病最早由德国医生Alois Alzheimer于1906年描述,是老年期痴呆最常见的一种类型。其患病率随年龄增高而增高,65岁以上的老年人,AD的年发病率约为1%,年龄每增加5岁,AD患病率约增加1倍。本病常散发,女性多于男性,女性患者的病程常较男性患者长。随着人口的老龄化,AD的发病率逐年上升,严重危害老年人的身心健康和生活质量,已成为严重的社会问题,引起各国政府和医学界的普遍关注。

【疾病分型】

1. 本病根据起病年龄和临床表现可分为 ①老年前期型:起病<65岁,病情进展迅速,较早出现失语、失写、失用等症状;②老年型:起病>65岁,病情进展缓慢,以记忆障碍为主要临床表现;③非典型或混合型:临床表现不能归结于上述两型者;④其他或待分类的阿尔茨海默病。

2. 根据家族史可分为 ①散发性阿尔茨海默病(sporadical Alzheimer disease,SAD),较常见。②家族性阿尔茨海默病(familial Alzheimer disease,FAD),约占AD患者的1%。

【病因与发病机制】

AD的病因及发病机制十分复杂,目前尚未阐明。研究认为,其发病可能与遗传因素和环境因素有关。

1. 病因

(1)遗传因素:痴呆阳性家族史是AD公认的危险因素,提示遗传因素在AD的病因中起重要作用。流行病学研究显示,AD患者的一级亲属有极大的患病危险性,是一般人的4.3倍,呈常染色体显性遗传及多基因遗传,具有遗传异质性。目前已发现至少4种基因突变与AD有关,即淀粉样蛋白前体(APP)基因、早老素1基因(PS-1)、早老素2基因(PS-2)和载脂蛋白(apoE)基因,分别位于21、14、1、19号染色体。前三者已被确认为家族性AD的致病基因,apoE基因与散发性AD相关。

(2)环境因素:文化程度低、吸烟、脑外伤、重金属接触史等可增加患病风险。据报道

AD发病前35年内脑外伤史占15%~20%;饮水铝含量与痴呆死亡率显著正相关,且AD患者脑组织中铝水平较高,并发现铝可导致脑组织神经元纤维缠结(NFTs)和老年斑(SP)形成。而长期用雌激素、非甾体抗炎药可能有保护作用。

2. 发病机制

(1)β淀粉样蛋白级联学说:该学说认为AD患者可能是由于淀粉样蛋白前体基因和早老素基因等的突变,导致Aβ异常分泌和产生过多,在脑组织内沉积,对周围的突触和神经元具有毒性作用,可破坏突触膜,最终引起神经细胞死亡。Aβ沉积导致AD的其他病理变化,是AD发病的核心环节。减少Aβ的形成,抑制Aβ的沉积,是预防和治疗AD的根本途径。

(2)神经递质功能缺陷:AD患者具有胆碱能系统缺陷,表现为脑内胆碱乙酰转移酶减少,导致乙酰胆碱(ACh)合成、储存和释放减少,进而引起以记忆和识别功能障碍为主要症状的一系列临床表现。在阿尔茨海默病的发病机制中,此学说是目前较为公认的阿尔茨海默病的发病机制。这也是目前阿尔茨海默病治疗获得有限疗效的重要基础。除胆碱能不足外,AD患者还存在去甲肾上腺素能缺陷,这可能与AD患者的情感症状有关。

(3)兴奋性氨基酸毒性学说:兴奋性氨基酸,尤其是谷氨酸(Glu)的兴奋性神经毒性作用越来越受到关注。谷氨酸及谷氨酸受体参与了神经元的兴奋性突触传递,调节多种形式的学习和记忆过程等。谷氨酸是中枢神经系统的主要兴奋性神经递质,具有重要生理功能,如大量释放可以造成组织损伤。现有研究提示,AD脑内谷氨酸功能亢进,造成神经元损伤,从而产生认知功能缺陷。

(4)Tau蛋白学说:微管系统是神经细胞的骨架成分,参与多种细胞功能。微管是由微管蛋白和微管相关蛋白组成,Tau蛋白是一种含量最高的微管相关蛋白。在AD患者脑内,Tau蛋白异常过度磷酸化,并聚集成双螺旋丝形式,与微管蛋白的结合力降低,失去了促进微管形成和维持微管稳定的作用。异常磷酸化Tau蛋白的病理性沉积,导致了神经元纤维缠结(NFTs)的形成,而NFTs可作为大脑早老化的标志。AD患者较正常老年人脑内NFTs数目更多、分布更广。NFTs随AD发展而增多,并与临床痴呆的程度相关。

(5)其他:也有报道认为其他因素如炎症和免疫功能异常、自由基和氧化应激作用、胰岛素相关糖代谢异常、钙稳态失调、脂质代谢异常等与AD的发生有关,但这些病理生理机制尚待进一步阐明。

【病理】

病理解剖可见大脑半球皮质弥漫性萎缩,重量较正常大脑轻20%以上,或<1000g。脑回变窄,脑沟增宽,以颞、顶和前额叶最明显。枕叶、运动和感觉皮质受累较少。脑室扩大,尤以侧脑室颞角明显,海马萎缩明显。

AD的组织学病理改变包括:①老年斑(senile plaques,SP);②神经元纤维缠结(neurofibrillary tangles,NFTs);③神经元丢失伴胶质细胞增生;④神经元颗粒空泡变性;⑤淀粉样蛋白血管病。前三条是AD特征性的三大病理改变。

【临床表现】

AD一般在老年前期和老年期起病,起病隐袭,早期不易被发现,病情逐渐进展。核心症状为ABC三部分,即日常生活能力降低(activities of daily living)、精神行为异常(behavior)、认知能力下降(cognition)。

1. 认知能力下降

(1)记忆障碍(memory impairment)或遗忘:是AD的核心症状或首发症,患者对其记忆障碍缺乏自知力。早期以近记忆力受损为主,远记忆力受损相对较轻,表现为对刚发生的事、刚说过的话不能记忆,忘记熟悉的人名,而对年代久远的事情记忆相对清楚。早期常被忽略,被认为是老年人爱忘事,此时对日常生活虽有影响但不严重。随着病情的加重,近事记忆障碍加重,远事记忆逐渐受损。严重者近事记忆、远事记忆均严重障碍,显著影响患者的社会生活功能。

(2)认知障碍(cognitive impairment):是AD的特征性表现,与记忆障碍同步,随病情进展逐渐表现明显。

1)语言功能障碍:AD患者语言功能逐渐受损,出现找词困难、语义障碍、表现词不达意或赘述。随着病情的进展可出现各种类型的失语。至痴呆晚期患者可以表现为言语不能或缄默状态。

2)视空间功能受损:可早期出现,表现为严重定向力障碍,如在熟悉的环境中迷路或不认家门,不会看街路地图,不能区别左、右或泊车;在房间里找不到自己的床等。

3)失认及失用:可出现视失认和面容失认,不能认识亲人和熟人的面孔,也可出现自我认识受损,产生镜子征,患者对着镜子里自己的影子说话。可出现意向性失用,每天晨起仍可自行刷牙,但不能按指令做刷牙动作;以及观念性失用,不能正确地完成连续复杂的运用动作,如叼纸烟、划火柴和点烟等。

4)计算力障碍:常弄错物品的价格、算错账或付错钱,不能平衡银行账户,最后连最简单的计算也不能完成。

2. 精神症状和行为障碍　精神症状和行为障碍,包括抑郁、焦虑不安、幻觉、妄想和失眠等心理症状;踱步、攻击行为、无目的徘徊、坐立不安、行为举止不得体、尖叫等行为症状。多数痴呆患者在疾病发展过程中都会出现,发生率为70%~90%,影响患者与照料者生活质量,容易成为痴呆患者住院的主要原因。

3. 日常生活能力降低　AD患者日常生活能力的逐渐下降,表现为完成日常生活和工作越来越困难,吃饭、穿衣、上厕所也需要帮助,简单的财务问题也不能处理,日常生活需要他人照顾,最后完全不能自理。

【临床分期】

通常患者从轻度至重度进展需要8~10年。AD的临床过程大致可分为三个阶段。

1. 轻度痴呆期　以近事记忆障碍为主,学习能力下降,语言能力受损。不能独立进行购物、经济事务等。基本生活尚能自理。可见抑郁、焦虑、多疑和淡漠等情感症状。

2. 中度痴呆期　表现为远近记忆严重受损。语言功能明显损害,理解能力下降,可见失语、失用和失认。生活需要帮助,可见大、小便失禁。此期患者精神行为症状较突出,以激惹、幻觉、妄想和攻击行为为主。

3. 重度痴呆期　严重记忆力丧失,仅存片段的记忆;日常生活不能自理,大小便失禁,呈现缄默、肢体僵直。查体可见锥体束征阳性,有强握、摸索和吸吮等原始反射。最终昏迷,一般死于感染等并发症。

【诊断要点】

阿尔茨海默病的临床诊断是根据患者及家属提供的详细病史、神经科查体和神经心理功能检查而做出,应进行其他检查包括血液学、CT和MRI等检查排除痴呆的其他病因。临床诊断的准确性可达85%~90%。最后确诊依赖于病理性检查。美国国立神经病语言障碍卒中研究所和AD及相关疾病协会(NINCDS-ADRDA)诊断标准见表19-1。

表 19-1 NINCDS-ADRDA 很可能 AD 的标准

诊断标准	1. 痴呆：临床检查和认知量表测查确定有痴呆。 2. 两个或两个以上认知功能缺损，且进行性恶化。 3. 无意识障碍。 4. 40~90 岁起病，多见于 65 岁以后。 5. 排除其他引起进行性记忆和认知功能损害的系统性疾病和脑部疾病。
支持标准	1. 特殊性认知功能如言语（失语症）、运动技能（失用症）、知觉（失认症）的进行性损害。 2. 日常生活功能损害或行为方式的改变。 3. 家庭中有类似疾病史，特别是有神经病理学或实验室证据者。 4. 实验室检查腰穿压力正常；脑电图正常或无特殊性的改变如慢波增加；CT 或 MRI 证实有脑萎缩，且随诊检查有进行性加重。
排除标准	1. 突然起病或卒中样发作。 2. 早期有局灶性神经系统体征，如偏瘫、感觉丧失、视野缺损、共济失调。 3. 起病或疾病早期有癫痫发作或步态异常。

2011 年美国国家衰老研究所（NIA）和阿尔茨海默病学会（AA）发布了阿尔茨海默病最新诊断标准，简称为 NIA-AA 诊断标准。新标准保留了"NINCDS-ADRDA 很可能 AD 的标准"大体框架，吸收了过去的临床应用经验，其最大亮点是将 AD 视为一个包括轻度认知损害（mild cognitive impairment,MCI）在内的连续的疾病过程，并将生物标志纳入到 AD 痴呆的诊断标准中。本诊断旨在早期识别、诊断和干预，推进了 AD 型痴呆-AD 型 MCI-临床前期 AD 的研究转向。

【治疗要点】

由于 AD 的病因和发病机制尚不明确，目前没有特效方法逆转和阻止病情进展。但早期进行对症治疗，包括药物治疗改善认知功能、改善精神症状、心理社会治疗和良好的护理，对延缓患者生活质量减退十分重要。

（一）促认知药物

1. 胆碱酯酶抑制剂 胆碱酯酶抑制剂是目前唯一得到验证的能够改善 AD 患者症状的药物。该类药物通过抑制胆碱酯酶而抑制乙酰胆碱降解并提高活性，改善神经递质的传递功能。常用药物有多奈哌齐（donepezil）、利斯的明（rivastigmine）、加兰他敏（galantamine）等。石杉碱甲是中草药中分离得到的石杉碱类生物碱，是一种天然的胆碱酯酶抑制剂，在我国已经在临床使用，但其疗效有待进一步证实。胆碱酯酶抑制剂一般耐受良好，但常见胃肠道不良反应如恶心、腹泻和呕吐，有时可能会导致部分患者停药。

2. 谷氨酸受体拮抗药 盐酸美金刚（memantine）是 N-甲基-天冬氨酸（NMDA）受体激动剂，目前也已批准用于 AD。其药物机制尚未完全清楚，可能与其非竞争性地激动 NMDA 受体，从而保护胆碱能神经元免受兴奋性氨基酸毒性破坏有关。可用于中晚期 AD 患者。该药的不良反应较少，与胆碱酯酶抑制剂联合用药可能比单独应用胆碱酯酶抑制剂更有效，但还需进一步研究证实。

（二）行为和精神症状（BPSD）的治疗

1. 非药物干预 应优先考虑。如教育、锻炼、芳香治疗、感觉刺激、个性化音乐等，症状可能会在短时间内自然消失。

2. 药物干预 难以控制的精神病性症状和激越，予以抗精神病药物可以减少精神行为症状，如利培酮对激越攻击性精神症状已证实有效。但抗精神病药物都有较严重的不良反应,包括增加脑卒中危险、增加病死率、运动障碍及认知障碍,用药需谨慎。

(三) 心理社会治疗

心理治疗是对药物治疗的补充。应鼓励早期患者参加各种社会活动和日常生活活动,尽量维持其生活自理能力,以延缓衰退速度,但应注意对有精神、认知功能、视空间功能障碍、行动困难的患者提供必要的照顾,以防意外。患者如外出活动无人陪同时需要随身携带身份证明或联系方式,以防走失。鼓励家庭和社会对患者多予照顾和帮助,进行康复治疗和训练。

【护理要点】

1. 心理护理 尽量为 AD 患者提供一个舒适、安宁的疗养环境。要尊重患者、充满宽容并给予爱心,对患者的精神症状和性格变化应理解,用诚恳的态度对待患者。多与患者进行言语交流,引导患者表达自己的想法,疏导情绪。在患者焦虑不安时尽量用语言安慰、疏导,帮助他们消除孤独感、失落感。尽量满足患者的合理要求,若有些要求不能满足时应耐心解释,避免使用伤害其感情或自尊心的语言和行为,如"痴""傻""呆"等词,造成其情绪低落,甚至发生攻击性行为,伤人毁物。

2. 认知功能康复 患者的智能下降、记忆力减退、反应迟钝,常常犯错。针对这些,应抓住一切与患者接触的机会,不失时机地说一些简单的字、词、句等让患者重复,鼓励老年人勤用脑,多思考,读书看报听新闻,多做手指运动,勤写记录,逐渐提高痴呆老人的记忆能力,恢复其智力水平。

3. 运动疗法 老年性痴呆患者学习新知识困难,同时伴有失用、失认,不能进行复杂的运动,因此早期即以简单的日常习惯或过去习惯的活动项目,明确顺序一项一项地反复进行,并予适当的指导和帮助,以增强运动感,改善脑功能。

4. 患者的照料 中晚期患者对环境、方向的定向力差。要协助患者在熟悉的环境中生活自理,如洗漱、进餐、行走等。不能让患者单独外出,防止走失或跌伤。药物、热水应放好、放稳,防止误服、烫伤。铁器、锐器等物品保管好,防止误伤和伤人。卧床不起的患者应做好基础护理,保证营养摄入,预防压疮、泌尿系感染和肺部感染发生。

5. 健康教育 因为 AD 的病因尚未阐明,主要应减少危险因素的影响,对易感人群进行监测。

(1) 向特定人群普及本病的疾病知识,减少危险因素的影响。AD 的危险因素中,有些因素是无法改变的(如年龄、性别和基因型),有些是可以改变的,包括铝中毒、吸烟、文化修养、血管性危险因素(高血压、糖尿病、心房颤动、肥胖)和头部外伤,而保护因素包括使用降压药、非甾体类抗炎药、他汀类药物、激素替代治疗、高等教育、节食、锻炼及参与社会益智活动。

(2) 对疑有此病和确定此病的老年人,定期做此方面的检查,并给予积极的治疗。

(3) 虽然 AD 患者的认知功能减退,但仍应尽量鼓励患者参与社会日常活动,包括脑力和体力活动。尤其是早期患者,尽可能多的活动可维持和保留其能力。如演奏乐器、跳舞、打牌、写字和绘画等,都有助于患者的生活更有乐趣,并有可能延缓疾病的进展。

(4) 为照料者提供咨询和支持,如提供有关 AD 疾病的科学知识,治疗策略,以提高其照料患者的能力。